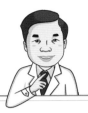

首都儿科研究所专家吴光驰

0～3岁宝宝

科学养护

百科全书

吴光驰　主编

中国轻工业出版社

图书在版编目（CIP）数据

首都儿科研究所专家吴光驰：0~3岁宝宝科学养护百科全书 / 吴光驰主编 . — 北京：中国轻工业出版社，2021.1

ISBN 978-7-5184-3248-6

Ⅰ.①首… Ⅱ.①吴… Ⅲ.①婴幼儿 – 营养卫生 – 基本知识 ②婴幼儿 – 妇幼保健 – 基本知识 Ⅳ.① R153.2 ② R174

中国版本图书馆 CIP 数据核字（2020）第 208452 号

责任编辑：高惠京　　责任终审：李建华　　封面设计：武守友
版式设计：魏文佳　　责任校对：晋　洁　　责任监印：张京华

出版发行：中国轻工业出版社（北京东长安街6号，邮编：100740）
印　　刷：北京博海升彩色印刷有限公司
经　　销：各地新华书店
版　　次：2021年1月第1版第1次印刷
开　　本：710×1000　1/16　印张：13
字　　数：250千字
书　　号：ISBN 978-7-5184-3248-6　定价：49.80元
邮购电话：010-65241695
发行电话：010-85119835　传真：85113293
网　　址：http://www.chlip.com.cn
Email：club@chlip.com.cn
如发现图书残缺请与我社邮购联系调换
200465S3X101ZBW

序 言

一、编写初衷

宝宝从呱呱坠地的时刻起，就吸引了全家人的目光。在日常养护过程中，家长想将最好的一切都给予宝宝，但是这一切，是否就是宝宝真正需要的？能否让他们健康成长？

日本著名的思想家和教育家福泽谕吉在他的著名的《劝学篇》中曾经提到："'照顾'有两层含义，一为保护、二为指示。两者相辅相成、缺一不可。保护所及，也即指示所达之处，而指示所达，又不能不是保护所及之所。"具体来说就是：我们给予子女的"照顾"必须包含两层含义——保护性的照顾和指令性的照顾。缺少保护，仅有指令性的照顾，会让子女在被呵护的年龄受到伤害、心怀怨恨；缺少指令，只有保护性的照顾，更会让子女放纵、铸成大错。而对于0~3岁的宝宝，家长既要提供有保护的养育，比如科学的日常养护、科学的喂养、科学的疾病护理；也要给宝宝提供有指令的养育，比如科学的行为习惯培养。

本书主要针对0~3岁宝宝编写。这个阶段的宝宝有显著的特征：刚刚来到这个世界，从无到有地接触周遭的人和事，并在脑海中形成映像，身体和心理都在突飞猛进地发育和发展，他们的每一个表情变化、每一次声音发展，特别是第一声"爸爸、妈妈"，都会让父母激动不已。他们主要由家长照顾，尤其是小龄宝宝，需要家长24小时看护；即便是大龄宝宝，可以自己穿衣、刷牙、洗脸、说话，也都离不开家长的陪伴和指导。

与此同时，首胎家长们是新手，二胎家长们也有首胎留下的许多遗憾，他们会随着宝宝的成长发育，逐步总结养护中的经验与教训，但有些经验的总结可能已错失良机，又有些教训的吸取已酿成大错。而随着5G时代的来临、移动传媒技术的日臻完善，婴幼儿护理信息海量涌来，难辨真假、鱼龙混杂又雷同重复。更有很多信息是老一辈传下来的"经验说"或老理、偏方，用现在的科学眼光看，它们的过时和误区是显而易见的。如果你没有专业育儿知识、不懂得辨别，就可能被"传言"蒙蔽双眼，掉入信息"陷阱"，误了自己也误了娃。因此，要走科学育儿的路线，既是对自己负责，也是对宝宝负责。

二、本书的结构

本书是由首都儿科研究所儿科保健及营养专家吴光驰总结多年的临床实践经验和专业知识编辑成的科学护理宝典。它不同于目前市面上常见的婴幼儿护理书籍，其主要结构和特点如下。

本书共分三篇：第一篇 日常养护；第二篇 喂养习惯；第三篇 疾病养护。

每篇主要包含三部分：

部分一：科学养护常识，全书共计 300 条

特点：颠覆了传统育儿观念，从海量的新生儿、婴幼儿护理误区案例里，依照专业的儿科护理学体例和百科全书编撰手法，甄选了 300 条育儿护理误区，并将这些误区转化成科学的养护常识。标题清晰、内容简洁，以方便读者快速查询，为初为人父母者提供科学养育正解，并引导家长们意识到这些误区的严重性，加以纠正。

部分二：科学养护步骤，全书共计 21 个

特点：以一步一图的形式，对重点养护内容加以详细解读，让家长们能够直观、全面地掌握科学养护方法。

部分三：专业小讲堂，全书共计 15 篇

特点：针对父母们都关心的重点内容，以科学、严谨的态度，给予深入、系统的讲解，彻底解决家长的困惑。

三、本书的主体布局

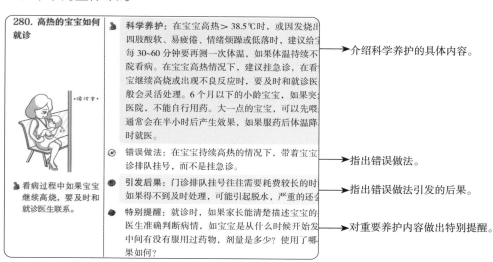

目　录

第一篇　日常养护 ··· **15**

生活习惯 ·································· **16**

清洗 ····························· **16**

1.新出生的宝宝能洗澡吗 ·················· 16

2.宝宝是洗澡越勤长得越快吗 ··············· 16

3.洗澡水是先放冷水还是先放热水 ············ 16

4.是否只调节浴室的温度就够了 ············· 17

5.能否给宝宝使用沐浴产品 ················ 17

6.宝宝囟门脏了可以清洗吗 ················ 17

7.宝宝的情绪不佳可以强制洗澡吗 ············ 18

8.宝宝每次便后都要清洗屁屁吗 ············· 18

9.可以用棉签清洁宝宝的耳道吗 ············· 18

10.可以留宝宝一个人独自玩水吗 ············ 19

【科学养护步骤】如何给宝宝擦浴 ··········· 20

【科学养护步骤】如何给宝宝盆浴 ··········· 21

【科学养护步骤】宝宝洗手训练 ············· 23

【专业小讲堂】如何为宝宝选择洗护用品 ······· 25

护牙 ····························· **27**

11.何时开始给宝宝使用牙刷 ··············· 27

12.宝宝能否用大人的牙刷 ················ 27

13.是否该给宝宝使用牙膏 ················ 27

14.如何应对宝宝的蛀牙 ················· 28

15.何时需要拔掉乳牙 ··················· 28

16.宝宝张嘴睡觉需要马上矫正吗 ············ 28

【科学养护步骤】宝宝刷牙护理 ············· 29

【科学养护步骤】宝宝刷牙训练 ············· 30

【专业小讲堂】牙齿的生长与疾病 ··········· 32

睡眠 ····························· **34**

17.宝宝何时开始使用枕头 ················ 34

18.能否给宝宝用高粱米等填充的枕头 ……………………………… 34

19.宝宝是否可以睡在柔软的床上 …………………………………… 34

20.宝宝是否可以睡在大人中间 ……………………………………… 34

21.是否可以边喂奶边哄宝宝入睡 …………………………………… 35

22.是否可以摇着宝宝入睡 …………………………………………… 35

23.宝宝可以含着奶嘴入睡吗 ………………………………………… 35

24.在嘈杂或无声的环境下宝宝才更易入睡吗 …………………… 36

25.可以一直开灯陪宝宝睡觉吗 ……………………………………… 36

26.宝宝夏天是否可以开着风扇睡觉 ……………………………… 36

27.宝宝睡前是否可吃得饱一点 ……………………………………… 37

28.宝宝睡觉时穿多少衣服才合适 …………………………………… 37

29.是否可以抱着宝宝睡觉 …………………………………………… 37

30.宝宝是否一定要在夜间"睡整觉" ……………………………… 38

31.宝宝白天睡觉是否需要营造夜晚的环境 …………………… 38

32.白天过度玩耍是否有助于宝宝入睡 …………………………… 38

33.宝宝的睡眠时间是否可以迁就大人 …………………………… 39

34.需要固定宝宝的睡姿吗 …………………………………………… 39

35.宝宝是否可以俯睡和蒙头睡 ……………………………………… 39

36.宝宝打呼噜透露出哪些信号 ……………………………………… 40

37.宝宝睡觉时的小动作透露出哪些信号 ………………………… 40

38.宝宝夜间醒来是否需要喂奶 ……………………………………… 41

【科学养护步骤】"入睡仪式"有助宝宝睡眠 ………………… 42

拍嗝 ……………………………………………………………………… 44

39.给宝宝喂奶后是否需要拍嗝 ……………………………………… 44

40.拍嗝后马上让宝宝平躺就不会溢奶吗 ………………………… 44

41.如何给吸入空气的宝宝拍嗝 ……………………………………… 44

42.宝宝打嗝是否需要多喝水 ………………………………………… 45

43.能否可以通过喂奶缓解宝宝打嗝 ……………………………… 45

排泄 ……………………………………………………………………… 45

44.宝宝从多大起可以开始把尿 ……………………………………… 45

45.夜间需要给宝宝把尿吗 …………………………………………… 46

46.宝宝拉绿便一定是着凉引起的吗 ……………………………… 46

47.宝宝吃完奶就排便是肠道生病了吗 …………………………… 47

48.使用尿不湿是否会让宝宝红屁股 ……………………………… 47

49.宝宝夏天穿尿不湿会红屁股吗 ………………………………… 47

50.宝宝可以24小时垫着尿不湿吗 ………………………………… 48

51.尿不湿是越厚越好吗 ……………………………………………… 48

52.可以穿小一号尿不湿以防止侧漏吗 …………………………… 48

【科学养护步骤】宝宝排便护理 ………………………………… 50

【科学养护步骤】宝宝排便训练 ………………………………… 52

【专业小讲堂】传统尿布与尿不湿到底该选谁 ·············· 54

【专业小讲堂】宝宝排便与身体疾病 ·············· 55

身体发肤 ·············· 57

53.该不该给新生宝宝剪指甲 ·············· 57

54.经常给宝宝刮眉毛,是否会让眉毛长得更浓密 ·············· 57

55.给宝宝捋耳朵能否使其更圆润 ·············· 57

56.给宝宝捏鼻子能否使其长得挺 ·············· 58

57.宝宝的乳头需要挤吗 ·············· 58

58.给新生儿绑腿会使其变直吗 ·············· 58

59.可以随意给宝宝按摩吗 ·············· 59

60.可以在宝宝的脸上直接抹乳汁护肤吗 ·············· 59

61.可以给宝宝涂润唇膏吗 ·············· 59

62.可以直接给宝宝涂抹防蚊水吗 ·············· 60

【科学养护步骤】如何给宝宝修剪指甲 ·············· 61

【科学养护步骤】宝宝按摩护理 ·············· 62

用品消毒 ·············· 65

63.需要经常煮宝宝餐具进行消毒吗 ·············· 65

64.饭前用开水烫餐具就不需要定期给餐具消毒了吗 ·············· 65

65.使用消毒湿纸巾可以降低宝宝感染细菌的概率吗 ·············· 65

66.宝宝玩具需要用含氯消毒液擦拭吗 ·············· 66

生长发育 ·············· 66

发育成长 ·············· 66

67.囟门闭合过早会影响宝宝智力发育吗 ·············· 66

68.宝宝4~5个月大时还不会翻身正常吗 ·············· 67

69.宝宝的头部偏斜需要及时矫正吗 ·············· 67

70.足尖着地意味着宝宝脑瘫了吗 ·············· 67

71.宝宝站太早会导致腿形变弯吗 ·············· 68

72.宝宝大腿纹、臀纹不对称是因为髋关节发育不良吗 ·············· 68

听力视力 ·············· 69

73.宝宝可以使用手机等电子产品吗 ·············· 69

74.宝宝可以看电视吗 ·············· 69

75.可以让宝宝边看电视边吃饭吗 ·············· 69

76.哺乳姿势对宝宝的视力有影响吗 ·············· 70

77.可以给1岁以下的宝宝玩响声大和闪亮的声光玩具吗 ·············· 70

78.宝宝听到声音不回头是因为听力出问题了吗 ·············· 71

【专业小讲堂】宝宝的视力与电子产品的使用 ·············· 72

爬行学步 ·············· 74

79.宝宝习惯"W"坐姿安全吗 ·············· 74

80.宝宝越早学步就越聪明吗 ·············· 74

81.宝宝可以越过爬行直接学走吗 ·············· 74

82.宝宝使用学步车可以早日独立行走吗 ·············· 75

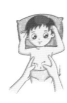

身体锻炼 ·· 75

　　83.宝宝越早锻炼,身体素质就越好吗 ································ 75

　　84.宝宝越小学习游泳就越健康吗 ···································· 75

　　【科学养护步骤】婴幼儿学步训练 ···································· 76

　　【专业小讲堂】宝宝生长发育指标 ···································· 78

出行安全 ·· 82

　　85.没有满月的宝宝能见风吗 ·· 82

　　86.宝宝出门时遮掩得严严实实才更安全吗 ······················ 82

　　87.1岁以内的宝宝可以使用伞车吗 ································ 82

　　88.抱着宝宝坐汽车能保障乘车安全吗 ···························· 83

　　【专业小讲堂】如何为宝宝选择婴儿推车 ························ 84

日常穿戴 ·· 86

　衣着 ·· 86

　　89.宝宝的"蜡烛包"安全吗 ·· 86

　　90.用衣被捂着宝宝就不容易感冒吗 ······························ 86

　　91.宝宝穿紧身衣服保暖效果就好吗 ······························ 86

　　92.将有橡皮筋的裤子提到宝宝胸口安全吗 ······················ 87

　　93.新衣服就一定比旧衣服卫生吗 ································ 87

　　94.给宝宝穿颜色鲜艳的衣服安全吗 ······························ 87

　　95.可以仅看款式给宝宝选衣服吗 ································ 88

　　96.宝宝可以穿装饰多的衣服吗 ···································· 88

　　97.给宝宝穿开裆裤才真正透气吗 ································ 89

　鞋袜 ·· 89

　　98.宝宝满月后就可以穿鞋了吗 ···································· 89

　　99.宝宝可以穿大一码的鞋子吗 ···································· 89

　　100.宝宝的鞋子越软就越好吗 ······································ 90

　　101.未洗过的新袜子可以直接给宝宝穿吗 ························ 90

　　102.宝宝夏天需要穿袜子吗 ·· 90

　　103.宝宝睡觉时应该穿袜子吗 ······································ 91

　清洗 ·· 91

　　104.宝宝衣服换下晒晒就能杀菌吗 ································ 91

　　105.可以用洗衣粉洗宝宝衣物吗 ···································· 92

　　106.可以将宝宝衣物送去干洗吗 ···································· 92

　　107.可以用消毒液泡洗宝宝的衣服吗 ······························ 92

　　108.大人和宝宝衣物可以混洗吗 ···································· 93

　　【科学养护步骤】宝宝穿戴训练 ···································· 94

　　【专业小讲堂】如何为宝宝选择洗涤用品 ························ 96

亲子关系 ·· 98

　　109.刚出生的宝宝可以竖着抱吗 ···································· 98

　　110.可以将宝宝放到妈妈旁边睡吗 ································ 98

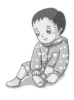

111.宝宝一哭就需要马上哄哄吗 ·························· 98

112.宝宝摔倒后应该立即抱起来吗 ······················· 99

113.如何辨别宝宝的哭声 ······························· 99

114.男宝宝抱太多就会太依赖妈妈吗 ···················· 100

115.可以不分场合逗得宝宝笑吗 ························· 100

116.可以通过拍打宝宝后脑和后背引起关注吗 ·············· 100

117.嬉戏时可以摇晃和高抛宝宝吗 ······················ 101

118.可以随便亲吻宝宝吗 ······························· 101

119.过早让宝宝分房睡有利于宝宝的成长吗 ··············· 101

室内环境 ·· 102

120.家里绿色植物越多就越能清除雾霾吗 ················· 102

121.冬天宝宝房间的门窗就应该紧闭吗 ··················· 102

122.宝宝可以吹空调吗 ································· 102

123.可以给宝宝开电热毯过夜吗 ························· 103

民间习俗 ·· 103

124.新生宝宝可以戴项链、系红绳吗 ···················· 103

125.可以给宝宝"烧灯火"辟邪吗 ························ 104

126.可以用针挑破宝宝的马牙吗 ························· 104

第二篇 喂养习惯 ··· 105

【科学养护步骤】新手妈妈乳房按摩 ······················ 106

【科学养护步骤】母乳喂养方法 ·························· 108

母乳喂养 ·· 110

母乳营养 ·· 110

127.可以给宝宝喝妈妈的初乳吗 ························· 110

128.奶水太稀就可以不喂母乳吗 ························· 110

129.母乳不足就可以放弃哺乳吗 ························· 110

130.妈妈只有大补才有充足的乳汁吗 ···················· 111

131.哺乳半年后母乳就没有营养了吗 ···················· 111

132.宝宝吃母乳越多就越有利于成长吗 ·················· 111

133.同餐混合喂养,宝宝才会饱吗 ······················ 112

134.宝宝咬乳头就可以断奶了吗 ························· 112

135.哺乳期妈妈吃果蔬就会受寒血瘀吗 ·················· 113

136.哺乳期可以通过节食减肥吗 ························· 113

137.哺乳期减肥就会引起奶量减少吗 ···················· 113

138.妈妈经期可以给宝宝哺乳吗 ························· 113

139.妈妈生病时可以给宝宝哺乳吗 ······················ 114

母乳储用 ·· 114

140.母乳可以不分日期存放吗 ··························· 114

141.可以用100℃的开水温奶吗 ························· 114

142.可以用微波炉加热母乳吗 ··························· 115

143.温奶时可以密闭瓶盖吗 ······ 115

【专业小讲堂】母乳的收集、储存和使用 ······ 116

配方奶粉喂养 ······ 118

奶粉选择 ······ 118

144.1岁以内的宝宝只给喂配方奶粉就可以了吗 ······ 118

145.含钙量和浓度越高的配方奶粉就越适合宝宝吗 ······ 118

146.价钱越高、味道越香的配方奶粉营养就越丰富吗 ······ 118

147.给宝宝喝鲜奶比喝配方更健康吗 ······ 119

148.可以临时给宝宝添加配方奶粉吗 ······ 119

149.可以频繁给宝宝更换奶粉品牌吗 ······ 119

奶粉冲泡 ······ 120

150.用高汤冲泡奶粉会更有营养吗 ······ 120

151.奶粉冲泡越浓就越有营养吗 ······ 120

152.配方奶粉中可以加糖吗 ······ 120

153.冲泡奶粉可以用勺子用力搅动吗 ······ 121

154.冲泡后的奶粉可以再次煮沸食用吗 ······ 121

【科学养护步骤】人工喂养方法 ······ 122

奶瓶的使用 ······ 124

155.没有使用期限的奶瓶可以一直用吗 ······ 124

156.宝宝可以一直使用奶瓶吗 ······ 124

157.奶瓶可以一瓶多用吗 ······ 124

158.宝宝可以躺着用奶瓶喝奶吗 ······ 125

159.空奶瓶可以做安抚奶嘴吗 ······ 125

【专业小讲堂】如何给宝宝选择奶瓶 ······ 126

营养辅食添加 ······ 127

淀粉类 ······ 127

160.4个月以内的宝宝可以喝米汤、吃米糕吗 ······ 127

161.6个月以上的宝宝只喝粥就可以了吗 ······ 127

162.粗粮辅食更有益于健康吗 ······ 127

163.晚上喂米粉就能让宝宝睡得更久吗 ······ 128

164.可以把奶粉和米糊调在一起吃吗 ······ 128

165.宝宝经常吃汤泡饭,营养又方便吗 ······ 128

166.“宝宝食品”就一定安全了吗 ······ 129

蛋白质脂肪类 ······ 129

167.满月后的宝宝可以吃蛋羹吗 ······ 129

168.可以用奶粉制作各种辅食吗 ······ 129

169.多食豆制品可以代替蔬菜吗 ······ 130

170.宝宝多食肉蛋才能满足生长需要吗 ······ 130

171.小龄宝宝可以将肉作为辅食吗 ………………… 130

172.宝宝可以多吃内脏以形补形吗 ………………… 131

173.3岁以内的宝宝可以吃坚果吗 ………………… 131

174.远离所有脂肪能让宝宝更健康吗 ……………… 132

蔬菜水果类 ……………………………………… 132

175.多喝蔬菜汁有利于宝宝的营养吸收吗 ………… 132

176.蔬菜可以长时间焖煮以利于消化吗 …………… 132

177.可以多食菠菜以利于宝宝成长吗 ……………… 132

178.宝宝可以食用速冻蔬菜吗 ……………………… 133

179.宝宝可以多食用胡萝卜素来增强力气吗 ……… 133

180.西红柿怎么吃有营养?可以餐前吃吗 ………… 133

181.宝宝可以多吃香蕉预防大便干燥吗 …………… 134

182.可以给宝宝直接吃生冷水果吗 ………………… 134

183.水果可以代替蔬菜吗 …………………………… 134

184.宝宝随时都可以吃水果吗 ……………………… 135

其他零食类 ……………………………………… 135

185.宝宝吃红小豆、大枣能补血吗 ………………… 135

186.让宝宝吃零食百害而无一利吗 ………………… 135

187.小点心可以代替正餐吗 ………………………… 136

188.可以给宝宝吃薯条吗 …………………………… 136

189.可以给宝宝吃山楂片吗 ………………………… 136

190.可以给宝宝吃果冻吗 …………………………… 137

【专业小讲堂】加工类零食对宝宝的影响及选购建议 …… 138

汤水饮料 ………………………………………… 140

191.宝宝喝汤就能获得所有营养吗 ………………… 140

192.需要给新生宝宝补水吗 ………………………… 140

193.宝宝可以喝蜂蜜水吗 …………………………… 140

194.宝宝可以喝葡萄糖水吗 ………………………… 141

195.果汁可以代替白开水吗 ………………………… 141

196.乳酸饮品可以当奶饮用吗 ……………………… 141

197.每天多喝果汁才会更健康吗 …………………… 142

198.紫葡萄汁是宝宝的果汁首选吗 ………………… 142

199.给宝宝榨果汁一定要用时令水果吗 …………… 142

200.宝宝可以在餐后喝饮料吗 ……………………… 142

201.可以给宝宝喝冷饮、吃冰激凌降暑吗 ………… 143

202.可以给宝宝喝酒以活跃聚会气氛吗 …………… 143

喂食习惯 ………………………………………… 143

203.给宝宝添加辅食越早越好吗 …………………… 143

204.宝宝吃得越多对身体发育就越好吗 …………… 144

205.辅食的种类越多就越好吗 ……………………… 144

206.什么都给宝宝吃, 长大后才不挑食吗 ……………… 144

207.辅食可以加盐和味精吗 ……………… 145

208.添加辅食后就可以不用喂奶了吗 ……………… 145

209.饭前或饭后喝水有助于宝宝消化吗 ……………… 145

210.需要严格按时喂养宝宝吗 ……………… 146

211.宝宝不吃辅食需要强行喂下吗 ……………… 146

212.辅食越精细就越有利于宝宝发育吗 ……………… 146

213.碎软的食物更有利于宝宝发育吗 ……………… 147

214.可以用咀嚼好的食物喂宝宝吗 ……………… 147

215.可以用奶瓶给宝宝喂固体食物吗 ……………… 147

216.可以晚点让宝宝独立吃饭吗 ……………… 148

217.应该鼓励宝宝大口吃饭吗 ……………… 148

218.宝宝厌食只是因为饭菜味道不好吗 ……………… 148

219.早用筷子有助于宝宝的智力发育吗 ……………… 149

【科学养护步骤】宝宝进餐训练 ……………… 150

【科学养护步骤】宝宝使用筷子训练 ……………… 150

其他营养素 ……………… 152

补钙锌 ……………… 152

220.宝宝出生就该开始补钙了吗 ……………… 152

221.维生素D是非补不可吗 ……………… 152

222.宝宝枕秃是缺钙引起的吗 ……………… 152

223.宝宝出汗是缺钙引起的吗 ……………… 153

224.宝宝频繁摇头是缺钙导致的吗 ……………… 153

225.宝宝出牙晚是缺钙导致的吗 ……………… 153

226.补钙越多宝宝长得就越高吗 ……………… 154

227.每日喝骨头汤可以补钙吗 ……………… 154

228.液体钙最有利于宝宝吸收吗 ……………… 155

229.宝宝可以无限制食用糖果钙片吗 ……………… 155

230.宝宝骨折后要多补钙吗 ……………… 155

其他 ……………… 156

231."纯天然"产品就对宝宝无害吗 ……………… 155

232.吃维生素C越多越有利于健康吗 ……………… 156

233.宝宝有蜕皮现象要马上补充维生素吗 ……………… 156

234.宝宝可以吃药膳促进发育吗 ……………… 156

235.宝宝病愈后要大补才能促进恢复吗 ……………… 157

【专业小讲堂】矿物质元素与宝宝的成长发育 ……………… 158

餐具选择 ……………… 160

236.大人和宝宝可以共用餐具吗 ……………… 160

237.宝宝可以使用色彩鲜艳的餐具吗 ……………… 160

238.宝宝用铁质餐具可以补铁吗 ……………… 160

【专业小讲堂】如何为宝宝选择餐具 ……………… 161

第三篇　疾病养护 ·········· **163**

　　药品选择 ·········· **164**

　　　239.可以给新生宝宝喂黄连水或黄芩水排毒吗 ·········· **164**

　　　240.需要为宝宝备很多常用药吗 ·········· **164**

　　　241.可以通过分享处方药为宝宝治病吗 ·········· **164**

　　　242.宝宝3岁以后吃成人药就没问题了吗 ·········· **165**

　　　243.给宝宝服用中药更安全吗 ·········· **165**

　　　244.宝宝生病,食疗就可以了吗 ·········· **165**

　　　245.宝宝服用益生菌是多多益善吗 ·········· **166**

　　　246.宝宝可以喝凉茶降火吗 ·········· **166**

　　　247.有眼屎就需要给宝宝喝凉茶下火吗 ·········· **166**

　　　248.宝宝的食欲不好就要吃开胃药吗 ·········· **167**

　　　249.什么情况下要给宝宝输液治疗 ·········· **167**

　　　250.给宝宝用进口药一定好过国产药吗 ·········· **167**

　　　251.给宝宝注射"丙种球蛋白"能预防感冒吗 ·········· **168**

　　　252.进口疫苗一定比国产疫苗好吗 ·········· **168**

　　　253.可以不打自费的二类疫苗吗 ·········· **168**

　　喂药方式 ·········· **169**

　　　254.宝宝哭闹也要强行灌药吗 ·········· **169**

　　　255.压舌头、拎耳朵、捏鼻子能让宝宝顺利吃药吗 ·········· **169**

　　　256.可以用果汁送服药物吗 ·········· **169**

　　　257.能让宝宝干吞药片吗 ·········· **170**

　　　258."药食同食"会更安全吗 ·········· **170**

　　　【科学养护步骤】宝宝喂药护理 ·········· **171**

　　　【专业小讲堂】常见的宝宝药品的选择与使用 ·········· **173**

　　常见疾病 ·········· **176**

　　黄疸 ·········· **176**

　　　259.新生儿黄疸会自行消退吗 ·········· **176**

　　　260.用金银花给宝宝洗澡能消退黄疸吗 ·········· **176**

　　　261.黄疸严重的宝宝需要停止哺乳吗 ·········· **176**

　　湿疹痱子 ·········· **177**

　　　262.湿疹可以断根治疗吗 ·········· **177**

　　　263.洗澡会使湿疹加重吗 ·········· **177**

　　　264.湿疹宝宝的皮肤需要多透气吗 ·········· **178**

　　　265.要穿少一点才会促进湿疹好转吗 ·········· **178**

　　　266.湿疹宝宝能接种疫苗吗 ·········· **178**

　　　267.需要剃光头来防止生痱子吗 ·········· **179**

　　　268.爽身粉能消除痱子吗 ·········· **179**

　　　269.洗冷水澡能治疗痱子吗 ·········· **179**

　　　【科学养护步骤】宝宝湿疹和痱子护理 ·········· **180**

腹泻 ·· 182
270.宝宝大便偏稀就是拉肚了吗 ·············· 182
271.宝宝拉完肚里的脏东西腹泻就好了吗 ·········· 182
272.宝宝腹泻可以用抗生素止泻吗 ·············· 182
273.宝宝拉稀就要禁水禁食吗 ·················· 183
274.宝宝腹泻应该多喝水吗 ···················· 183
275.红屁股保持干燥才能好得快吗 ·············· 183
276.宝宝红屁股需要停止哺乳吗 ················ 184
【专业小讲堂】探索宝宝腹泻的原因 ·············· 185
发烧 ·· 189
277.用酒精或白酒退烧才最安全吗 ·············· 189
278.可以用捂汗的方式退热吗 ·················· 189
279.泡澡或冰袋降温是最快捷的降温方式吗 ······ 189
280.高热的宝宝如何就诊 ······················ 190
281.发烧时可以只喝白粥调理肠胃吗 ············ 190
【科学养护步骤】宝宝发烧护理 ·················· 191
【专业小讲堂】探索宝宝发烧的原因 ·············· 193
咳嗽 ·· 196
282.咳嗽需要输液吗 ·························· 196
283.咳嗽需要吃止咳药吗 ······················ 196
284.可以拍背排痰吗 ·························· 196
285.化痰药需吃到没痰为止吗 ·················· 197
伤口 ·· 197
286.可以用创可贴给伤口止血吗 ················ 197
287.可以用紫药水给伤口止血吗 ················ 198
288.宝宝的头向后仰可止鼻血吗 ················ 198
289.宝宝烫伤后用冷水冲会起泡吗 ·············· 199
290.可以用牙膏和酱油涂抹烫伤的伤口吗 ········ 199
291.用红花油揉搓热敷可以帮助消肿吗 ·········· 200
292.宝宝卡了鱼刺,喝水吃饭团有效吗 ·········· 200
【科学养护步骤】宝宝伤口处理 ·················· 201
其他问题 ·· 206
293.宝宝掉下床后可以立刻抱起吗 ·············· 206
294.宝宝有脐疝可以用硬物顶回去吗 ············ 206
295.可自行帮宝宝把耳朵里的异物取出吗 ········ 206
296.宝宝有汗就需要使用汗巾或更换衣服吗 ······ 207
免疫力提高 ·· 207
297.宝宝免疫力越强越好吗 ···················· 207
298.蛋白粉和牛初乳有助于宝宝提升免疫力吗 ···· 208
299.宝宝经常感冒发烧,要服用保健品吗 ········ 208
300.宝宝爱出汗是因为体虚吗 ·················· 208

第一篇　日常养护

　　本篇主要包括生活习惯、生长发育、出行安全、日常穿戴、亲子关系、室内环境及民间习俗几大部分。其中，生活习惯部分围绕着具体而微的清洗、护牙、睡眠、拍嗝、排泄、身体发肤及用品消毒进行介绍；生长发育部分按照家长们最关心的发育指标、听力视力、爬行学步及身体锻炼等内容来进行安排；日常穿戴则分别对衣着和鞋袜进行归类介绍。

　　本篇从家长日常养护中经常会触碰的误区切入，提出科学有效的养护建议，并着重对洗澡、洗手、刷牙、睡眠、排便、按摩、学步及穿戴等步骤进行详细科学的图文结合介绍，同时结合当前热点，如牙齿护理、尿不湿的选择、电子产品的选用及生长发育指标等进行科学深入但又通俗易懂的讲解，使得家长既可按照大类进行查询，又可按照顺序进行日常养护的阅读和学习。

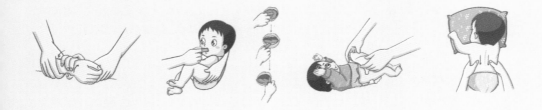

生活习惯

清洗

1. 新出生的宝宝能洗澡吗

擦浴

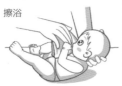

🖐 脐带脱落前先擦浴！

盆浴

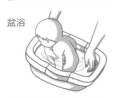

🖐 脐部愈合后选盆浴！

科学养护：建议在宝宝出生后一两周内，脐带脱落前先选择擦浴，脐部完全愈合后可选择盆浴。如宝宝抗拒盆浴，可继续擦浴，直至适应。擦浴时准备婴儿专用毛巾，把毛巾蘸湿，先擦洗头面、再擦洗躯干，后轻擦腹股沟、小腿、膝盖、腘窝，最后轻擦脚部及趾缝等。

错误做法：一些地方有不给新生儿洗澡的风俗，认为给新生儿洗澡容易让其生病。有部分家长也认为洗澡会让宝宝脐带处感染。

引发后果：新生宝宝因皮脂腺分泌旺盛，以及出汗较多，皮肤上易滋生细菌，如果不能得到有效清洁，宝宝易得皮肤病，还会降低抵抗力，引发其他疾病。

特别提醒：给新生儿的洗澡水保持在 38~40℃就可以了。洗澡时避免触及脐部。洗后用棉签蘸 75% 的酒精从脐中向外消毒。宝宝生病时不要给宝宝洗澡，可能会加重病情。

2. 宝宝是洗澡越勤长得越快吗

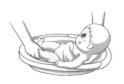

🖐 宝宝的生长发育跟饮食、睡眠有很大关系，跟多洗澡并没有直接关系。

科学养护：宝宝洗澡的频率应根据季节、温度以及皮肤状况来定，假如宝宝有湿疹，需要每天清洗并且保湿。建议夏天每天洗一次澡。假如冬季天气寒冷，可以一周洗两三次。

错误做法：家中老人常说，给宝宝多洗澡就能长得快，因此有的妈妈会每天都给宝宝洗澡，甚至一天洗上两三次。

引发后果：如果不顾实际情况强行每天洗澡，反而会造成伤害。如在宝宝皮肤破损较严重时洗澡，会增加破损面积，引发感染；在宝宝生病时洗澡，热水会让毛细血管扩张，引起虚脱等。

特别提醒：宝宝在七种情况下不能洗澡：一是皮肤出现严重破损；二是患病；三是刚打完预防针；四是刚运动完；五是宝宝犯困时；六是宝宝饿时；七是刚吃完之后。

3. 洗澡水是先放冷水还是先放热水

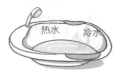

热水　冷水

🖐 放洗澡水时，先放冷水后放热水。

科学养护：给宝宝放洗澡水时，先放冷水后放热水，避免出现烫伤事故。可用手背或手腕部试水温，以不觉得烫为宜。建议使用专门的水温计测量水温，更加准确。医学上推荐宝宝洗澡的水温在 37~40℃，在宝宝洗澡的过程中还可以适当加入热水，以保持水温。

错误做法：有些妈妈认为给宝宝放洗澡水时，应该先放热水后放冷水，以保障水温。

- **引发后果**：妈妈倒了滚烫的热水后，一旦被其他事情打断，忘记对入冷水，很容易将宝宝烫伤。尤其是老年人多忘事，或者多人照顾一个宝宝时，更容易发生这种过失。

- **科学养护**：在宝宝洗澡时，最好将浴室和房间内温度稳定在27℃左右，如果是新生宝宝，最好将温度提升1~2℃。准备好的浴巾和更换衣物应烘烤温暖。在浴室中需将全身擦干，并用浴巾将宝宝包裹好后再离开浴室，在房间给宝宝穿上衣服。

- **错误做法**：有的妈妈在温暖的、配有浴霸的浴室中给宝宝洗澡，洗完后却到没有暖气的房间给宝宝穿衣。

- **引发后果**：宝宝从温暖的浴室出来，一时难适应房间的低温，如果穿衣服不够及时，宝宝很容易感冒。

- **科学养护**：3个月以上的宝宝可以使用沐浴产品来洗澡，但应该选择宝宝专用的洗护用品。因为宝宝的皮肤很娇嫩，而皮肤分泌的皮脂能够防止外来病菌的感染，如果长时间使用大人的沐浴露或香皂会破坏宝宝的皮脂，降低皮肤的防御功能。

- **错误做法**：有些妈妈认为宝宝皮肤娇嫩脆弱，沐浴产品是化学品，在洗澡时最好不要使用。

- **引发后果**：宝宝在3个月以下时只用清水洗澡即可。但3个月以后，随着身体逐渐发育，活动量明显增加，皮脂分泌旺盛、出汗量大，如果不使用沐浴产品，单纯用清水并不能把身上的汗水、油渍以及一些细菌彻底洗干净，不利于保持个人卫生。

- **特别提醒**：先把沐浴露在手心搓开再用在宝宝皮肤上，尽量减少沐浴露在皮肤上的停留时间。另外，沐浴产品不宜使用过勤，尤其秋冬季没必要天天用，一周用一两次就好。

- **科学养护**：给宝宝洗头时，囟门处可以洗，但动作要轻柔，不能用手指抓挠。刚出生的宝宝头皮上有一层乳痂，可用植物油浸软乳痂，然后用梳子轻轻梳。如果乳痂很厚，一次去不掉，也可以每天涂一两次植物油，直到乳痂浸透后再梳去。千万不可用手或梳子硬去乳痂，以免头皮破损继发感染。乳痂去掉后，要用温水将宝宝头皮洗净，然后用毛巾轻轻擦干，以免受凉。

- **错误做法**：很多妈妈都听过家里的老人交代千万不要碰宝宝的囟门，即使脏了也不能洗。

- **引发后果**：宝宝的皮脂腺分泌很旺盛，分泌物若不及时清除，会和头皮上的脏物积聚在一起，时间长了就形成厚厚的一层痂。

- **特别提醒**：如果囟门异常饱满或隆起时，则表示宝宝有颅内高压等疾病，如脑膜炎、颅内出血、脑瘤等；如果囟门过度凹陷，可

4. 是否只调节浴室的温度就够了

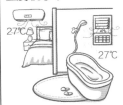

27℃　　　27℃

- 最好将浴室和房间内温度稳定在27℃左右。

5. 能否给宝宝使用沐浴产品

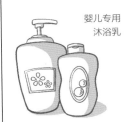

婴儿专用沐浴乳

- 给宝宝使用的沐浴露最好选择不含香料的产品。

6. 宝宝囟门脏了可以清洗吗

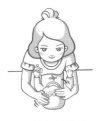

- 宝宝的囟门也是一个观察疾病的窗口，家长日常应仔细观察是否有异常。

能是由于进食不足或长期呕吐、腹泻所造成的脱水引起。如把握不准囟门异常的情况，应及时向医生咨询。

7. 宝宝的情绪不佳可以强制洗澡吗

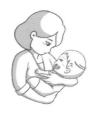

🐾 家长应该安抚好宝宝的情绪，哄他开心。

🐾 **科学养护：** 宝宝也有自己的小情绪，有时候会心情不好，甚至哭闹，这种情况下，宝宝是不愿意洗澡的。洗澡是家长和宝宝进行情感交流的好时机，应该等他情绪好些，愿意洗澡时再洗，还可以在洗澡过程中跟宝宝互动，增加情感交流，这样宝宝洗干净了，心情也愉快了。

😣 **错误做法：** 家长认为洗澡的时间到了，不管宝宝愿不愿意，觉得洗干净就行了！

😣 **引发后果：** 容易使宝宝产生抵触心理，甚至因惊吓而抗拒，进而影响宝宝的心理健康，甚至会让宝宝对洗澡产生阴影。

🐾 **特别提醒：** 家长可以在宝宝的浴盆中准备些洗浴玩具，可以转移宝宝的注意力、逗宝宝开心，从而更容易接受洗澡。但要注意玩具的安全性。

8. 宝宝每次便后都要清洗屁屁吗

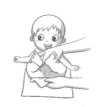

🐾 小便后可不必洗，等大便后再清洗。

🐾 **科学养护：** 新生宝宝的皮肤十分娇嫩，且每天大小便次数非常多，如果每次都清洗，即使动作再轻柔，也可能会导致宝宝皮肤破损，严重时还可能引起感染。其实每天清洗几次就好，一般不超过三次。女宝宝由于特殊的生理结构，在清洗时还要注意洗净大、小阴唇等地方，可用手轻柔地拉开，然后用毛巾沾水轻轻地擦洗，这样才能清洗到位，降低宝宝被病菌感染的概率。

😣 **错误做法：** 宝宝每次大小便后，家长都给宝宝洗小屁屁！

😣 **引发后果：** 宝宝皮肤非常娇嫩，频繁地清洗可能会使宝宝皮肤破损。

🐾 **特别提醒：** 家长可以给宝宝准备一块专门擦洗屁屁的小块软毛巾，在更换尿不湿要勤、不能每次都清洗的情况下擦拭。夏天时可以挂在阳台保持干燥，北方冬天时可以放在暖气上。

9. 可以用棉签清洁宝宝的耳道吗

🐾 若担心有水聚积在耳内，可用棉球置于耳道口吸取水分。如果使用棉签，则不可深入耳道内。

🐾 **科学养护：** 耳朵是接收声音的重要器官，外耳、中耳以及内耳的受损都可能影响听力。除了感染所致的耳疾之外，清洁不当是婴幼儿耳道受伤的常见原因。宝宝洗澡或游泳后，通常从外耳道口可看见疑似耳屎，大多是因为耳屎遇水而膨胀所致。可先用毛巾将外耳擦干，再用棉球置于耳道口，吸出耳道内的残水。

😣 **错误做法：** 宝宝洗澡或者游泳时，耳朵里容易进水，妈妈通常会用棉签擦拭宝宝耳朵里的水。

😣 **引发后果：** 擦拭外耳道的水当然没问题，但如果用棉签擦拭耳道深处，可能会让水流得更深，更危险的是，可能会不小心弄伤宝宝的鼓膜。

● 　**特别提醒：**如果宝宝的耳屎已经积攒过多，堵住了耳道，可以在临睡前往耳朵中滴两滴耳药水，让宝宝保持一个舒服的姿势 2~3 分钟，再在其内塞入消毒棉球，耳屎将会顺利地粘合在棉球上，取出棉球，耳屎也随即取出。

● 　**科学养护：**稍微大一点的宝宝洗澡时可以享受水的乐趣，但最好有家长陪伴，家长可以和宝宝一起玩些小游戏，以增进交流，还能促进宝宝智力发育。如果实在没时间，家长可以和宝宝商量，先暂停玩水，或者通过其他事情来转移宝宝的注意力。另外，即使觉得宝宝是安全的，也不要让宝宝长时间处于无人看管的状态，因为意外无处不在。

● 　**错误做法：**当宝宝沉迷在浴室的水游戏中时，家长可能由于各种原因无法时刻陪在浴室，就让宝宝独自在浴室里玩。

● 　**引发后果：**玩水虽然有利于宝宝智力发育，但是对于宝宝的人身安全却有很大的风险。宝宝的好奇心很强，如果浴室有电插头，宝宝还可能会接触到，从而发生意外。此外，溺水、滑倒等意外也可能发生。

10. 可以留宝宝一个人独自玩水吗

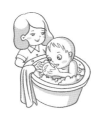

● 　一定要有家长在旁边陪伴，否则宝宝一个人很危险。

【科学养护步骤】如何给宝宝擦浴

适用情况

适合	不适合
◎ 健康宝宝	◎ 生病时，免疫力低下，盆浴容易着凉使病情加重 ◎ 在寒冷的冬天，室温达不到盆浴的要求时 ◎ 接种疫苗当天不能洗澡，以防局部感染 ◎ 患严重的皮肤感染，如新生儿脐炎、严重的婴儿湿疹等时

准备工作

1. 环境准备

● 家中的浴室或者卧室，建议关闭门窗。

● 室温建议在 25~28℃（温度计测量），水温建议在 37~40℃（水温计测量）。

2. 物品准备

物品名称	数量	要求
衣裤	1 套	干爽
尿不湿	1 片	干爽
浴巾	1 条	干爽
大毛巾	1 条	干爽
小毛巾	1 条	干爽
婴儿浴后乳（推荐）	1 盒	方便打开
脸盆	1 个	倒入 2/3 的温热水

3. 人员准备

● **宝宝**：奶前、奶后 1 小时，大小便已排空，精神状态好，皮肤无破损。

● **家长**：检查指甲的长度，并取下戒指、手表、手镯等饰品。

擦浴步骤

步骤一：将宝宝放到指定位置

● 先用浴巾裹着穿着的衣服的宝宝。

● 对于 1 岁以内的宝宝，可以把大浴巾铺在膝盖上，使宝宝坐或躺在大浴巾上。

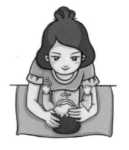

● 对于 1 岁以上的宝宝，可以把他放在床上或浴室洗浴台上。

步骤二：清洗毛巾

● 将大小两块毛巾放入脸盆，用清水洗净。

● 然后拧干。

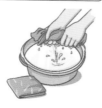

步骤三：擦洗宝宝的脸

● 用挤干的湿毛巾顺次擦宝宝的双眼、面颊、两耳前后、鼻和口唇周围。

【提醒】耳郭、鼻部要做细节清洗。

步骤四：擦洗宝宝的身体

分步 1：擦洗胸腹部

● 解开宝宝的上身衣服，用挤干的湿毛巾从上到下擦洗宝宝的颈部、胸腹部。

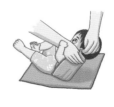

分步 2：擦洗上肢

● 脱去宝宝的上衣，抬起宝宝的手臂顺次擦洗宝宝的腋下、上臂、前臂、手掌、手指。

【提醒】手指、腋下、脐周要做细节清洗。

分步 3：擦洗背部

- 让宝宝身体前倾，靠在家长的手臂上，或让宝宝侧躺在大浴巾上，顺次擦洗宝宝的肩膀、背部。

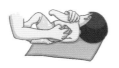

分步 4：穿上内衣

- 用浴巾将宝宝上身擦干后，给宝宝上身涂上婴儿浴后乳。
- 先给宝宝穿外侧袖子，再穿内侧袖子。

分步 5：擦洗下肢

- 脱去宝宝的裤、袜，顺次擦洗宝宝的腹股沟、大腿、小腿、脚，要充分擦干净，包括脚趾缝处。

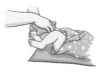

分步 6：擦洗臀部

解开宝宝的尿不湿，清洗宝宝的外阴和臀部。

【提醒】

清洗女宝宝的会阴及臀部时，应将阴唇分开、用棉签蘸清水，从上至下轻轻擦拭两次。清洗男宝宝阴茎时将包皮翻开，用棉签蘸清水将冠状沟处污垢擦净。

分步 7：穿上裤、袜

- 用浴巾将宝宝下身擦干后，给宝宝下身涂婴儿浴后乳。

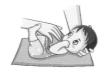

- 先给宝宝换上干爽尿不湿，再给宝宝穿上裤、袜。

注意事项

- 宝宝皮肤较薄、细嫩，不要用力搓洗，以免对皮肤有损伤。

【科学养护步骤】如何给宝宝盆浴

适用情况

宝宝出生 10~15 天后，如果没有出现擦浴适用的情况，就可以开始盆浴。

准备工作

1. 环境准备

- 家中的浴室或者卧室，建议关闭门窗。
- 室温建议在 25~28℃（温度计测量），水温建议在 37~40℃（水温计测量）。

2. 人员准备

- **宝宝**：奶前、奶后 1 小时，大小便已排空，精神状态好，皮肤无破损。
- **家长**：检查指甲的长度，并取下戒指、手表、手镯等饰品。

3. 物品准备

物品名称	数量	要求
衣裤	1 套	干爽
尿不湿	1 片	干爽
浴巾	1 条	干爽
大毛巾	1 条	干爽
小毛巾	1 条	干爽
婴儿洗浴球	1 个	干净
婴儿沐浴液、洗发水（或二合一）【提醒】新生儿不建议使用	1 瓶	方便打开
婴儿浴后乳（推荐）	1 盒	方便打开
75% 酒精	1 瓶	达到卫生标准
棉签	1 袋	达到卫生标准
洗澡盆	1 个	倒入 2/3 的温热水

盆浴步骤

步骤一：擦洗脸部

分步 1：抱起宝宝

- 先脱掉宝宝的上衣，保留尿不湿。
- 然后把宝宝包到浴巾里，抱到怀里。

分步 2：擦洗脸部

- 用一只手托住宝宝的头部，另一只手沾湿小毛巾（攥到不滴水为止）。

- 顺次轻轻擦拭宝宝的眼睛（从左眼到右眼，由内眦到外眦）。

- 清洁宝宝的鼻子（先擦洗鼻沟两侧，再擦洗两个小鼻孔）。

- 清洗宝宝的嘴巴（先上嘴唇，再下嘴唇）。
- 清洗宝宝的整个面颊部（左脸颊到右脸颊）。

- 清洗宝宝的耳朵（从左耳朵到右耳朵，由内耳郭到外耳郭）。

步骤二：清洗头发

分步 1：抱起宝宝

- 用左手托住宝宝枕部。
- 右手托着臀部和腰部放至腋下夹住宝宝躯干。

分步 2：清洗头发

- 左手拇指和中指护住宝宝的耳朵（可分别向前折宝宝双

耳郭，用耳贴也可以）防止耳朵进水。

- 用小毛巾将宝宝头发蘸湿，然后取适量的洗发水轻轻抹在宝宝的头发上，用指肚轻揉宝宝的头部。
- 用清水将泡沫洗净，用大毛巾将头发吸干。

步骤三：清洗身体

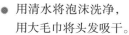

分步 1：试水温

用肘部试水温。

分步 2：脱掉裤子

脱掉宝宝的裤子，撤下尿不湿，去掉包裹在宝宝身上的浴巾。

【提醒】如果宝宝脐带没有脱落或有炎症，可用脐带贴贴上或上下身分开洗。

分步 3：放入浴盆

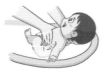

- 用左手从宝宝头下部伸到宝宝左臂，握住宝宝左臂靠近肩处，使其颈枕于家长手腕处。
- 再以右前臂托住宝宝双腿，用右手握住宝宝腿靠近腹股沟处，使其臀部位于家长手掌上。
- 先将宝宝双脚轻轻放于水中，让宝宝半坐半躺在水中。
- 再逐渐让水慢慢浸没腿、臀部和腹部，呈半坐位，松开右手。

分步 4：进行清洗

- 先用小毛巾淋湿宝宝全身，取适量沐浴露顺次涂抹到宝宝的脖子、前胸、腋下、腹部、手臂、手、大腿、小腿、脚，随时涂抹随时冲净。
- 然后家长将宝宝的头靠向自己的手臂翻

身，顺次涂抹沐浴乳并冲洗宝宝的后背、腰部和屁股。

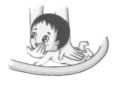

【提醒】在清洗过程中，家长左手始终需要将宝宝握牢。洗澡的时间不要太长，以免宝宝着凉。

步骤四：浴后整理

分步 1：穿好衣服

● 洗完后迅速抱出并裹上浴巾，用浴巾把宝宝身上的水分吸干。

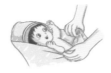

分步 2：脐带护理（如未脱落）

● 掀开浴巾露出脐部，上半身仍用浴巾盖着。一只手拿一根棉签，

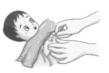

另一只手的拇指和食指将宝宝脐带部位轻轻拨开，用棉签以顺时针方向把水吸干。

● 再拿一根棉签蘸 75% 酒精，在宝宝脐带断端处滴上两滴，以顺时针的方向从内向外转圈消毒。

● 再用一根干的棉签把宝宝肚脐上的酒精吸干。

【提醒】棉签一次用一根，不能重复使用。

分步 3：皮肤异常护理

● 如果宝宝有脓包，若症状较轻可用消炎软膏涂擦。

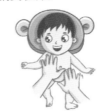

● 若较重，先用酒精或者碘伏局部消毒，再用消毒的针头挑破，然后涂上消炎软膏。

分步 4：擦沐浴乳

● 给宝宝擦浴后乳时要避开脐带和脓包。

分步 5：穿好衣服

● 先将衣服平放在床上，让宝宝平躺在衣服上。

● 将宝宝的一只胳膊轻轻地抬起来，先向上再向外侧伸入袖子中，将身子下面的衣服向对侧稍稍拉平。

● 抬起另一只胳膊，使肘关节稍稍弯曲，将宝宝小手伸入袖子中，并将小手拉出来，再将衣服带子系好。

● 然后给宝宝穿好裤子、袜子。

注意事项

● 宝宝皮肤较薄、细嫩，不要用力搓洗，以免对皮肤有损伤。

【科学养护步骤】宝宝洗手训练

适用情况

● 通常 2 岁左右的宝宝可以训练自己洗手。

● 也有些 2 岁以内有自己洗手意愿的宝宝。

准备工作

1. 环境准备

● **小一点的宝宝**：准备一个适合宝宝高度的平台，放上脸盆，让宝宝伸手可以够到脸盆。

● **大一点的宝宝**：准备同小一点的宝宝一样的环境，也可以选择在洗手间的洗手台。

2. 物品准备

物品名称	数量	要求
婴儿洗手液	1 瓶	达到卫生标准
或婴儿香皂	1 块	达到卫生标准
婴儿专用毛巾	1 条	干爽
脸盆	1 个	倒入 1/2 温水（手试）
或用水龙头	–	温水（手试）

3. 心理准备

家长需要告诉宝宝：

- 洗手重要性：比如宝宝的手太脏了，会肚肚痛。
- 洗手时间：饭前或吃东西前、后，便便后等。
- 洗手奖励：比如"妈妈最喜欢干净的宝宝了！"或给宝宝一个大大的拥抱。

洗手训练步骤

步骤一：浸润手部

- 家长指导宝宝用水湿润手部。
- 家长把手放入盆中浸润（建议开始训练洗手时示范）或将手放到水龙头下冲洗（宝宝可以独立洗手后示范），然后让宝宝效仿。

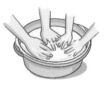

步骤二：涂抹洗手液或香皂

- 家长指导宝宝涂抹洗手液或香皂。
- 家长将洗手液或香皂均匀涂抹在手上，让宝宝效仿。

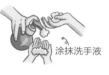

涂抹洗手液

- 由于香皂比较湿滑，家长需要协助宝宝涂抹，掌心对掌心，手指并拢相互揉搓。

步骤三：进行双手清洗

以下步骤都首先由家长演示，然后让宝宝效仿，家长在旁指导和协助。

分步 1：清洗手背

- 掌心对手背沿指缝相互揉搓，两手交替。

分步 2：清洗指缝

- 两手掌心对掌心，手指交叉，相互揉搓。

清洗指缝

分步 3：清洗拇指

- 一只手握住另一只手大拇指旋转揉搓，两手交替。

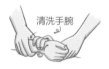

清洗拇指

分步 4：清洗指背

- 弯曲各手指关节，半握拳把指背放在另一只手掌心处旋转揉搓，两手交替。

分步 5：清洗指尖

- 指尖并拢在另一手掌中揉搓，两手交替。

分步 6：洗手腕手臂

- 用手指揉搓手腕、手臂，两手交替。

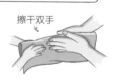

清洗手腕

【提醒】现阶段宝宝大概只能够仿效到简单的动作，这是成长的正常现象，家长千万不要觉得宝宝笨拙。随着宝宝月龄的增加和家长耐心的指导，宝宝洗手的动作会越来越标准。

步骤四：擦干双手

- 家长用自己的毛巾将双手擦干，从左手到右手顺次擦，让宝宝效仿。

擦干双手

- 然后观察双手有没有干净。

注意事项

- 在洗手的过程中不要让宝宝用手触摸眼睛。

【专业小讲堂】如何为宝宝选择洗护用品

新生儿、婴幼儿洗护用品主要指日常护理使用的物品，包括淋浴液、润肤露、按摩油、痱子粉、乳液等。但一边是丰富多样、不断创新的产品，另一边却是层出不穷的安全事件。以下将选择宝宝洗护用品的主要参考指标及有益、有害成分进行科学分析，以供家长们选择产品时进行参考。

洗护用品选择的主要参考指标

1. 感官指标

① 液体较稀；② 泡沫较少；③ 洗后润滑。

2. pH 指标

① pH 4.5~6.5，为弱酸性；② 不会破坏宝宝皮肤酸碱平衡。

3. 成分指标

① 禁止有害成分；② 根据季节、肌肤选择有益成分。

4. 其他指标

① 生产日期；② 出产商；③ 标识完整性；④ 按压泵设计。

宝宝洗护用品有益成分

家长可以根据季节、宝宝的肌肤情况为宝宝选择相应的有益成分：

天然成分	功效
薏仁	有保湿、消炎、镇定作用，可解热、温润干燥肌肤
牡丹皮	有消炎、活血、活化肌肤的功能
黄柏	收敛、抗菌，有解热、消炎作用
茯苓	有干燥作用，使皮肤干爽、减少出汗
芦荟	保湿、防止肌肤粗燥干裂
当归	促进血液循环及保湿，可滋润、活血、治疗皮肤病
桃仁	滋润、活血
大枣	活化细胞，滋润、防止皮肤过敏
枇杷叶	消炎、湿润、可治湿疹
橄榄油	能抑制湿疹及防止发炎
紫苏	具有抑制皮肤炎、皮肤过敏、发痒等功效，保湿效果持久
天然蜂胶	能抗菌、洁肤、滋润皮肤，促进皮脂膜再生。适用于湿疹及干痒皮肤
维生素 E	清洁并滋润肌肤

宝宝洗护用品有害成分

有害成分	功效	潜在危害
甲醛释放型防腐剂	● 如双烷基咪唑脲等，具有杀菌功效	● 可释放致癌物质甲醛
羟苯酯类防腐剂	● 又称尼泊金酯。表现出类雌激素作用，具有卓越的杀菌防腐功效	● 有可能诱发和参与乳癌的发展，长期使用或使女童青春期提前
甲基异噻唑啉酮（MIT）	● 一种不含氯的防腐剂，可抑制细菌、真菌及霉菌的生长	● 可能导致皮肤过敏和湿疹；如孕妇暴露在高浓度 MIT 环境中会对胚胎造成影响
苯扎氯铵（BZK）、对氯间二甲苯酚（PCMX）	● 前者俗称洁尔灭，二者是杀菌剂，后者用于威露士、滴露等	● 前者与严重的皮肤过敏有关，后者进入机体后，可引发急性呼吸衰竭、急性肾功能衰竭，并损伤机体的造血系统
羟苯甲酮（Oxybenzone）	● 防晒剂和紫外线吸收剂	● 被证实和刺激过敏相关，可能扰乱激素系统
月桂醇硫酸酯钠（SLS）、月桂醇聚醚硫酸酯钠（SLES）	● 常作为表面活性剂、洗洁剂、皂化剂、起泡剂、变性剂出现，清洁力极佳	● 它们非常容易带走肌肤表皮水分，导致敏感性肌肤（如化学敏感、湿疹、粉刺、各类皮炎与皮癣）
一乙醇胺（TEA）、二乙醇胺（DEA）、三乙醇胺（MEA）	● 常用于面霜和起泡产品，如保湿乳和洗发水	● 可反应生成亚硝胺，有可能导致癌症
三氯生（TCC）和三氯卡班（TCS）	● 在牙膏（三氯生）或肥皂（三氯卡班）中广泛应用，常见于抗菌清洁产品内	● 影响甲状腺功能和生殖激素，带来细菌耐药性，产生超级细菌
邻苯二甲酸盐（DOP）	● 可用于香精，作为变性剂、塑化剂、成膜剂、溶剂、香料被用于化工产品中	● 在人体内表现出激素的作用，干扰正常内分泌程序，长期接触可能导致性早熟
硅氧烷（Siloxanes）	● 具有软化、光滑功效。常见于洗发水和沐浴乳产品中	● 内分泌干扰物，具毒性，可能损害生殖系统
水杨酸（BHA）	● 能使肌肤爽滑，温和清理掉皮层中的角质，令肌肤光泽	● 干性皮肤则可能出现肌肤粗糙、干燥、暗沉发黄的现象
矿油（Mineral Oil）	● 石油提炼过程中的副产品，无色无味，不能通过感官辨别	● 矿油虽然可以暂时增加肌肤滑润感，却无法改善干燥受损的肌肤，而提炼不纯的矿油更会引起过敏或痘痘
人工香精（Fragrance）	● 可增加洗护用品的香味	● 含有激素干扰物
人工色素（Synthetic colors）	● 调整产品的颜色	● 导致对光线发生敏感反应，色素沉着，皮肤潮红、丘疹等，含有重金属

　　数据来源：部分来源于国际非政府组织"欧洲女性共创未来"（WECF）对法国市场上出售的婴儿洗护用品安全检测结果。以上化学物质，作为成年人不可长期、高浓度接触，而作为婴幼儿，则最好避免接触。

护牙

- 🦷 **科学养护**：1岁内乳牙萌出后就可以给宝宝"刷牙"。不过不是用牙刷，而是用干净的纱布或用指套包住手指，沾点清水，帮宝宝清洗牙齿及牙床上的附着物。要注意掌握好力度，不要弄疼宝宝，否则也会导致宝宝不爱刷牙。两三岁的宝宝可以用宝宝专用牙刷刷牙。4岁开始，就可以学着大人的样子刷牙了。

- ⊘ **错误做法**：有一些老人认为，太早刷牙会伤害牙床，而且宝宝以后会换牙，乳牙不要紧的，不用过早刷牙。

- ● **引发后果**：食物残渣如果不及时清理，就会对牙齿造成伤害。尤其是乳牙的钙化程度低，容易受到细菌侵蚀。蛀牙的疼痛会影响宝宝正常吃饭，时间长了甚至会导致营养不良。

- 🦷 **科学养护**：宝宝牙刷的刷头应当小巧灵活，以便深入口腔，清洁每个牙面；刷毛也要软硬适中、排列整齐。长度应该在30毫米以内，毛面宽度要小于10毫米，整个牙刷的长度在110~160毫米，过长和过短都不适合。在选购时，要选择平行毛型，刷面平坦的。另外，刷毛顶端尽量选择圆形的，以免伤到宝宝的口腔。

- ⊘ **错误做法**：有些家长图方便，会给宝宝使用成人牙刷，几下就能给宝宝把牙刷完。

- ● **引发后果**：大牙刷不能适应宝宝的开口大小，在口腔中也无法灵活转动，看似方便快捷，实则刷不干净齿缝中食物的残留物，有造成宝宝龋齿的风险。另外，如果使用不当或过于用力，大牙刷还可能伤到宝宝的口腔。

- ⬤ **特别提醒**：刷完牙后，要将牙刷上的牙膏、污垢彻底洗净，用完后的牙刷头朝上放并保持干爽。家庭有多支牙刷的，应分开放置，避免相互污染。

- 🦷 **科学养护**：6岁以下的宝宝要选用儿童专用牙膏，并由家长监督刷牙并吐出牙膏。儿童牙膏的含氟量有严格控制，即使宝宝误吞，也不会造成氟摄入量超标。

- ⊘ **错误做法**：很多家长担心，宝宝牙膏吐不干净，会吞进肚子里，造成氟摄入量超标、对身体不好，干脆让宝宝刷牙时不用牙膏。

- ● **引发后果**：牙膏能够软化牙齿表面的软垢和牙菌斑，增强刷牙时的摩擦力，更彻底地清洁、磨光牙面。不用牙膏，光靠牙刷是不能把牙刷干净的。

- ⬤ **特别提醒**：目前市面上大部分宝宝牙膏都会使用香甜的水果口味，搭配可爱的卡通图案，膏体五颜六色，很容易让宝宝吞咽更多牙

11. 何时开始给宝宝使用牙刷

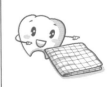

🦷 乳牙萌出后就可以给宝宝"刷牙"了。

12. 宝宝能否用大人的牙刷

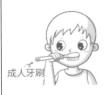

成人牙刷

🦷 使用一段时间后，牙刷毛会卷曲、破损，建议每3个月更换一次。

13. 是否该给宝宝使用牙膏

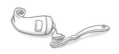

🦷 小于3岁的宝宝刷牙时在牙刷上薄薄涂一层牙膏即可。

膏，甚至有宝宝偷偷拿来当零食吃。建议给宝宝买泡沫少、容易漱口、气味温和的牙膏。

14. 如何应对宝宝的蛀牙

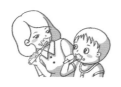

🐾 每天和宝宝一起刷牙，一旦蛀牙要带宝宝就诊。

🐾 **科学养护**：虽然乳牙会掉，但家长也应充分了解乳牙的重要性，先帮宝宝养成良好的刷牙习惯。一旦蛀牙，建议带宝宝到专科医院就诊，以免影响恒牙的生长。

✖ 错误做法：认为乳牙早晚会掉，蛀牙了等牙掉了就没事了，于是放纵蛀牙生长，不采取任何措施。

✖ **引发后果**：乳牙长不好将会直接影响到恒牙，可能使恒牙长不整齐。一旦蛀牙还会影响宝宝进食，造成营养不良，时间久了，对宝宝的形象与健康都有不好的影响。

15. 何时需要拔掉乳牙

🐾 只有当乳牙没掉，恒牙却已长出时，需咨询医生，由医生拔掉乳牙。

🐾 **科学养护**：大多数宝宝换牙的过程是自然更替，不需要拔掉乳牙。换牙期一般是 6 岁到 12 岁，这期间乳牙会一颗颗脱落，并逐渐被恒牙替代。当乳牙没掉，恒牙却已经长出时，为了以后恒牙能更整齐，可以在医生的帮助下将乳牙拔掉。

✖ 错误做法：有的人认为给宝宝直接拔掉乳牙，新长出的恒牙会非常整齐，或认为拔掉乳牙，恒牙才能长出。于是早早就将乳牙拔掉。

✖ **引发后果**：过早将乳牙拔掉，邻近的乳牙就会向缺牙处靠拢，致使恒牙的生长空间被侵占，导致恒牙错合畸形，影响宝宝的面容和健康。

16. 宝宝张嘴睡觉需要马上矫正吗

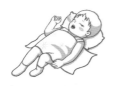

🐾 建议家长带宝宝先去看耳鼻喉科进行处理。

🐾 **科学养护**：宝宝张嘴睡觉有时是因为习惯，需要矫正，但要注意方法，不能立即强迫改变，有的宝宝随着生长自己就会好转。有的宝宝张嘴睡觉可能是鼻塞导致用嘴巴呼吸，这时就要听宝宝的呼吸是否厚重，或者呼吸是否通畅，建议带宝宝去医院就诊。

✖ 错误做法：家长认为张着嘴睡觉会影响宝宝以后的颜值，需要立即矫正过来。

✖ **引发后果**：要先判断宝宝是否有呼吸道相关疾病，而不是单纯地矫正张嘴睡觉，否则有可能贻误真正的病情。

【科学养护步骤】宝宝刷牙护理

适用情况

大概 6 个月（开始萌出第一对小乳牙）~2 岁左右（还不会自己刷牙）的宝宝。

准备工作

1. 环境准备

洗漱间或者宝宝的卧室均可以。

2. 心理准备

虽然宝宝还小，但是家长应该告诉宝宝：

- 刷牙重要性：宝宝有小牙齿了，不刷牙要有小虫虫了……
- 刷牙时间：每天早晚各一次或者每次吃奶过后，至少保证每天一次。
- 刷牙奖励：给宝宝一个大大的亲吻……

3. 物品准备

物品名称	数量	要求
纱布	1 片	建议 4 厘米见方，医用
指套刷	1 支	柔软，婴儿专用
清水或淡盐水	1 杯	25~35℃
毛巾	1 条	干爽

刷牙步骤

步骤一：抱起宝宝

- 家长抱着宝宝，让宝宝坐在家长一侧大腿上（通常是左侧）。
- 将宝宝头靠在家长左侧胸前和左臂弯里。
- 宝宝头部偏 45 度角，以防在刷牙过程中宝宝的口水哽在喉头。

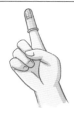

步骤二：将纱布（指套刷）裹（套）于食指

- 家长先将纱布裹覆于食指上，或将指套刷套在食指上。
- 用温水（或温盐水）沾湿纱布或指套刷。

步骤三：擦拭宝宝口腔

- 顺次擦拭宝宝舌头、牙龈和口腔黏膜。
- 对已长牙的宝宝，需要用纱布或指套刷以水平横向的方式清洁乳牙。

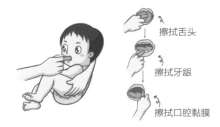

擦拭舌头

擦拭牙龈

擦拭口腔黏膜

步骤四：清理工作

- 刷完牙后，用毛巾将宝宝嘴角擦干。

注意事项

- 动作一定要轻柔，并随时观察宝宝的反应。刷牙的时间不要太长。

【科学养护步骤】宝宝刷牙训练

适用情况

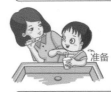

适用

- 2岁左右的宝宝，就可以开始学习自己用牙刷刷牙

- 虽较小、但开始有刷牙意识的宝宝

准备工作

1. 环境准备

- 小一点的宝宝：准备一个适合宝宝高度的平台放上水盆，让宝宝站立时可以自如地将刷牙水吐到水盆中。
- 大一点的宝宝：可以准备同小一点的宝宝一样的环境，也可以在洗漱间选择一个合适高度的板凳，宝宝站在板凳上可以自如地将刷牙水吐到盥洗池中。

2. 物品准备

物品名称	数量	要求	准备工作
专用牙膏	1管	可食用、达到卫生标准	挤米粒大小到牙刷
专用适龄牙刷	1支	软毛、小头、握柄较粗胖些，每3个月更换	温水浸泡一两分钟，使刷毛变柔软
刷牙杯	1个	有宝宝喜欢的图案，安全塑料	倒约2/3可食用的温水
毛巾	1条	干爽	–

3. 心理准备

家长应该告诉宝宝：

- 刷牙重要性：刷了牙齿人人爱，干净漂亮又可爱，不刷牙齿会长虫……
- 刷牙时间：每天早晚各一次,每次两三分钟。
- 刷牙奖励：给宝宝大大的拥抱或满足宝宝一个小愿望等。
- 培养建议：通过幼儿绘本或播放"刷牙动画片"等培养宝宝刷牙的兴趣。

刷牙步骤

步骤一：准备动作

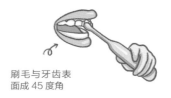

准备

- 一只手拿杯子，俯身向前。
- 另一只手拿牙刷，转动手腕。

步骤二：刷牙齿外表面

- 教宝宝将牙刷的刷毛与牙齿表面成45度角，斜放并轻压在牙齿和牙龈的交界处。

刷毛与牙齿表面成45度角

- 轻轻做小圆弧状来回刷，上排的牙齿向下、下排的牙齿往上轻刷。

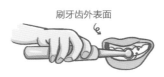

刷牙齿外表面

- 注意轻刷牙龈，适当按摩可促进其血液循环。

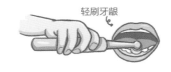

轻刷牙龈

步骤三：刷牙齿咬合面

- 教宝宝平握牙刷，力度适中来回刷牙齿咬合面。
- 让牙刷刷毛深入清洁牙面及牙间缝隙，后臼齿也可被清洁干净。

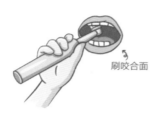

刷咬合面

步骤四：刷牙齿内侧面

- 教宝宝竖起牙刷，利用牙刷前端的刷毛轻柔地上、下清洁牙齿内表面。

刷内侧面

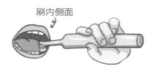

步骤五：轻刷舌头表面

- 教宝宝由内向外轻轻去除食物残渣及软垢。

刷舌头表面

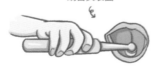

步骤六：收尾工作

- 家长再检查宝宝是否将牙齿刷干净。
- 刷干净后教宝宝用温水漱清口中的牙膏沫，洗净刷牙用具，用毛巾将嘴巴擦干净。

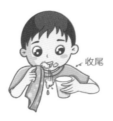

收尾

【提醒】宝宝学刷牙时，家长可以让宝宝配合儿歌进行刷牙动作，以提高学习的兴趣，注意应该经常给予鼓励和表扬。

注意事项

- 刷牙时顺着牙缝上下刷，上面的牙齿往下刷，下面的牙齿往上刷，即上牙画 M 形，下牙画 W 形。咬和面上来回刷，里里外外刷干净。

【专业小讲堂】牙齿的生长与疾病

牙齿的构成和生长过程

牙齿有三层硬组织和一层软组织，即牙釉质、牙本质、牙骨质和牙髓。对应的牙齿的生长过程一般就会有四个阶段：形成牙胚、逐渐钙化、形成牙冠，形成牙根。

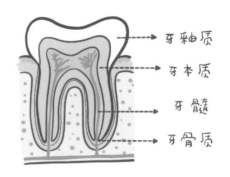

牙齿的生长顺序

人的一生总共有两副牙列，第一副牙列称为乳牙列，是由20颗乳牙排列而成。宝宝的牙齿在他还是一个小小的胚胎时就开始发育。在孕妈妈怀孕6周时，胎宝宝的20个小乳牙的牙胚开始发育；孕妈妈怀孕5~10个月时，胎宝宝的恒牙牙胚开始发育。胎宝宝在出生前就已经完成了20个乳牙的钙化，并且形成乳恒牙中的切牙、尖牙。第二副牙列为恒牙，乳牙逐渐脱落时由恒牙替代，若因疾患或意外损伤而致脱落后再无牙替代。牙齿左右成对萌出（从牙冠出龈至上、下牙达到咬合接触的全过程）；女宝宝同名牙的萌出略早于男宝宝。

牙齿的生长阶段如下：

1. **乳牙列阶段（6个月~6岁）**：从乳牙开始萌出到恒牙萌出之前，称为乳牙列阶段。

2. **混合牙列阶段（6~12岁）**：此阶段从乳牙开始脱落，恒牙依次萌出，一直到全部乳牙被替换完毕。

3. **恒牙列阶段（12~25岁或更晚）**：20颗乳牙全部被恒牙所替换。

牙齿的构成及生长顺序

牙列	乳牙	数量（颗）	萌出（月龄）	恒牙	数量（颗）	更替/萌出（岁）
	中切牙	2	8~12	中切牙	2	6~8
	侧切牙	2	9~13	侧切牙	2	7~9
	尖牙	2	16~22	尖牙	2	9~12
上牙	第一前磨牙	2	13~19	第一前磨牙	2	10~12
	第二前磨牙	2	25~33	第二前磨牙	2	10~12
				第一磨牙	2	6~7
				第二磨牙	2	11~14
				第三磨牙（智齿）	2	17~25或更晚
				第三磨牙（智齿）	2	7~15或灵晚
				第二磨牙	2	11~14
				第一磨牙	2	6~7
	第二前磨牙	2	23~31	第二前磨牙	2	10~12
下牙	第一前磨牙	2	14~18	第一前磨牙	2	10~12
	尖牙	2	17~23	尖牙	2	9~12
	侧切牙	2	10~16	侧切牙	2	7~9
	中切牙	2	6~10	中切牙	2	6~8
总计/最后年龄	—	20	31月龄	—	32	25岁或更晚

乳牙的常见疾病及应对措施

宝宝满月后至 3 周岁这一时期，口腔最大的变化是从无牙到长出牙齿。维护婴幼儿期的牙齿健康有利于均衡摄入营养，保证身体正常生长发育。婴幼儿期又是学习语言的关键时期，排列整齐的乳牙是婴幼儿正常发音的生理基础。

婴幼儿牙齿的常见疾病及预防或治疗措施

疾病类型		图示	表现及产生原因	危害	预防措施	确诊治疗措施
乳牙龋齿	浅龋齿		● 乳牙特点，钙化程度低，牙釉质、牙本质薄，牙釉质发育尚未成熟 ● 婴幼儿自主刷牙 免疫系统发育力度不够	● 影响咀嚼功能致营养不良 ● 导致乳牙早失，影响骨骼发育 ● 导致萌出异常，影响恒牙胚 ● 使相邻牙组织形成龋坏，妨碍舌运动，引起牙龈炎症，甚至可引起相应部位淋巴结炎、副鼻窦炎等	● 母乳喂养需足时，按需 ● 改掉含奶嘴睡觉的习惯，勿嘴含小乳牙 ● 及时纠正不良习惯和姿势，如吐舌、吮指、咬唇、偏侧咀嚼等 ● 1 岁以后要练习用杯子喝水 ● 早晚刷牙，饭后漱口 ● 改掉咬玩具等硬物的习惯	● 用药物治疗 ● 填充
	深龋齿					
乳牙早失			● 表现为乳牙在恒牙萌出前脱落 ● 先天性或遗传性缺牙	● 相邻牙齿向缺失牙齿的间隙倾斜移位，导致缺失牙齿的间隙变小，人性失位		● 佩戴间隙保持器以防止间隙变小
乳牙滞留			● 表现为恒牙已经萌出，被更换的乳牙尚未脱落 ● 恒牙萌出方向异常 ● 乳牙根尖周病	● 导致恒牙异位萌出 ● 导致患处滞留，食物嵌塞，增加患龋的机会 ● 导致剩伤周围黏膜软组织，严重者可以造成溃疡		● 如恒牙已萌出，滞留乳牙应及时拔除
多生乳牙			● 主要为遗传因素	● 影响恒牙的生长和排列 ● 引起口腔炎症		● 必要时拔除
乳牙错位咬合			● 乳牙早失、滞留、多生、缺失等 ● 不良习惯：吮指、舔舌、咬唇、偏侧咀嚼等 颌及不良吞咽习惯、偏侧咀嚼等	● 影响口腔和面部组织的正常发育，妨碍牙齿及牙周组织健康 ● 错位咬合畸形严重时，咀嚼功能严重降低，会引起消化不良及胃肠疾病	● 增强食物多样化，不偏食，控制甜食摄入量	—
乳尖牙磨耗不足			● 吃的食物过软	● 导致乳尖牙继续生长，对侧乳牙牙床造成顶伤	● 避免用舌头去舔松动乳牙	● 视情况磨掉超出正常的部分

睡眠

17. 宝宝何时开始使用枕头

🐾 宝宝三四个月后，可以给宝宝头下垫上小毛巾代替枕头。

🐾 **科学养护：** 宝宝 1 岁前，不建议用枕头。宝宝出生后，平躺时脊椎和颈椎在一个平面上，这时非要硬塞一个枕头进去，宝宝不但不舒服，还会阻碍顺畅的呼吸。2~4 个月大的宝宝刚学会翻身，如果翻到枕头中无法移开，口鼻被遮住，有可能窒息。

🚫 **错误做法：** 觉得有枕头宝宝睡得会更加舒服，于是给 1 岁以内的宝宝"安排"上了枕头。

⚠️ **引发后果：** 宝宝 3 个月开始出现抬头动作后，颈部脊柱的曲度才开始逐渐形成。过早使用枕头，会影响宝宝的脊椎发育。

18. 能否给宝宝用高粱米等填充的枕头

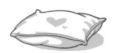

🐾 选择柔软透气的枕芯。

🐾 **科学养护：** 给宝宝选择柔软透气的枕芯才能让宝宝睡得既安心又舒服。夏季可以使用蚕沙枕芯、绿豆皮枕芯、茶叶梗枕芯、荞麦皮枕芯等防暑降温的枕芯。冬季可以使用木棉枕芯、多孔棉枕芯等保温性强的枕芯。

🚫 **错误做法：** 有些人认为，婴儿睡硬一些的枕头有利于头部生长，所以喜欢给宝宝用小米、高粱米作填充物当枕头用。

⚠️ **引发后果：** 过硬的枕头，宝宝睡后易使颈部肌肉疲劳，翻身或头部转动时幅度稍大，颈部软组织会牵拉受损，造成落枕。而宝宝的颅骨较软，长期使用过硬的枕头易造成头颅变形，使脑袋扁平，或一侧脸大，一侧脸小，影响外貌美观，甚至会影响脑部发育。

19. 宝宝是否可以睡在柔软的床上

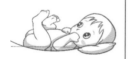

🐾 让体重为 3 千克左右的婴儿睡在床垫上，如果床垫被压下去的凹陷深度为 1 厘米左右即为合适。

🐾 **科学养护：** 应给宝宝选择软硬适中的床垫，一般这种床垫由较柔软的上、下层和结实的中层组合而成。中间层可以给宝宝的身体以必要的支撑，还可以将所受到的压力传递给柔软的下层，从而托起宝宝的整个身体，而不至于引起脊柱畸形。

🚫 **错误做法：** 有些家长认为宝宝的脊柱非常柔软，床太硬会使宝宝睡得不舒服，因此给宝宝选择柔软的床。

⚠️ **引发后果：** 过于柔软的床，人躺在上面会使脊柱呈弯曲状态。生长发育期的宝宝如果长时间睡软床，会影响其脊柱的发育，导致长大后驼背、脊柱弯曲变形。床太过柔软也会使宝宝的口鼻与床品靠得很近，容易呼吸不畅甚至窒息。

20. 宝宝是否可以睡在大人中间

🐾 **科学养护：** 让宝宝单独睡小床，将小床靠在大人床旁边，便于晚上照顾，还可以养成宝宝独立睡眠的好习惯。要注意宝宝的小床与大床的衔接，防止宝宝掉到两张床之间的夹缝中出现意外。宝宝的小床上不要放各种毛绒玩具和一切可能影响到宝宝呼吸的物品，避免窒息的可能性。

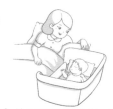

😈 **错误做法：**有些年轻父母为了方便照顾宝宝，睡觉时喜欢把宝宝放在中间，一家人睡在同一个被窝里。

🔴 **引发后果：**宝宝睡在父母中间，父母睡眠时呼出的二氧化碳会整夜弥漫在宝宝周围，使宝宝处于一个缺氧和高浓度二氧化碳的小环境里。这对宝宝的健康是有害的，容易出现睡眠不安、做噩梦或半夜哭闹等现象，妨碍宝宝大脑发育和健康成长。

🐾 让宝宝单独睡小床，将小床靠在大人床旁边。

🙌 **科学养护：**在喂奶时，宝宝如果想睡觉，可以轻轻揉他的小耳垂，或用手指弹他的足底，当感觉到宝宝停止吸吮时，还可以轻轻动一下乳头或奶嘴，通过给宝宝一些轻柔的外界刺激，延长兴奋时间，让宝宝吃饱后才睡觉，养成良好的习惯。另外，宝宝吃奶时，即使天气比较冷，也不要包得太紧或穿得太多，要让宝宝的胳膊腿能自由活动。

21. 是否可以边喂奶边哄宝宝入睡

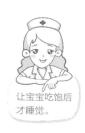

让宝宝吃饱后才睡觉。

😈 **错误做法：**有些妈妈为了图方便，往往在宝宝半睡半醒时侧身躺下哺乳，宝宝似乎也很享受，一边吃奶一边睡觉。

🔴 **引发后果：**宝宝一边吃奶一边睡觉，唾液的分泌量减少，奶水长时间在口腔内发酵容易造成龋齿。宝宝在意识不清的情况下吃奶，口咽肌肉的协助性也不足，容易导致吸呛。

🪨 **特别提醒：**如果宝宝实在不醒也不要勉强，让宝宝在小床上睡，过不了多久宝宝醒来就可继续喂奶。

🙌 **科学养护：**不要摇着宝宝睡觉，应该培养一套固定的"睡前仪式"，如每晚在同一时间给宝宝洗澡、做抚触、穿睡衣、哼催眠曲。久而久之，宝宝就知道这个时间应该睡觉了。还可以在日常生活中注意观察宝宝喜欢的小动作，摸清宝宝的睡觉习惯。比如，宝宝喜欢摸着妈妈的脸才能睡着，或者喜欢含着自己的手指才能睡着。妈妈可以先顺从他的习惯，慢慢地就容易入睡了。

22. 是否可以摇着宝宝入睡

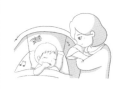

😈 **错误做法：**宝宝睡不着爱哭闹时，摇着哄着入睡是很多妈妈的必杀技。

🔴 **引发后果：**婴幼儿的身体非常柔弱，脊椎还在发育，如果摇晃的力度掌握不好，容易伤害到颈椎、头部。

🐾 培养一套固定的"睡前仪式"。

🙌 **科学养护：**宝宝睡着后，建议拿掉安抚奶嘴，不要整夜含着。而且宝宝2岁之前最好能戒掉奶嘴，通过日常尽量减少宝宝使用奶嘴的时间与次数，宝宝吵闹时用玩具分散掉注意力等方法，慢慢淡化奶嘴的存在。有些宝宝是因为缺乏安全感才依赖安抚奶嘴的，平时父母要多抽出时间来陪伴宝宝和给予关爱，让宝宝有充分的安全感。

23. 宝宝可以含着奶嘴入睡吗

😈 **错误做法：**宝宝3个月左右会进入睡觉困难期，这时候安抚奶嘴就会给予很大的帮助，很多宝宝会习惯于含着奶嘴入睡。

🍬 宝宝睡着后，建议拿掉安抚奶嘴，不要整夜含着。

⚫ **引发后果：** 含着奶嘴睡觉，在睡梦中宝宝也会不断地吸吮，会给口腔发育造成影响，导致上下颌骨发育畸形，影响嘴型和面部的美观，同时也会咽下过多的空气，造成胃内空气胀满，导致出现吐奶和腹痛的症状。如果姿势不当，奶嘴还有可能堵塞宝宝的口鼻，造成窒息。

24. 在嘈杂或无声的环境下宝宝才更易入睡吗

🐾 **科学养护：** 婴幼儿期应尽量减少探望，不要在室内跳舞、打牌，电视、音响的声音都不宜过大，不要购买音量过大的电动玩具及质量低劣、未经正规校音的乐器给宝宝玩。但也不要把宝宝的卧室布置成完全隔音的环境。父母应尽量为宝宝创造一个良好的、音量适度的睡眠环境，如有必要，可以放一些柔和、轻快、音量适中的抒情音乐。

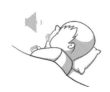

🍬 过于嘈杂或过于安静的环境都不利于宝宝睡眠。

⊗ **错误做法：** 有一种说法是，宝宝要么在极嘈杂，要么在极安静的环境中更容易入眠。

⚫ **引发后果：** 婴幼儿的中枢神经尚未发育健全，长期受噪声刺激，会使脑细胞受到损害，影响智力发育。而无声无响的环境会影响宝宝的视觉、触觉及听觉的灵敏性，同样不利于宝宝成长。

25. 可以一直开灯陪宝宝睡觉吗

🐾 **科学养护：** 宝宝白天睡觉时，不必刻意保持房间昏暗；如果是夜里醒来，则要把房灯关掉，营造出睡觉环境，这样宝宝就会逐渐明白光线暗时要睡觉，光线亮时要活动，逐渐形成与大人一致的作息规律。宝宝睡觉时，可准备一个小夜灯，半夜喂奶时可以开小夜灯，喂奶结束后或宝宝入睡后要随手关灯。

⊗ **错误做法：** 一些家长担心小宝宝晚上突然醒来，看到黑漆漆的房间害怕，为了让宝宝能够睡得安稳，会把灯打开陪着宝宝睡觉。

🍬 可以准备一个小夜灯。

⚫ **引发后果：** 宝宝的神经系统尚处于发育阶段，适应环境的调节机能差，卧室内通宵亮灯，改变了人体适应昼明夜暗的自然规律，正常的新陈代谢和视网膜都会受到影响。宝宝在通宵开灯的环境中睡眠，会导致睡眠不良、发育缓慢。如果夜里总是开灯，宝宝褪黑素的分泌量就会降低，睡眠系统紊乱，免疫力也越来越差，同时还会让女宝宝体内提前分泌卵泡雌激素，进而导致性早熟。

26. 宝宝夏天是否可以开着风扇睡觉

🐾 **科学养护：** 吹电风扇时切忌对着宝宝直吹和长时间吹，最安全的方法是将电风扇对着墙吹，让回风吹在宝宝身上，温度降下来就可以关了。晚上吹电风扇还要给宝宝穿上薄的长袖防止受凉。宝宝大汗淋漓时不要吹电风扇，可以先给宝宝洗个舒服的温水澡，帮助宝宝全身的毛孔打开，有助于身体热量散发出来，宝宝就不会感觉很热了。

错误做法：夏天天气炎热，婴儿睡觉出汗多，有时候都能睡出一个明显的汗水印。一些妈妈为了让宝宝睡得好，会开着电风扇一直对着宝宝吹。

引发后果：婴儿皮肤毛细血管丰富，自身调节体温的能力低，风扇吹出来的风是集中的，吹到的地方汗水会很快蒸发，吹不到的部位毛细血管则会继续扩张，体温调节中枢和血液循环中枢会失去平衡，宝宝容易感冒。

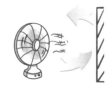

将电风扇对着墙吹，让回风吹在宝宝身上。

科学养护：睡前喂食要适量，过饥过饱都不可取。喂食后半小时到 1 小时后再让宝宝睡觉，让食物先消化一部分。睡前半小时同样也不能让宝宝大量喝水。

错误做法：很多妈妈都认为宝宝睡前吃饱一些，就可以一觉睡到天亮。

引发后果：宝宝睡前喂得过饱，会给肠胃增加负担引起积食，为胃病埋下病根。同时身体机能得不到休息，难以进入深睡状态，影响生长发育。更有甚者，宝宝吃得太饱导致睡觉时食物倒流，堵塞气管造成窒息。

27. 宝宝睡前是否可吃得饱一点

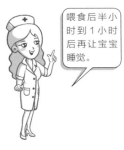

喂食后半小时到 1 小时后再让宝宝睡觉。

科学养护：夏天可以给宝宝穿短袖；春秋天气根据气温选择给宝宝穿秋衣秋裤，盖一床比大人被子略薄的小棉被，或是在内衣外面套一个薄睡袋；如果是深冬，可以放进棉的厚睡袋里，外面再用小被子搭一下。无论哪种方法，以不让宝宝感觉过于沉重为宜。

错误做法：有老人的家庭，总觉得婴儿怕冷，要穿得厚厚的才能睡得好。

引发后果：婴幼儿的体温调节中枢尚未发育完全，如果穿得太多，容易导致体温上升，但出汗散热的速度却跟不上。宝宝睡觉多穿衣服不仅睡不好，还可能导致高热或体内代谢紊乱，即婴幼儿捂热综合征。

特别提醒：判断宝宝冷不冷并不是摸小手小脚，而要用指肚伸进宝宝的后颈背感觉一下，温温的就行，说明温度适中；如果潮潮的，说明宝宝穿多了，有些热。

28. 宝宝睡觉时穿多少衣服才合适

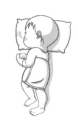

无论是夏天还是冬天，都要注意宝宝腹部保暖。

科学养护：3 个月内的宝宝还不习惯子宫外的环境，需要安全感。这时期可以抱着宝宝哄睡，待睡熟后再放回婴儿床上。宝宝 3 个月以后，慢慢减少抱睡时间和次数，逐步锻炼宝宝的独立能力，建立健康的睡眠模式。入睡时应避免饥饿，上床前或夜间不宜过多喂水；睡前 1~2 小时宜安静，避免过于兴奋，白天避免睡太长时间，以免影响夜间睡眠。

29. 是否可以抱着宝宝睡觉

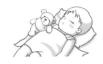

🐾 3个月以内的宝宝可以抱着睡，3个月以后逐步让宝宝自己睡。

😠 **错误做法**：让3个月内的宝宝自己睡，认为这样可以培养宝宝的独立性。3个月后宝宝产生记忆，开始认生，家长又开始抱着睡。

😵 **引发后果**：3个月内的宝宝缺乏安全感，让宝宝独自睡，会影响宝宝的睡眠质量，还可能影响到宝宝的生长发育。3个月后的宝宝长时间抱着睡容易导致骨骼变形，还可能让宝宝产生依赖，不利于宝宝的成长。

30. 宝宝是否一定要在夜间"睡整觉"

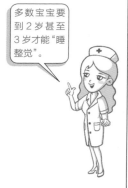

多数宝宝要到2岁甚至3岁才能"睡整觉"。

🐾 **科学养护**：应该根据宝宝的年龄和需求来调整合适的作息。宝宝的睡眠习惯和他本身的脾气性格及年龄有很大关系。新生儿一天24小时几乎都在睡觉和吃奶，能安睡一整夜的宝宝只有少数，多数宝宝要到2岁甚至3岁才能"睡整觉"。所以，不要过于强求宝宝夜间"睡整觉"。宝宝晚上睡觉时，衣物穿盖要适当。卧室要拉好窗帘，防止噪音、光线刺激惊动宝宝睡觉。如果宝宝睡觉时有细微哼唧、挥动手臂、蹬腿、眼微睁等动作，是处于浅睡眠中，家长只要安静不打扰，宝宝就会继续进入深睡眠。宝宝夜间睡醒后当即就哭，表明没睡够，可以轻拍抚摸宝宝的腹部、手臂，帮助宝宝再次入睡。

😠 **错误做法**：有些妈妈为了让宝宝睡整觉，会故意在宝宝夜间醒来时不喂食，强行让宝宝睡回去。

😵 **引发后果**：宝宝不能及时补充食物，睡眠质量也大打折扣，会出现营养不良、生长激素分泌不足的情况，导致生长缓慢。

31. 宝宝白天睡觉是否需要营造夜晚的环境

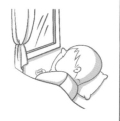

🐾 白天，即便宝宝在小睡，也尽量不要拉上窗帘。

🐾 **科学养护**：宝宝在妈妈子宫内是处于较为昏暗的环境，出生后，家长需要逐渐给宝宝营造白天和夜晚不同的环境。在白天，即便宝宝在小睡，也不需要刻意营造一种黑暗和安静的睡眠环境，而是保持正常生活。相应的，晚上则尽量保持黑暗和安静。另外，宝宝午睡是个好习惯，但午睡时间不是越长越好，1岁以下的宝宝午睡时间最好控制在2.5小时左右，1~3岁的宝宝午睡时间最好在2小时左右。

😠 **错误做法**：很多人认为宝宝需要充分的睡眠，即使是白天，也要营造像夜晚一样的睡眠环境。

😵 **引发后果**：生长激素主要在夜间分泌，把白天当成夜晚睡，会使宝宝日夜颠倒，白天睡眠时间长，次数过多，那么晚上睡眠的时间自然会减少，夜间生长激素的分泌降低，影响生长发育。

32. 白天过度玩耍是否有助于宝宝入睡

🐾 **科学养护**：尊重宝宝的睡眠规律，让宝宝在醒着时好好玩，睡眠时安心睡。白天每次小睡不超过2小时，如果分两次睡觉，总共时间一般不超过3小时。晚上的睡眠，尽量给宝宝一个安静的环境，睡前不要让宝宝看电视或玩游戏，而是进行一些安静的活动。

如洗澡、讲故事，避免宝宝过于兴奋。宝宝夜里醒来哼唧吵闹时，不要开太亮的灯，并温柔地抚摸宝宝，让其重新入睡。

👎 **错误做法**：一些新手爸妈认为，宝宝白天要尽量少睡，晚上才睡得好，于是白天让宝宝疯玩或是不停地用玩具逗着宝宝玩。

👎 **引发后果**：让宝宝白天疯玩，借以消耗体力，宝宝会变得过度疲劳，晚上更难平静入睡，夜间会更频繁地醒来，也就是日常所说的"白天越累、晚上越闹"，宝宝睡眠不足，会影响骨骼发育、大脑发育，还会引起内分泌紊乱，造成抵抗力下降，容易生病等情况。

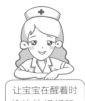

让宝宝在醒着时愉快地好好玩，睡眠时安心睡。

👍 **科学养护**：宝宝的睡眠时间不可以迁就大人，新生儿的睡眠时间一般是每天 20 个小时左右，需要合理安排喂奶和睡眠时间；1~3 岁宝宝睡眠时间参见右表。每个宝宝身体状况不同，所以睡眠需求也不会完全相同，需要父母根据实际情况帮助宝宝形成良好的睡眠习惯。

👎 **错误做法**：一些人认为宝宝还小，睡眠是不规律的，因此常迁就大人的时间安排宝宝睡眠。

👎 **引发后果**：在宝宝成长的各阶段，都需要遵循一定的规律安排他们的睡眠，才能保证睡眠质量。不规律的睡眠通常伴随着睡眠质量下降，长期会影响长高和智力发育。

33. 宝宝的睡眠时间是否可以迁就大人

年龄	睡眠时间	
1 岁左右	15 个小时左右 / 天	白天要充分睡眠
2 岁左右	12 个小时左右 / 天	白天可短暂睡眠
3 岁以后	10 个小时左右 / 天	晚上要早睡

👍 **科学养护**：宝宝出生的前 3 个月内是塑造宝宝头型的最佳机会，等宝宝头型固定后就很难改变了。宝宝睡觉时喜欢面朝有人、有亮光或声音的方向，家长要经常帮宝宝调换方向，不要长期朝一个方向睡，以免将头型睡偏。如果已经睡偏，可以有意识地多向对侧睡，慢慢就能纠正过来。

👎 **错误做法**：为了让宝宝有一个漂亮的头型，有一种观念认为，固定宝宝的睡姿就可以让脑袋长得圆。

👎 **引发后果**：新生儿的颅骨柔软且有弹性，颅骨边缘还没有骨化，很容易受压变形。宝宝保持一个固定的睡姿，头部会因为重力致使接触床面的那部分骨头渐渐下陷，容易因此出现颅骨变形的情况，不仅达不到圆头的效果，反而会睡成扁头甚至偏头。

34. 需要固定宝宝的睡姿吗

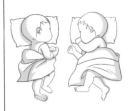

👍 "左偏头"取右侧卧位，"右偏头"取左侧卧位。

👍 **科学养护**：新生宝宝尽量避免俯睡和蒙头睡，建议侧睡与仰睡相结合，并经常变换睡眠姿势避免头颅变形。仰睡可保持宝宝呼吸道畅通无阻，但长期仰睡头颅容易变形，头枕后部可能会睡得扁扁的，而且当宝宝吐奶时容易呛到气管内。如果睡前刚喂过奶，可采取右侧睡，可减少呕吐或溢奶。

👎 **错误做法**：宝宝睡觉有各种姿势，有时候宝宝会俯睡，也有时候父母怕天气寒冷宝宝生病，给宝宝连头一块蒙上睡觉。

35. 宝宝是否可以俯睡和蒙头睡

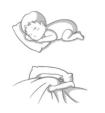

要尽量避免俯睡和蒙头睡，以免呼吸道受阻。

- 🐾 **引发后果：**较小的宝宝不会自己翻身，也不会主动避开口鼻前的障碍物，俯睡、蒙头睡时有可能会呼吸道受阻，加上消化器官发育不完善，当胃蠕动、胃内压增高时，食物就会反流，阻塞本已十分狭窄的呼吸道，严重的可能造成猝死。

- 🐾 **特别提醒：**为提高宝宝颈部的力量，训练宝宝抬头，每天可以让宝宝俯卧一会儿，但时间不要太长，宝宝身边要有人，注意不要让宝宝堵住口鼻。几个月后，宝宝能自己翻身了，就能找到自己最习惯、最舒适的姿势了。

36. 宝宝打呼噜透露出哪些信号

正常的宝宝呼吸系统是非常顺畅的，睡觉时是不会打呼噜的。

- 🐾 **科学养护：**对于单纯且轻微打呼噜的宝宝，先观察是什么原因造成了呼吸阻塞，如鼻屎多、感冒造成的扁桃体炎或腺样体肥大、咳嗽有痰，食物黏在了上呼吸道表面等小问题，可以相应解决。如果是严重打呼噜，或是找不到原因，应当及时就医。

- ⊗ **错误做法：**宝宝睡得比较安稳，甚至会打呼噜时，部分妈妈会很欣慰，认为宝宝睡得真香。

- 🐾 **引发后果：**打呼噜的宝宝是呼吸系统受到了阻碍，并不代表睡得香，反而可能导致夜间缺氧、睡眠质量差，长期这样会影响宝宝的生长发育。

37. 宝宝睡觉时的小动作透露出哪些信号

要正确分析宝宝睡觉的小动作。

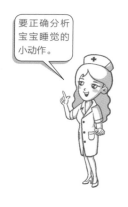

- 🐾 **科学养护：**宝宝睡觉时"小动作"有点多，是否一定都是因为患病呢？如果是宝宝患病，又可能是哪些疾病呢？

小动作	原因或应对办法
喉鸣	这种情况主要发生在新生儿身上，多因喉头软骨发育不全造成的，稍微大一点就好了
磨牙	肠胃消化不良、心理紧张等
打呼噜	宝宝总是仰着睡，舌根后坠，咽腔狭窄，气道不通畅；宝宝感冒鼻塞、喉咙有痰，气道不通畅
爱出汗	缺钙会引起神经兴奋性增加，宝宝容易夜惊、多汗、哭闹，严重的还会出现肋骨外翻
挠屁股	观察宝宝肛门周围有没有白线头样的小虫在爬，这是最常见的蛲虫

- ⊗ **错误做法：**有的家长会发现宝宝睡觉时常"动来动去"，会认为是由于宝宝睡得不安稳导致的，所以不太在意或者点些熏香类的东西来促进宝宝睡得更加安稳。

- 🐾 **引发后果：**可能会忽略宝宝的健康情况，耽误某些疾病的治疗。也有可能宝宝身体没问题，点熏香等方法反而会导致宝宝睡得更加不安稳。

🐾 **科学养护**：宝宝夜醒时，要先观察和确认，如果没有异常情况（如生病、需要换尿不湿等），而是浅睡眠期的各种动作，可静等一会儿或稍加安抚，宝宝往往能再次入睡。如果宝宝饿了，一般安抚是无效的，宝宝会彻底清醒哭闹，头不停扭动寻找乳头。此时可适当喂奶，但是时间不宜太长，更不能养成含着乳头睡觉的习惯。

⊗ **错误做法**：宝宝小时，醒来次数比较频繁，为了让宝宝赶紧睡觉，多数妈妈都会马上抱起来喂奶。

◉ **引发后果**：宝宝的脑神经发育尚不完善，除了生病或不适，其他情况下的夜醒，如吮吸、翻身、微笑等，多是在浅睡眠状态下的无意识动作。每次一醒就喂奶，宝宝就会形成依赖，必须含着乳头或抱着、哄着才能睡觉，这样会加重夜醒的情况。

🐾 **特别提醒**：要根据宝宝月龄大小来选择合理的夜奶次数。新生儿哺乳没有昼夜之别，在宝宝饥饿时或者想吃奶时，就应该喂奶，但间隔最好为 3~4 小时；2~3 个月的宝宝对奶水的需求量有所增加，如果宝宝在睡前喂足奶，夜醒后可根据实际情况喂一两次；4~7 个月的宝宝夜醒后最多喂一次，8 个月以上的宝宝夜醒后不建议喂奶。

38. 宝宝夜间醒来是否需要喂奶

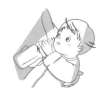

🐾 宝宝夜醒时，要先进行观察和确认。如果是浅睡眠状态下的无意识动作，就不要马上抱起来强行喂奶。

【科学养护步骤】"入睡仪式"有助宝宝睡眠

睡眠训练曾经是20世纪50年代美国的主流育儿法，认为应该对宝宝进行入睡训练，可以培养宝宝的独立性，培养宝宝的连续睡眠，如此宝宝不需要夜醒吃奶等。而今天的观点则认为，宝宝的睡眠机制还没有发育成熟，过早进行睡眠训练会对宝宝的心理造成伤害。本篇科学养护步骤并非睡眠训练，而是指导家长如何培养宝宝在应该睡眠的时间尽早进入睡眠状态。

适用情况

6个月左右的宝宝大脑发育相对比较成熟，此时可以通过一些"入睡仪式"帮助宝宝形成睡眠规律，在应该睡觉的时间尽早地进入睡眠状态。

准备工作

1. 环境准备

- 物床位置：建议不要把宝宝的床放在单独的房间，而是要放在妈妈床边的一侧，妈妈躺下伸手就可以够到床上的宝宝。
- 窗帘处理：白天午睡时可以拉上窗帘，但不需要全遮光，不必刻意保持昏暗；夜晚睡觉时要拉窗帘。
- 夜晚灯光选择：根据宝宝的接受情况将灯光的亮度尽可能调暗，色温（光线中包含颜色成分的一个计量单位）≤4000k。或者用小夜灯。

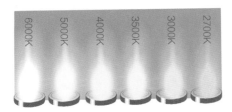

- 屋内声响：白天小睡时保持正常的生活声响即可；夜晚入睡应尽量保持安静。

2. 物品准备

物品名称	数量	要求
安抚奶嘴	1个	达到卫生标准
安抚玩具	1个	不要有灯光等

3. 心理准备

尽管宝宝可能听不懂，但家长还是需要告诉宝宝：

- 睡眠的重要性：好好睡觉宝宝才会长高，早点入睡宝宝才会更可爱哦。
- 睡眠时间：午休和晚间入睡。

入睡步骤

步骤一：洗澡、更换睡衣

- 宝宝睡前可以做轻松的事情，如洗澡（午睡通常不需要）、按摩涂油和更换睡衣等。

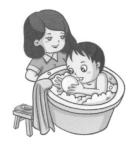

步骤二：喂奶

- 晚上入睡前多数宝宝要哺乳或者喝配方奶粉。
- 午睡前宝宝通常也是吃过奶或辅食的。

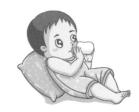

步骤三：进入夜灯模式

● 夜晚入睡前将灯光调暗。

步骤四：听故事或儿歌

● 提供安抚玩具；给宝宝塞入安抚奶嘴（如果宝宝有用安抚奶嘴的习惯）；但在宝宝睡着后，要将安抚奶嘴拿开，不要让宝宝含着奶嘴睡觉。随着宝宝月龄的增加，

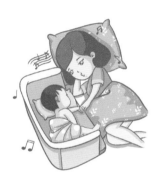

安全感增强，要帮助宝宝慢慢戒掉安抚奶嘴。

● 家长可以躺在宝宝旁边和宝宝"聊天"，或者给宝宝讲故事，也可让宝宝听感兴趣的儿歌进行放松。

● 同时家长也可以轻轻拍着宝宝渐渐入睡。

步骤五：关掉灯光

● 家长如果不与宝宝同步睡觉，确认宝宝入睡后，就可以将灯光关掉，将房门关上。

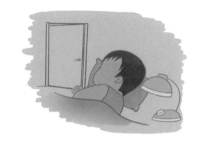

注意事项

● 家长一定要陪伴宝宝入睡，给宝宝安全感。宝宝的床一定要放在妈妈旁边，让宝宝（半夜）醒来也可以看见妈妈。

拍嗝

39. 给宝宝喂奶后是否需要拍嗝

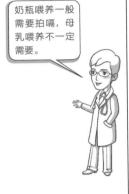

奶瓶喂养一般需要拍嗝，母乳喂养不一定需要。

科学养护： 一般吃奶粉的宝宝在吃奶时奶瓶中气体要更多一些，宝宝更容易将气体吸到肚子里，这时就需要给宝宝拍嗝。母乳喂养的宝宝，不容易将空气吸进肚子里，也就不容易出现溢奶的情况，所以不必拍嗝。但也有吃母乳的宝宝比较容易溢奶，这就要根据宝宝的情况拍嗝。一般宝宝到了 3~6 个月，基本都会翻身了，就不容易溢奶了，此时也不用急着给宝宝拍嗝，让宝宝自己动一动就好了。再大一点的宝宝会自己坐着了，就更不容易溢奶了，可以不必拍嗝。

错误做法： 宝宝每天喝奶次数很多，妈妈在宝宝每次吃完奶后都要拍嗝，认为这样宝宝就不会溢奶了。

引发后果： 宝宝溢不溢奶，并不取决于是否拍嗝，而是由胃部结构所决定的，宝宝的胃体较小且没有弧度，稍微一动就可能溢奶，即使拍嗝也可能会引发溢奶。在宝宝吃完奶后马上强行变换姿势拍嗝，比如本来是躺着喂奶的，宝宝睡着了还要抱起来拍嗝，这样宝宝反而更容易溢奶。

40. 拍嗝后马上让宝宝平躺就不会溢奶吗

拍完嗝后也别马上让宝宝平躺，可以让宝宝趴在大人的肩上斜躺一会儿再放到床上。

科学养护： 给宝宝人工喂养后，要用正确的姿势拍嗝，拍嗝并不是以能听到打嗝声为准，而是将时间控制在 10 分钟左右即可。拍完嗝后也别马上让宝宝平躺，可以让他趴在大人的肩上斜躺一会儿再放到床上。放到床上的过程中，一定要脚趾先挨到床，然后是腿、屁股、后背，最后抽离手掌。宝宝右侧卧可减少溢奶。一般来说，从喂完奶到把宝宝放到床上，要等 20~30 分钟的时间。

错误做法： 有些妈妈认为，在给宝宝拍完嗝后，宝宝就不会溢奶了，可以让宝宝直接平躺睡觉。

引发后果： 拍嗝不仅仅是排气，也是让宝宝有缓冲的时间，并不是万无一失的防溢奶手段。此时马上让宝宝平躺，仍然有可能溢奶或是咳呛。

特别提醒： 持续吐奶需要排查先天性发育异常的问题；如宝宝 2 岁左右出现严重的喷射状吐奶，体重下降，需排查先天性肥厚性幽门梗阻的问题；吐奶同时伴有湿疹，大便性状改变等，需考虑牛奶蛋白质过敏的问题；吐奶并有严重腹胀、精神不好、吃奶不香、排便异常等表现，需考虑肠梗阻、感染等因素。

41. 如何给吸入空气的宝宝拍嗝

科学养护： 宝宝不一定每次喂完奶后都要拍嗝，需要观察宝宝的吃奶量，如果宝宝表现出想吃又吃不下，那可能是肚子进了太多气，宝宝并没有吃饱，这时就需要给宝宝拍嗝。在宝宝吃完奶后，可以将宝宝头部抬高，竖抱几分钟，然后再拍嗝。给宝宝拍嗝每次控制在 10 分钟左右，宝宝不打嗝也会减少溢奶情况，并不是打嗝才行，如果 10 分钟左右还没拍出嗝，也没有必要一直拍。让宝宝再缓冲一会儿，就可以放到床上睡了。

🖕 **错误做法**：有些父母会一直给宝宝拍嗝直至拍出嗝为止。

⬤ **引发后果**：给宝宝拍嗝的目的是帮助宝宝排出吸入的空气，减少溢奶的情况，如果宝宝的吃奶姿势正确，没有咽下多少空气，那么拍不出嗝也很正常。如果拍嗝的时间过长或是家长的姿势操作不当，反而可能会导致宝宝脊柱受伤。

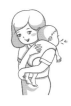

🐾 可以将宝宝头部抬高，静止竖抱几分钟，每次控制在 10 分钟左右。

🐾 **科学养护**：刚出生不久的宝宝神经系统发育不成熟，膈神经稍有刺激便会打嗝，这是正常现象，可以少量给宝宝喝一点温开水。但喝水的量不能太多，否则会增加肾脏负担。新生儿期至 6 个月，婴儿都可能有肠胀气现象，表现为打嗝、溢奶、排气多和阵发性哭闹等。这时候家长应重点关注婴儿的进食和生长情况，只要吃奶好、长得正常，就不必过于担忧，这时候对于宝宝的打嗝不去干预也没有关系。如果宝宝哭闹严重，出现影响睡眠和发育等情况，则需考虑就医和用药。

🖕 **错误做法**：常听周边的老人说，多喝水可以把嗝"压下去"。

⬤ **引发后果**：宝宝还小，如果喝水太多，会增加肾脏负担。

42. 宝宝打嗝是否需要多喝水

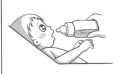

🐾 可以适当给宝宝喝一点温开水，但是不要太多。

🐾 **科学养护**：有时，宝宝在吃完奶后会打嗝，家长可以将宝宝竖着抱起来，让宝宝的身体贴着家长的身体，轻轻地温柔地抚摸宝宝的背部，这样可以帮助宝宝排气，让宝宝"顺利"地打完嗝，更舒适，而不是再去给宝宝喂奶。有的宝宝打嗝是因为寒冷因素刺激导致，比如吸入凉的空气、喝了凉的奶等。所以平时家长应该注意宝宝的保暖情况，饮食温度也要适宜，过凉或过烫都不好。

🖕 **错误做法**：有些家长认为宝宝是因为没有吃饱才出现打嗝症状，可以通过喂奶缓解这种症状。

⬤ **引发后果**：宝宝打嗝没有好转，反而可能吐奶，造成打嗝更加频繁或加重。

43. 能否可以通过喂奶缓解宝宝打嗝

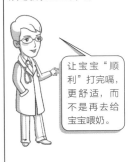

让宝宝"顺利"打完嗝，更舒适，而不是再去给宝宝喂奶。

排泄

🐾 **科学养护**：人体的膀胱排尿是受大脑和脊髓控制的，宝宝出生后最初数月的排尿纯属反射性的，并不受大脑和脊髓的控制。当宝宝 1 岁以后，随着年龄的增长，输尿管增长，肌肉发育成熟，在正常的引导下，宝宝是可以逐渐养成主动控制排尿的习惯。但在 1 岁之前，家长没有必要给宝宝采取把尿的措施。在宝宝还小时，

44. 宝宝从多大起可以开始把尿

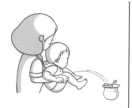

可以给他使用尿不湿，等他1岁之后，再逐渐帮助他建立自己排尿的意识，可以采取把尿的方式，但是也要注意把尿时间不可过长，不能让宝宝一直滴滴沥沥地排尿，这样不利于宝宝建立规律的排尿习惯，不能充分锻炼宝宝控制排尿的能力。

🈲 **错误做法**：有些家长认为给宝宝把尿要趁早，尽量不要给宝宝穿尿不湿，并且给宝宝把尿的时间越早越好。

⛔ **引发后果**：家长频繁把尿，不但会引起宝宝的反抗，而且也不利于膀胱储存尿液和排尿反射的建立，反而会影响宝宝膀胱功能的发育，造成宝宝以后的排尿问题。

🍼 1岁之前，没有必要给宝宝把尿，1岁之后把尿的时间也不可以过长。

45. 夜间需要给宝宝把尿吗

宝宝睡前不宜过多喝水、不宜过于兴奋，以免夜间醒来排尿影响睡眠质量。

🍼 **科学养护**：为了保证宝宝的睡眠，对于比较小的宝宝，可以使用尿不湿，并且夜间也要每隔一段时间检查一下是否需要更换尿不湿，以免尿量过多引起宝宝"红屁股"。2岁以后的宝宝夜里小便时，有的已经知道叫人，有的会在有尿意时自然醒，不再存在强行唤醒的问题。如果宝宝还没有养成习惯，主要还是靠白天把尿习惯的训练，而不是在夜间唤醒宝宝把尿。

🈲 **错误做法**：为了避免宝宝夜间尿床，很多妈妈夜里不辞辛苦地每隔几小时就给宝宝把尿一次。

⛔ **引发后果**：睡眠的好坏对宝宝的身高有着重要影响。对于较小的宝宝，如果夜间叫醒把尿，会让宝宝的持续睡眠断裂，使得宝宝后半夜不能很快进入到深睡眠阶段，影响生长激素和褪黑素的分泌，进而影响宝宝的生长发育。

46. 宝宝拉绿便一定是着凉引起的吗

🍼 **科学养护**：正常大便是黄色的。如果宝宝吃奶太多，消化不良或者急性腹泻，会导致肠道蠕动变快，当便中的胆绿素还没有来得及在菌群的作用下还原，就已经被排出体外，这时，大便就会呈现出绿色。另外，添加辅食的宝宝，当辅食中含铁较多，没有被宝宝的完全吸收，与空气接触后发生氧化，会导致排出的便便发绿。再有，如果给宝宝食用了大量的绿色蔬菜，也会使大便发绿。

🈲 **错误做法**：很多妈妈第一次遇到宝宝拉绿色便时吓坏了，听说吃益生菌就能调整肠胃，赶紧买了给宝宝服用。

⛔ **引发后果**：多种原因都可能造成宝宝拉绿色便，盲目给宝宝服用益生菌，会使肠道逐步丧失自身繁殖有益菌的能力，久而久之便会产生依赖性，要靠人工益生菌来维持身体的健康状态。

🍼 多种原因都可能造成宝宝拉绿色便，需要逐一排查分析。

🐞 **特别提醒**：维生素C缺乏也可能会造成铁吸收不良，从而导致绿色便的产生。只要找出原因——排除解决，宝宝很快就能恢复正常。如果妈妈还是不放心，建议先带宝宝到医院检查。

科学养护：如果宝宝只是偶尔在吃完奶后排便，属于正常现象。因为宝宝的肠道神经发育不完善，吃奶时的吸吮动作和吸进的奶液，都可能令肠道蠕动加强、加快，结果就是"吃完就拉"。但如果每次吃奶后或吃奶当时就排便，而且大便形态不正常，则要分析原因。母乳喂养的新生儿大便呈金黄色、稀糊状；完全用配方奶粉喂养的，则大便淡黄，常常较干且成形；混合喂养者大便性状介于两者之间。如发现宝宝大便不正常，建议妈妈首先调整饮食，以清淡为主，月子期要避免高脂肪的下奶汤；其次，避免宝宝的小肚子着凉。

错误做法：认为宝宝吃完奶就排便，是肠道出了问题，于是就采取各种方法给宝宝调理肠道。

引发后果：宝宝可能身体并没有问题，在外来措施的干预后，反而可能引起一系列不适。

特别提醒：对于湿疹宝宝，最好不要吃鱼虾等容易引起过敏的食物。如果宝宝出现"拉肚子"现象，及时带宝宝就医是最佳选择。

47. 宝宝吃完奶就排便是肠道生病了吗

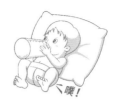

偶尔吃完奶后排便属于正常现象；若每次都如此，且大便形态不正常，则要仔细分析原因。

科学养护：尿不湿使用合理是不会让宝宝红屁股的。首先，应该选用安全合规的尿不湿，并在宝宝拉了之后用清水洗一下，用吸水性强且干净的纸巾或棉布擦干。同时，要注意动作不要太用力，最好轻轻拍打着吸干水分。容易红屁股的宝宝还要涂上护臀膏，可以隔离尿便对宝宝屁股的刺激。同时要注意勤换尿不湿，不要让湿的尿不湿长时间停留在宝宝的屁股上。

错误做法：很多家长尤其是老一辈，都对尿不湿有偏见，认为尿不湿会捂着宝宝，容易得红屁屁，不如开裆裤透气。

引发后果：如果宝宝不用尿不湿，无论在玩耍或者睡眠时，都可能尿湿裤子或床褥，既不雅观，又容易着凉，还容易引起其他疾病。

48. 使用尿不湿是否会让宝宝红屁股

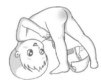

宝宝得红屁股一般是由于长时间处在汗液或尿液的侵蚀下引发臀部湿疹，正常使用安全合规的尿不湿并不会导致红屁股。

科学养护：宝宝长痱子是因为温度高、出汗多、湿度大和汗液排不出去而引起的。现在的尿不湿都有特殊的吸汗技术，对宝宝皮肤有很好的保护作用，不但能把尿吸走，还能把汗吸走。夏季，给宝宝使用透气性好、适合宝宝的尿不湿，反而能降低宝宝长痱子的概率。而湿疹是皮肤的过敏反应，很多人觉得尿布疹是由尿布引起的，这其实是一个误区，只有极少数宝宝会对尿不湿过敏。尿不湿反而能帮助隔离外界环境中一些容易引起过敏的物质。

错误做法：很多家长认为夏天穿尿不湿容易生痱子和湿疹，不给宝宝穿尿不湿。

引发后果：不穿尿不湿，宝宝很容易因排泄弄脏身体，而清洗也不方便，严重时可能引起屁屁和泌尿系统感染。

49. 宝宝夏天穿尿不湿会红屁股吗

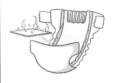

尿不湿不仅对宝宝有好处，还可以缓解妈妈带娃的压力。

❀ **特别提醒：**尿不湿中的吸水量达到了饱和，就需要及时更换，否则就有可能对宝宝的皮肤产生损害。

50. 宝宝可以24小时垫着尿不湿吗

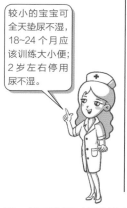

较小的宝宝可全天垫尿不湿，18~24 个月应该训练大小便；2 岁左右停用尿不湿。

❀ **科学养护：**较小的宝宝无法自主控制排泄，可以全天垫尿不湿。但如果发现宝宝的屁屁红了，就需要勤换，并且在更换的间隙为宝宝涂抹药膏，让宝宝的屁屁透透气。宝宝稍微大一点，就要相应减少白天垫尿不湿的时间，在夜间可以使用尿不湿。宝宝到18~24 个月，大脑神经逐渐发育成熟，这个时候可以给宝宝训练大、小便的规律性，尽量让宝宝养成自然规律排便的习惯。停用尿不湿的最佳时间应该是宝宝 2 岁左右。

❀ **错误做法：**小宝宝的排泄无法自控，为了保持干爽，很多家长都会给宝宝一直包着尿不湿。

❀ **引发后果：**尿不湿虽然很方便，但是长期使用会阻碍宝宝大脑控制排尿的意识，使宝宝习惯于随时随地排泄，而不是规律排泄，久而久之，宝宝就容易形成"习惯性尿床"或者"懒惰性尿床"。

51. 尿不湿是越厚越好吗

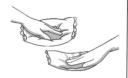

❀ 厚的纸尿裤不代表吸水性好，纸尿裤越厚也越容易起坨。

❀ **科学养护：**厚的纸尿裤不代表吸水性好，吸水性是跟纸尿裤里面吸收心层的吸水珠珠以及填充的绒毛浆有关，材料不同，吸水的效果就不一样，并不是凭厚薄来区分吸水性的。也不应该通过穿厚的纸尿裤为宝宝保暖，更不应该觉得纸尿裤越厚就越不需要更换。妈妈应重点考虑尿不湿的柔软性和与肌肤的接触面积，可以侧重选择表面棉柔的尿不湿产品，让宝宝的屁屁不会因长时间的包裹而不适。总的来说，选择质地轻薄、吸水量高、棉柔表层的尿不湿更好。

❀ **错误做法：**部分爸爸妈妈会想当然地认为尿不湿越厚，保暖性越好、吸水性越好，也不用经常更换。

❀ **引发后果：**一般来说，较厚的尿不湿含有较多绒毛浆，变湿之后更容易成坨，形成很强的刺激性环境，对宝宝的皮肤造成刺激，引发充血、发红等症状。

❀ **特别提醒：**同样的，尿不湿也并非越薄越透气。透气性取决于尿不湿材质和其透气结构，材质选取透气性好的，透气孔设计合理的才更透气。

52. 可以穿小一号尿不湿以防止侧漏吗

❀ **科学养护：**通常尿不湿的外包装上会有建议性的标示，依据宝宝的出生月数或现在的体重给爸爸妈妈提供参考。最好选择腰贴、腰围、腿围带有弹性的尿不湿，就不会造成太大压迫感，并在宝宝活动时紧贴肌肤，减少尿液侧漏、后漏的情况。另外，如果发现穿好尿不湿后，宝宝的腰部虽不过紧，但大腿却有红红的一条印痕时，也表示尺寸小了，需要调整。

❀ **错误做法**：有些新手妈妈认为，给宝宝穿小一号的尿不湿，与肌肤的贴合度会更高，不易移位，也不易发生侧漏。

● **引发后果**：吸水性是尿不湿的基本性能，尿不湿不能迅速地吸收尿液和扩散，是侧漏的重要原因。给宝宝穿过小的尿不湿时，宝宝的肌肤与尿不湿之间基本没有空隙，排出的尿液会淤积在中央，无法扩散，反而更容易造成侧漏。

❀ **特别提醒**：即便是吸水性很好的尿不湿，如果长时间不更换，也会让尿不湿饱和而不再具有吸水性。所以及时查看并更换尿不湿也是避免侧漏的办法。

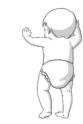

🐾 最好选择腰贴、腰围、腿围带有弹性的尿不湿，就不会造成太大压迫感。

【科学养护步骤】宝宝排便护理

适用情况

不能进行独立排尿排便，使用尿不湿的宝宝。

准备工作

1. 环境准备

- 卧室床上或沙发的床上；在户外时，也可能在公共场所的母婴室中，更可能在婴儿推车中。
- 尽可能保持在室温下更换，由于宝宝要将下半身或至少是屁股露在外面，如果温度过低，容易引起感冒。

2. 物品准备

物品名称	数量	要求
尿不湿	1 片	干爽
湿纸巾	1~2 片	水分未挥发
毛巾	2 条	1 条温水清洗，另一条保持干燥
垃圾袋	1 个	及时处理

3. 人员准备

- **宝宝**：可按照固定时间检查宝宝的尿不湿干湿情况，或者观察宝宝的反应进行及时更换。
- **家长**：检查指甲的长度，并取下戒指、手表、手镯等饰品，以免更换过程中划伤宝宝的肌肤。

排便护理步骤

女宝宝

> **步骤一：准备更换物品**

- 家长将干净的尿不湿、湿纸巾、干纸巾、垃圾桶或垃圾袋（摆放稍远一些）准备好，摆放在宝宝旁边。
- 将毛巾清洗拧干后摆放在宝宝旁边（如果在室外，湿纸巾即可）。

> **步骤二：解开尿不湿**

- 因为不知道尿不湿里面是尿液还是粪便，一定要小心慢慢将尿不湿两边的粘贴带打开，尿不湿先不要马上丢掉，留在原处。

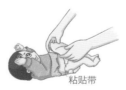

粘贴带

> **步骤三：清理粪便**

- 如果发现粪便，马上用湿纸巾擦去肛门周围残余

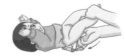

的粪便。

- 建议从前向后擦拭，防止细菌进入宝宝的生殖器官，慢慢蘸着擦，不要用力。

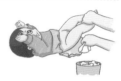

- 然后将湿巾丢到解开的尿不湿上。
- 如果擦拭干净，没有粪便残留，即可将尿不湿裹着湿巾扔到垃圾桶。

> **步骤四：清理肛门周围**

- 用拧干的毛巾擦拭宝宝的大腿根部所有的皮肤褶皱，由上到下，由内向外擦。

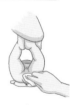

- 抬起宝宝的双腿，并把一只手置于女婴双踝之间。

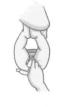

- 接下来清洗宝宝会阴部位，注意由前往后擦洗，防止肛门处的细菌进入阴道和尿道。
- 清洗毛巾后再擦拭宝宝的肛门。

步骤五：擦干身体、涂抹护臀膏

- 家长擦干双手，用干毛巾擦干宝宝屁股。
- 如患有红臀，可先让宝宝光着屁股玩一会儿。
- 宝宝皮肤干后，在宝宝外阴周围、阴唇及肛门、屁股等处涂抹护臀膏。

步骤六：更换新的尿不湿

- 将准备好的尿不湿给宝宝穿上，注意要保持大腿部的松紧合适，不能太紧，同时也要注意腰部的松紧度要合适。

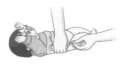

男宝宝

步骤一：准备更换物品

- 同女宝宝。

步骤二：解开尿不湿

- 解开宝宝尿不湿后，仍要将尿不湿的前半片停留在阴茎处几秒钟，防止宝宝此时撒尿。
- 尿不湿先不要马上丢掉，暂时留在原处。

步骤三：清理粪便

- 家长站在宝宝右侧，先用左手抓住婴儿的两只脚踝向上拉起，一只手指置于两踝之间，以免因两腿挤压过紧造成宝宝疼痛不适。

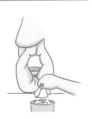

- 再用右手翻开宝宝尿不湿，用相对洁净的尿不湿内侧面擦去肛门周围残余的粪便，将尿不湿前后两片折叠，暂时垫在屁股下面。
- 然后，放下宝宝两脚，用湿纸巾将粪便残余擦净。
- 将湿纸巾和尿不湿立即丢进垃圾袋。

步骤四：清理肛门周围

- 用拧干的湿毛巾先擦洗肚皮直到肚脐。

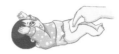

- 再清洁大腿根部和外生殖器的皮肤褶皱，由里往外顺擦。
- 将毛巾洗后再擦拭睾丸及阴茎下面。
- 清洗阴茎时要顺着离开身体的方向擦，不要把包皮往上推。
- 当清洗睾丸下面时，用手指轻轻将睾丸往上托住。
- 洗完前部，再举起双腿清洗肛门及屁股后面。

步骤五：擦干身体、涂抹护臀膏

- 家长擦干双手，用干毛巾擦干宝宝屁股。
- 如患有红臀，可先让宝宝光着屁股玩一会儿。
- 宝宝皮肤干后，在宝宝肛门周围等处涂抹护臀膏。

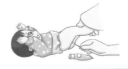

步骤六：更换新的尿不湿

- 将准备好的尿不湿给宝宝穿上，注意要保持大腿部的松紧合适，不能太紧；同时也要注意腰部的松紧度，还要注意给宝宝的睾丸处留有足够的空间。

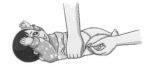

【科学养护步骤】宝宝排便训练

适用情况

● 一般 1.5~2.5 岁的宝宝有下列迹象，提示宝宝可以接受训练：

● 尿不湿可保持干燥超过 2 小时，午睡时也能保持尿不湿干燥	● 能模仿父母的动作
	● 显出对控制大小便的兴趣，例如会跟随父母进入卫生间等
● 已能行走，并乐意坐下（具备坐便器的基础）	
● 能将自己的裤子拉上和拉下	● 对尿不湿里的屎尿有所表示等

● 有下述情况之一，训练不宜开始：

● 宝宝生病 ● 宝宝不配合 ● 发生迁居等重大生活事件	● 家长对排便过分焦虑影响宝宝的情绪，会引起括约肌功能失调以及便秘，妨碍训练正常进行

准备工作

1. 环境准备

开始训练时最好将坐便器放在客厅宝宝活动地点附近，环境保证温度适宜，过低的温度可能会让宝宝感冒。

2. 物品准备

物品名称	数量	要求
裤子	1 条	可上下脱拉
宝宝坐便器	1 个	保持干燥
垃圾袋	1 个	套在坐便器上
湿巾	若干片	水分未挥发
毛巾	1 条	保持干燥
水盆	1 个	盛满 2/3 的温水

3. 心理准备

虽然宝宝还小，但是家长应该告诉**宝宝**：

● **排便重要性**：例如宝宝要自己拉臭臭，屁屁才不会红肿，宝宝才可以不垫尿不湿，宝宝才可以香香啊。

● **训练时间**：可观察宝宝的状态，或根据宝宝的情况在每天固定的时间，如早上起床后、早饭或午饭后等进行排便训练。

● **排便奖励**：给宝宝一个大大的拥抱、亲吻或其他物质奖励……

4. 饮食准备

根据宝宝排便的干燥程度，可以给宝宝吃火龙果、西瓜和香蕉等有助于排便的水果。

排便训练步骤

> ### 步骤一：放好坐便器

● 将坐便器放在宝宝活动地点附近。

● 告诉宝宝什么时候应该使用它，或当着宝宝的面将尿布上的屎抖入坐便器，让宝宝明白它的用途，避免以后拉屎时粪便进入坐便器让宝宝不知所措。

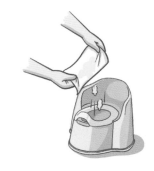

步骤二：发出排便信号

- 需要教会宝宝自己发出"排便信号"，可以是身体的，如两腿夹紧，也可以是口头的"嘘嘘""便便"，来告诉家长自己要上厕所了。
- 但较小的宝宝通常自己不会表达便意，可直接进入步骤三。

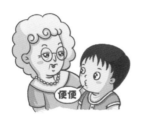

步骤三：脱去裤子

- 带宝宝到坐便器旁，最初几天让宝宝不脱裤子坐到坐便器上。
- 当宝宝习惯以后，再尝试让宝宝自己把裤子脱下，褪到脚部的位置。

【提醒】如果是男宝宝小便，则需要将裤子脱至大腿中部，让宝宝站立，分开两腿，将小便直接排到坐便器中。

步骤四：坐上坐便器

- 让宝宝坐到坐便器上，告诉宝宝坐到坐便器上就要开始排便了。

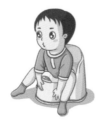

步骤五：开始排便

- 如果在卫生间，可以把水龙头打开，让宝宝听着"哗哗"的水声促进排便。
- 要让宝宝保持一个特定的姿势，然后用"嘘嘘"声诱导宝宝排小便；用"嗯、嗯"声促使宝宝排大便。

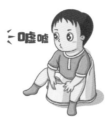

【提醒】要养成良好的排便习惯，排便时不要让宝宝玩玩具、吃东西，注意避免长时间坐到坐便器上。

步骤六：擦洗屁股

- 排便完毕后，要从前往后用湿巾擦洗屁股，不让大便污染尿道。

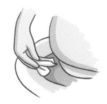

- 最好能给宝宝清洗屁股。洗时同样也要从前往后，先洗尿道口，再洗肛门周围，以防止肛门部位的细菌污染尿道口。
- 这对女宝宝尤为重要，因为女性的尿道口离肛门近，更容易感染。
- 洗后用干毛巾将屁股擦干。

步骤七：观察大便

- 很多疾病都会通过大便异常而表现出来，家长可以通过观察大便形态来判断宝宝的健康状况（参见第 55 页"宝宝排便与身体疾病"）。

注意事项

- 排便时间应在 5 分钟之内，有些宝宝大便比较困难，可以稍延长一些，但是时间太长不利于排便训练，如果没有便意就应该及时停止。

【专业小讲堂】传统尿布与尿不湿到底该选谁

传统尿布与尿不湿的对比说明

目前有两种常见观点，一种观点认为该给宝宝使用传统尿布，另一种观点认为该给宝宝使用尿不湿，现在将两种观点认为的优缺点整理如下，供家长参考。

✚ 传统尿布

优点

- 卫生健康：家长会及时查看尿布干湿情况并进行更换，保证屁屁干爽透气。
- 经济实惠：可用旧床单、棉针织衫等制成，质地柔软，吸水性好，可反复使用。
- 培养排便习惯：使用尿布的家长，会按时把屎把尿，有利于培养宝宝良好的大小便习惯。

缺点

- 耗费时间、影响睡眠：尿布要经常更换，需要花时间，即使是晚上也要起来，这会影响睡眠。
- 增加劳动量：更换尿布意味着后续还要清洗，会加重家长劳动量。如在冬天，尿片也不容易晒干。

适宜人群

- 有足够时间来照顾宝宝的全职家庭主妇。
- 有爷爷奶奶能帮忙照顾宝宝的家庭。

✚ 尿不湿

优点

- 方便：尿不湿一次用完就可以扔掉，不需后续工作，能充分节省护理时间。
- 干净整洁：尿不湿能快速吸收宝宝的屎和尿，而不用担心弄脏衣裤。

适宜人群

- 没有足够人手来照顾宝宝的家庭。
- 经济情况良好的家庭。
- 家长都全职的家庭。

缺点

- 容易引起红臀：如宝宝排尿后不及时更换，局部潮湿和尿液中的盐分会刺激臀部皮肤而引起尿布疹。
- 可能会造成尿路感染：尤其女婴尿道短，排大便后如不及时更换、清洗，很可能引起"上行性的尿路感染"。
- 费用较高：一片尿不湿以2元计，一个婴儿每天约用6片，一天12元，一个月360元。

尿不湿缺点辟谣

尿不湿影响男宝宝将来的生育能力

睾丸的温度较身体其他部位的温度低，对于成年男子来说，久坐或经常穿紧身的裤子，确实有可能影响精子质量。但宝宝在婴幼儿时期睾丸内并无精子，只有胚胎期的精原细胞，这些细胞是在妈妈子宫里就发育的，妈妈子宫内的温度在37℃左右，所以这些精原细胞并不怕正常体温。而且有研究发现，即使被包裹（无论是一般尿布还是尿不湿），睾丸部位的温度是35~36℃，仍然低于身体其他部位。所以，对于宝宝的睾丸发育并不会产生影响。

尿不湿会压迫到睾丸导致其偏小的担心也可以排除。质量过关的尿不湿都是柔软的，只要家长确保给宝宝使用型号合适的尿不湿，不要系太紧，并及时更换，就不会造成宝宝生殖器的压迫。

【专业小讲堂】宝宝排便与身体疾病

正常大便的性状颜色

类型	大便性状颜色	图示	内容
新生儿	墨绿色、有点发亮、无臭味，像夏天柏油路上融化了的柏油	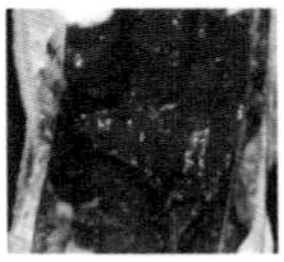	● 胎便主要成分是水（约占70%），由胎儿肠道脱落的上皮细胞、胆汁、浓缩的消化液及吞入的羊水组成，出生后几小时（一般10小时）内首次排出 ● 胎儿进食后两三日内逐渐过渡为正常粪便
母乳喂养	黄色或金黄色，稠度均匀如膏状或颗粒状，偶尔稀薄而微显绿色，有酸味但不臭		● 如果平时大便次数较多，但小儿一般情况良好，体重未减轻，不能认为有病 ● 婴儿在加辅食后大便次数会减少。1岁以上宝宝排便约每日一次
人工喂养	淡黄色，大多成形，含乳凝块较多，为碱性或中性，量多、较臭	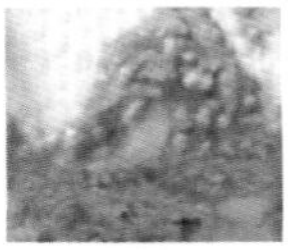	● 以配方奶粉喂养的婴儿，每日大便一两次
混合喂养	与人工喂养相似，但较黄软	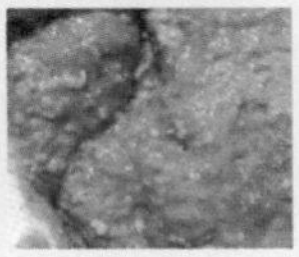	● 添加谷物、蛋、肉、蔬菜等辅食后，粪便性状接近成人，每日一次

问题大便的性状颜色和潜在疾病

大便性状或颜色	图示	潜在疾病或产生原因
泡沫样	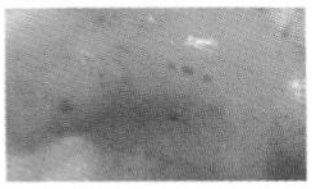	● 宝宝偏食淀粉或糖类食物过多时，肠道内未被消化的乳糖被细菌发酵，产生气体，大便呈深棕色的水样便，并带有泡沫
蛋花汤样		● 病毒性肠炎和致病性大肠杆菌性肠炎的宝宝常常出现蛋花汤样大便
豆腐渣样	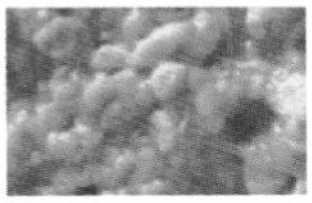	● 常常见于霉菌引起的肠炎
水样		● 多见于食物中毒和急性肠炎
发亮	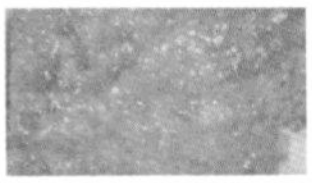	● 宝宝进食脂肪过多时，在肠腔内会产生过多的脂肪酸刺激肠黏膜，使肠的蠕动增加，结果产生淡黄色液状和量较多的大便，有时大便发亮，甚至可以在便盆内滑动
奇臭难闻	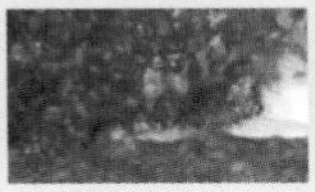	● 宝宝偏食含蛋白质的食物过多时，蛋白质不能被充分地消化吸收，再加上肠腔内细菌的分解代谢，产生奇臭味

续表

大便性状或颜色	图示	潜在疾病或产生原因
灰白色、质硬，并伴有臭味	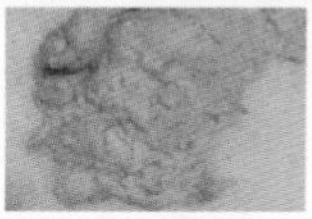	● 各种原因所致的胆道阻塞的患儿，会排出灰白色的大便，医学上称陶土色大便
绿色、量少，黏液多	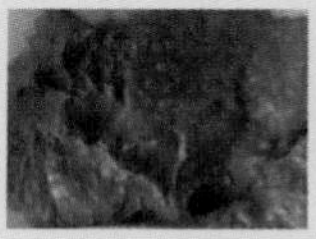	● 属饥饿性腹泻 ● 有些吃配方奶的宝宝，排出的粪便呈暗绿色，是因为配方奶中加入了一定量的铁质，这些铁质经过消化道，并与空气接触之后，呈现为暗绿色
鲜红色	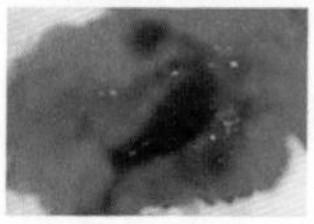	● 表示出血的地方距离肛门不远，可能与肛门裂伤有关
暗红色	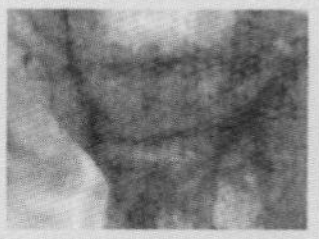	● 如果肠道里面有不正常的组织或息肉，会造成出血。而且大便在经过肠道时，可能需要一段时间，在这段时间内，因为血色素会和肠内细菌发生作用，所以颜色呈暗红色
黑色	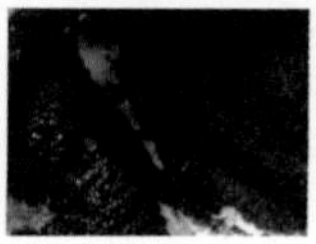	● 如果是上消化道的出血，比如胃或十二指肠出血，颜色就会是黑色的。越高位的消化道出血，大便的颜色越黑，越接近肛门的出血，大便颜色越鲜红，而中间段消化道出血，大便则会呈现暗红色或是咖啡色

大便的数量参考指标

我们除了根据大便的性状和颜色辨别身体疾病，还可以通过排便次数进行辅助判断。宝宝的大便次数需要结合大便的颜色共同判断，如果宝宝的大便颜色没有问题，并且精神状态较好，排便次数略多也不必担心。

月龄	喂养方式	排便次数参考指标
0~1 个月	纯母乳喂养	多数 4~8 次 / 天，有的宝宝也可能 10 余次 / 天，甚至吃 1 次拉 1 次
1~6 个月	纯母乳喂养	多数 1~6 次 / 天，有的宝宝也可能 1 次 /2~6 天
6 个月以上	混合喂养	多数 1~3 次 / 天，有的宝宝也可能 1 次 /1~3 天
	纯人工喂养	多数 1~2 次 / 天，有的宝宝也可能 4~5 次 / 天，甚至 7~8 次 / 天

身体发肤

🐾 **科学养护：**新生宝宝是可以剪指甲的，但是需要等到满月之后再剪。一般婴儿的指甲每周会增长 0.07 厘米，因此一周剪一次即可。宝宝的指甲发生撕裂等状况时，妈妈也要及时给宝宝剪，建议未满 2 岁的宝宝睡熟以后再进行修剪。2 岁以后的宝宝已经能理解家长的意思了，这时候可以和他进行沟通，征得宝宝的同意，在修剪完成以后对他给予表扬。但是如果宝宝没有同意，就不要硬去修剪，这样会让宝宝产生抵触心理。

🕸 **错误做法：**认为婴儿的指甲比较软，长了自然就会断，没必要给宝宝剪掉。

🎯 **引发后果：**指甲太长不卫生，藏污纳垢不说，还可能传播疾病。长指甲容易折断，甚至伤了指头，而且宝宝娇嫩的皮肤也容易被自己的指甲抓破。

53. 该不该给新生宝宝剪指甲

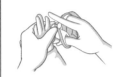

🐾 需要等到宝宝满月之后再剪指甲。

🐾 **科学养护：**不要给宝宝尤其是新生儿刮胎发，宝宝的胎毛到了三四个月时会自然脱落。也不要给宝宝刮眉毛，宝宝的眉毛一开始肯定是又细又淡，刮了再长出来也不会变黑。正常来说，在宝宝 6 个月左右时眉毛会自动脱落长出新的眉毛。更不要给宝宝修剪眼睫毛，一根眼睫毛的寿命大概只有 90 天，剪眼睫毛是不能够让睫毛变长的。应该重视遗传对宝宝眉毛、睫毛和胎毛的影响，同时加强宝宝的营养。

🕸 **错误做法：**很多人认为给宝宝刮眉毛、睫毛和胎毛，将来宝宝会眉毛浓密、睫毛长翘，头发稠密。

🎯 **引发后果：**刮眉毛和睫毛并不能使其浓密和长翘，反而失去了对眼睛的保护，尘埃更容易进入宝宝眼中，从而引起各种眼病。刮胎毛很容易损伤毛囊，使头发出现暂时不生长的现象。

54. 经常给宝宝刮眉毛，是否会让眉毛长得更浓密

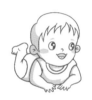

🐾 眉毛、睫毛、胎毛的浓密程度和长度与遗传因素和后天营养有关。

🐾 **科学养护：**给宝宝揉耳不会对耳朵形状产生作用。大多数婴儿的耳朵都没有长开。随着宝宝身体的发育，体内激素水平的变化，耳朵会越长越有型。不过，宝宝的耳朵上有很多穴位与身体相互连接，帮宝宝轻轻地揉耳朵，多少能起到按摩的作用。如果宝宝的耳朵出现畸形，那就要及时到医院检查，而不是简单地给宝宝揉耳朵。

🕸 **错误做法：**有些妈妈认为把宝宝的耳朵向后压，能让宝宝不长招风耳。

🎯 **引发后果：**耳朵神经是非常脆弱的，用力揉耳朵可能造成耳郭软骨损伤或者局部炎症。另外，如果宝宝的耳朵出现畸形，需及时就医，否则很可能耽误病情。

55. 给宝宝揉耳朵能否使其更圆润

🐾 "长耳朵"的过程主要受遗传和宝宝的生活习惯，如饮食、运动等影响。

56. 给宝宝捏鼻子能否使其长得挺

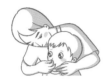

🐾 鼻梁的高低主要由遗传因素决定，同时也受宝宝的发育速度、早期的营养和是否有鼻外伤等因素影响。

🐾 **科学养护：** 细心观察可以发现新生儿的鼻梁几乎都是塌的，鼻腔比成人短，没有鼻毛，后鼻道狭窄。鼻梁骨是软骨组织，鼻腔黏膜娇嫩、血管丰富，要倍加呵护。当宝宝前囟在 1~1.5 岁闭合以后，面骨及鼻骨才开始加速生长发育，鼻梁也就慢慢长出来了。鼻骨骨骼的变化会一直持续到青春期后才会日趋成熟。

✖ **错误做法：** 很多老人家认为要多捏捏宝宝的鼻子，将来才能让宝宝的鼻子长得又高又挺。

⊗ **引发后果：** 新生儿的鼻腔黏膜娇嫩、血管丰富，常捏鼻子会损伤鼻腔黏膜和血管，降低鼻腔防御能力，容易被病毒感染生病，同时还会使鼻腔中的分泌物通过耳咽管进入中耳，引起中耳炎。

57. 宝宝的乳头需要挤吗

乳房凹陷、泌乳或肿大，这些状况自己都会慢慢消失。

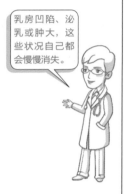

🐾 **科学养护：** 有些新生宝宝的乳房会凹陷，出生后几天内也可能出现乳房泌乳或肿大，这是胎儿在母体受到母血中高浓度的生乳素等激素的影响，使乳腺增生所造成的，这些状况都会慢慢自己消失，无需做特殊处理。正确的做法是保持宝宝乳房的清洁与干燥，给宝宝洗澡时，一定要避免用力挤压或擦洗乳房。同时给宝宝准备干净的棉质衣服，避免将宝宝细嫩的皮肤磨破。当新生宝宝的乳房出现轻度肿胀时，家长可以用生理盐水轻轻擦洗肿胀部位，或用 0.5% 的活力碘小心涂抹。若乳腺红肿范围扩大，宝宝出现高热，乳房不对称、哭闹拒奶，一定要及时到医院进行治疗，切勿延误病情。

✖ **错误做法：** 有的家长在宝宝刚出生后，特别是女宝宝，认为需要给宝宝挤乳头，这样宝宝的乳头才不会凹陷，长大了也不会堵奶，喂养下一代宝宝时才会更加顺利。

⊗ **引发后果：** 刚出生的宝宝皮肤十分娇嫩，如果大人用手指去挤宝宝的乳头，一旦破损，很容易感染细菌，损害宝宝健康。

58. 给新生儿绑腿会使其变直吗

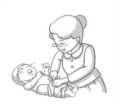

🐾 宝宝在妈妈肚子里就是蜷曲的状态，出生后，腿部的弯曲是一种正常的生理弯度。

🐾 **科学养护：** 宝宝在妈妈肚子里时就是蜷曲的状态，当宝宝出生后，腿部有一些弯度，这是一种正常的生理弯度，不影响宝宝的正常发育，新手妈妈不要太过担心。但是妈妈需要注意以下几点：一、在给宝宝穿尿不湿时不要裹得太紧，适当宽松宝宝会更舒服。二、不要太早让宝宝使用学步车，当宝宝还不能自己扶着站立时，说明骨骼发育还不完善。三、不要让宝宝长时间趴着睡，长期趴着睡会让宝宝的腿呈现不正常的内翻或者外翻。四、给宝宝穿宽松的衣服，让四肢活动不受任何限制，宝宝可以自由活动，感觉舒适，血液流通顺畅，更利于宝宝的手脚生长。

✖ **错误做法：** 宝宝刚出生时都有些许罗圈腿，有些老辈人认为要给宝宝绑腿，会让宝宝的腿变直。

⊗ **引发后果：** 给宝宝绑腿的做法不可取，一方面阻碍了宝宝腿部的血液循环，不利于骨骼发育，另一方面宝宝的肢体活动受到人为限制，对宝宝小小的心灵有可能造成了极大的心理阴影，容易引发情绪烦躁、哭闹。

🐾 **科学养护**：给宝宝按摩最好选择在两次喂奶中间进行，或在洗澡之后进行，室温以 22~26℃为宜。这样既有利于宝宝消化，也可以避免宝宝着凉。按摩时需要密切注意宝宝的反应，根据宝宝的反应调整按摩的方式和力度。如果宝宝出现哭闹、过于兴奋、肤色变化或呕吐等，应立即停止按摩。另外，宝宝生病时也应暂停按摩。

🙅 **错误做法**：家长认为抚触按摩对宝宝的身心健康有好处，还可以增强宝宝的免疫力，促进胃肠道对食物的消化、吸收，所以就随意给宝宝安排按摩。

🔔 **引发后果**：不根据宝宝的具体情况来安排按摩，会对宝宝的健康产生不利影响。比如在刚喂完奶之后按摩，手法不对很容易导致宝宝吐奶。

🐾 **科学养护**：绝对不可以在宝宝的脸上直接抹乳汁护肤。宝宝的肌肤问题很多都是由于缺水造成的，日常做好清洁和保湿的工作就可以了。比如吃完食物之后要对口周进行清洁，清洁之后及时涂抹润肤品保湿。冬季洗澡不用太频繁，可以隔天洗一次，水温控制在比体温稍高即可，时间控制在 15 分钟内。外出时还要做好防风、防晒措施。

🙅 **错误做法**：在又冷又干的冬天，宝宝的皮肤不再水润，而是干燥起皮，甚至变得潮红干裂。对此，民间有一种说法是，母乳是最好的宝宝霜，用母乳直接涂脸，宝宝皮肤会更好。

🔔 **引发后果**：母乳有一定的滋润作用，但其分子较大，营养物质并不能被宝宝的皮肤吸收，而其中丰富的蛋白质、脂肪和糖分极易繁殖细菌，这些细菌会引起毛囊炎，导致宝宝皮肤泛红、红肿、刺痛，有时还会引发过敏。

🐾 **科学养护**：宝宝 2 周岁之前不建议涂抹润唇膏。通常情况下，宝宝唇部干燥是由于缺乏水分和维生素造成的，可多让宝宝补充水分，并食用富含维生素 C、维生素 B_2 的食物，如蛋类、干果、豆类以及新鲜蔬菜和水果。嘴唇严重干裂的宝宝，可用少许香油或维生素 C 胶丸中的油脂涂于嘴唇上，同样可起到滋润的作用。

🙅 **错误做法**：秋冬干燥，看到宝宝嘴唇干裂，很多妈妈会给宝宝涂抹润唇膏。

🔔 **引发后果**：唇膏中的油脂对空气中各种有毒物质有一定的吸附作用。同时，宝宝会经常舔自己的嘴唇，就会把有毒的物质吃到肚子里，危害健康。

59. 可以随意给宝宝按摩吗

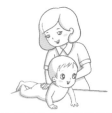

🐾 家长给宝宝安排按摩需要结合宝宝的具体情况进行，而不是随意给宝宝进行按摩。

60. 可以在宝宝的脸上直接抹乳汁护肤吗

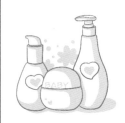

🐾 可选择一款宝宝专用的护肤品，一定要吸收效果好、滋润、适合敏感肌肤。

61. 可以给宝宝涂润唇膏吗

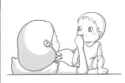

🐾 2 周岁之前不建议涂抹润唇膏，2 岁以上可以合理使用但也不能过多使用。

62. 可以直接给宝宝涂抹防蚊水吗

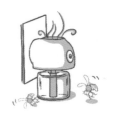

给宝宝使用驱蚊剂，必须要了解驱蚊剂的使用年龄限制和相关注意事项。

科学养护：不建议给宝宝直接涂抹防蚊水。2岁以内宝宝的呼吸系统发育还不是很完善，有刺激性气味的防蚊液、驱蚊水最好不要使用或少用。宝宝防蚊的选择可以从以下三个方面入手：一、煮天然的艾草水给宝宝泡澡，艾的香味具有驱蚊虫的功效；二、避免带宝宝去蚊虫比较多的场所，给宝宝穿浅色透气的衣物，不易吸引蚊虫；三、讲究室内卫生，窗户装上纱窗，这样既可以透气又可以防蚊。

错误做法：到了炎热夏季，各种蚊虫就出来咬人，为了宝宝不被叮咬，有的妈妈喜欢把防蚊水涂在宝宝手臂和脚上。

引发后果：宝宝，特别是新生婴儿，皮肤的免疫系统还没有完全建立，长期使用驱蚊水会对宝宝不利。宝宝小手会到处乱抓，又喜欢吃手，沾到防蚊水会造成误食中毒。

【科学养护步骤】如何给宝宝修剪指甲

适用情况

适用
● 肉眼能看到宝宝指甲长了

手指甲：一周修剪1~2次

脚趾甲：一个月修剪1次

不适用
● 1个月以内指甲还未完全形成的宝宝

准备工作

1. 环境准备

床上或沙发上。

2. 物品准备

物品名称	数量	要求
指甲刀	1套	宝宝专用

3. 人员准备

2岁以内的宝宝多动又不理解大人意图，尽量选择在其熟睡的状态下修剪，也可以尝试在他喝奶或安静做游戏时给他修剪。2岁以上的宝宝，家长可要求他配合，在剪完后给予鼓励和表扬。

指甲修剪步骤

步骤一：让宝宝平躺

● 让熟睡的宝宝平躺在床上或沙发上，家长支靠在床边，用胳膊固定以保证手部稳固。

● 家长坐着，把宝宝抱在身上，使其背靠家长。

步骤二：将宝宝手拉到跟前

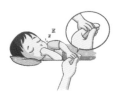

● 将宝宝靠近家长边的小手拉到跟前，最好能同方向、同角度，以免剪得过深而伤到宝宝。

步骤三：开始修剪

● 修剪时将宝宝的五根手指分开，捏住其中的一根以拇指和食指夹住指关节，只

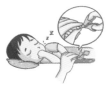

露出一节甚至半节指头，可更加稳定地修剪。

● 先剪中间再修两头，尽量修剪成圆形。

● 不要剪得太短，以免剪伤皮肤，剪好一个再换一个。

● 肉刺处理：不能直接拔除，以免拉扯伤及周围皮肤组织。需要用剪刀将肉刺的根剪断。

【提醒】切记不要把宝宝的整排手指都捏在手里，如果突然一动，会伤到其他手指。

步骤四：检查工作

● 家长可用手指沿宝宝的指甲边摸一圈进行检查，发现尖角就及时清除，以免宝宝用手摸脸时划伤皮肤。

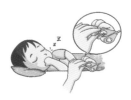

注意事项

● 尽量不要在宝宝情绪不佳时强行剪指甲，以免宝宝对修剪指甲产生反感或抵触情绪。

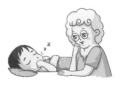

【科学养护步骤】宝宝按摩护理

适用情况

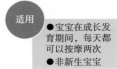
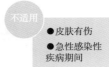

准备工作

1. 环境准备

- 沙发或床不要过硬，以免按摩过程中伤到宝宝。
- 室温在 22~26℃，最好阳光充足。
- 可放一点柔和的音乐，让宝宝全身自由地放松。

2. 物品准备

物品名称	数量	要求
水盆	1 个	盛满 2/3 温水
按摩油	1 支	宝宝专用
音乐	数曲	适合宝宝放松

3. 人员准备

- **宝宝**：宝宝处于两次喂奶中间，身体无任何不适症状。
- **家长**：检查指甲的长度，并取下戒指、手表、手镯等饰品，以免划伤宝宝的肌肤。

按摩步骤

- 每按摩一个部位时都要先将婴儿专用的按摩油涂抹在内掌心，并上下搓匀。
- 每个身体部位一般可按摩两三遍。
- 可边按摩边和宝宝说话，让宝宝感受到按摩是一种愉快的享受。
- 随着家长和宝宝的身体持续地接触，按摩的质量会逐渐提高。按摩时，要保持动作的连贯和均匀。

> **步骤一：家长清洗双手**

- 家长用温水将双手洗净，并保证双手的温度适合接触宝宝的皮肤。

> **步骤二：脱下宝宝的衣物**

- 帮宝宝脱下衣服，让宝宝平躺在床上或沙发上。

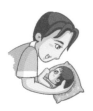

> **步骤三：按摩脸部和脖颈**

分步 1：

- 伸出两手大拇指，将指肚轻轻地放在宝宝眉毛中间。然后稍用力将指肚轻轻向眉毛尾部滑去。

分步 2：

- 把两手大拇指放在宝宝太阳穴上轻轻地按摩。再将两手大拇指放在眉毛中间，将大拇指轻轻往上推。

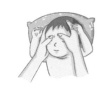

分步 3：

- 将两手大拇指肚轻轻地放在宝宝鼻部两侧。
- 沿着鼻子两侧由上向下慢慢按摩到脸颊。
- 然后在宝宝脸颊处轻轻按压。

分步 4：

- 大拇指放在宝宝耳朵上，其他四根手指

放在耳朵下面。

- 从里往外轻轻拉耳朵，再从上往下按摩耳朵。

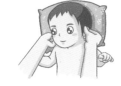

分步5：

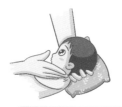

- 用一只手托住宝宝颈枕部，然后用另一只手的指肚部位采取适当力度按揉脖子。

步骤四：按摩腹部

分步1：

- 一手贴在宝宝肋骨下方的上腹部往下滑到双腿。
- 另一手也以相同手法轮流滑，并视宝宝接受程度，慢慢增加力道。

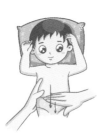

分步2：

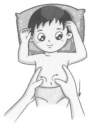

- 双手拇指放在肚脐两侧，由中心向外平行分推开来。
- 力道要慢、缓、柔、圆，如果宝宝有胀气和便秘问题可缓解。

分步3：

- 右手在宝宝的腹部上方，缓缓以顺时针方向滑动，画出半圆。
- 左手以同样的手法画出全圆，双手轮流交替。

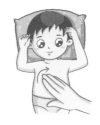

分步4：

- 右手掌贴放在左腹上方，向下滑动至胯下。
- 接着以相同手法，由右腹上方平行滑到左腹上方，再滑到下方。
- 最后以相同手法，由右腹下方往上滑到上方，再滑到左下腹。

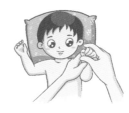

步骤五：按摩四肢

分步1：

- 用手指画小圈按摩手腕，用一只手托住宝宝手，另一只手的拇指和食指轻轻捏住宝宝手指，从小指开始依次转动、拉伸每个手指，保持动作流畅。
- 让宝宝抓住家长大拇指，家长用其他四个手指按摩宝宝手背。

分步2：

- 按摩宝宝左臂。交替使用双手按摩，先捏一下宝宝的肩膀，然后沿胳膊滑到指尖，滑动时手指要松开。
- 轻抚整个胳膊。
- 把手移回宝宝的肩上，结束左手臂的按摩再转向右手臂，重复整个步骤。

分步3：

- 轻轻沿左腿向下抚摸，然后手轻柔、平稳地滑回大腿部。
- 再从宝宝的腿部向下捏到脚。
- 可两只手同时捏，也可一只手握住宝宝的脚后跟，另一只手沿腿部向下捏压、

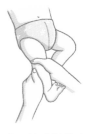

滑动。

- 然后，用同样的方法按摩另一侧。

步骤六：按摩后背

分步 1：

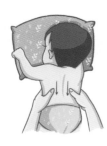

- 以宝宝脊柱为中心点，用双手拇指肚向两侧滑动，依次向下移动至骶尾部。

- 双手食指、中指并拢，沿脊柱两侧从肩部至臀部滑动，双手掌紧贴宝宝臀部揉数次。

分步 2：

- 然后，双手捧住宝宝头，向肩膀和背部来回按摩。

步骤七：按摩脚部

分步 1：

- 先用拇指以外的四指指肚绕着宝宝的脚踝抚摸。

分步 2：

- 接着一只手托住脚后跟，另一只手拇指向下抚摩脚底。

分步 3：

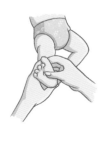

- 再把四指聚拢放在宝宝脚尖，用大拇指指肚抚摩脚底，可以稍微加一点力，但其他手指不能用力。

分步 4：

- 用拇指以外的四指的指肚，沿脚跟向脚趾方向，在脚底按摩，可稍稍用力，并保持平稳。

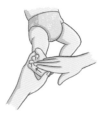

- 每次按摩到脚趾时，手指迅速回到脚跟，再根据上述步骤继续下一次按摩。

注意事项

- 按摩时动作要轻柔，刚开始是轻轻地抚摩，然后观察宝宝的反应并可增加一点手力，按摩时，如果宝宝有愉快的表情，表明他需要这种按摩。

用品消毒

🐾 **科学养护**：用沸水煮宝宝的餐具进行消毒，每天一次就足够了，时间维持在 5 分钟左右即可。煮好的餐具要及时拿出来，放到干净的地方，千万不要用卫生纸或者是厨房抹布擦它，这样只会越擦越脏。有些家长工作和生活比较忙，没有空自己烧水煮的，也可以考虑购买使用消毒柜。

🚫 **错误做法**：在长辈的观念中，用大火烧开水来煮上一段时间，是最安全的消毒方式。

⚠ **引发后果**：水煮餐具确实是一种有效的消毒方式，但是有些餐具是不支持高温消毒的。即便是支持高温消毒的塑料制品，长时间水煮也会出现问题，如加速老化，释放有害物质，影响宝宝的健康。

🐾 **科学养护**：饭前用开水烫宝宝的餐具是不能完全将细菌消灭的，还需要定期给餐具杀菌消毒。并且餐具每次使用后需要：①仔细清洁干净；②晾干，避免微生物繁殖；③密封放在阴凉干燥处。当宝宝生病或者家里有人患上感染性疾病时，可以重启"消毒程序"。除了盘子、碗筷这类餐具，奶瓶、奶嘴等宝宝常用的物品也需要杀菌和消毒，煮好应及时拿出来单独沥干，不要再拿纸或抹布擦拭，否则会越擦越脏。如果是使用消毒柜的家庭，也要注意将大人与宝宝的餐具分开消毒和存放。

🚫 **错误做法**：很多人在用餐之前都会拿热水烫一遍餐具，认为这样就可以起到杀菌消毒的作用。

⚠ **引发后果**：大多数的细菌都需要达到一定的温度，并且高温要持续足够长的时间，才能被杀死，用热水烫一下餐具是起不到杀菌消毒效果的。

🐾 **科学养护**：正常的生存环境中普遍存在着不同的细菌，闯入身体内的细菌一般都是可以被免疫系统消灭掉的，因此妈妈不用过于担心宝宝的清洁问题并依赖消毒湿纸巾。在没有条件的情况下，可以给宝宝偶尔使用湿纸巾清洁，擦拭后最好再用水冲一下。在有条件的情况下尽量用水给宝宝清洗并擦干。

🚫 **错误做法**：不少妈妈认为消毒湿纸巾可以减少宝宝细菌感染的概率，尤其是出门在外不方便洗手时，会频繁使用消毒湿纸巾给宝宝清洁。

⚠ **引发后果**：给宝宝用了消毒湿纸巾后，会消灭手上的细菌，但消毒剂中的固体颗粒也会留在手上。当宝宝吮吸手指时，消毒剂颗粒就会溶于唾液，进入肠胃，并杀灭宝宝肠道本身存在的正常益生菌。长期这样，会造成宝宝肠道菌群失调，并影响消化吸收功能。

63. 需要经常煮宝宝餐具进行消毒吗

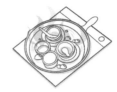

🐾 家长的餐具和宝宝的最好分开存放，不要混放，以防止餐具相互污染。

64. 饭前用开水烫餐具就不需要定期给餐具消毒了吗

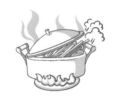

🐾 如果采用沸水煮的方式，水沸腾的时间要维持在 5 分钟左右。

65. 使用消毒湿纸巾可以降低宝宝感染细菌的概率吗

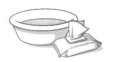

🐾 没有条件时，可以偶尔使用湿纸巾清洁，有条件时用水清洗。

66. 宝宝玩具需要用含氯消毒液擦拭吗

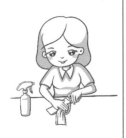

切忌不要用含氯的消毒剂为宝宝用品消毒，应选购成分和效果比较温和的，以天然植物为成分的消毒液。

科学养护： 有宝宝的家庭在为家居消毒时不可以选择含氯消毒液。妈妈应选购成分和效果比较温和的，以天然植物为成分的消毒液，或是婴幼儿专用的清洁剂、消毒剂，确保对宝宝的皮肤、呼吸道不会产生刺激，切忌不要用含氯的消毒剂为宝宝用品消毒。铁皮玩具可先用肥皂水擦洗，清水冲干净后再放在阳光下晒干。绒毛玩具在清洗前可将玩具身上的缝线拆开一点，把填充物取出来放到太阳下曝晒，玩具干了后再把填充物塞进去缝好。无电路的塑料玩具也可以水洗。木制玩具和橡胶玩具，可用 3% 来苏溶液或 5% 漂白粉溶液擦洗，然后用清水冲干净后晾干或晒干。对于高档电动、电子玩具，可定期用酒精棉球擦拭宝宝经常抚摸的部分。

错误做法： 有些家长看着宝宝对玩具又咬又啃的，觉得用含氯消毒液给宝宝玩具擦拭消毒心里才踏实。

引发后果： 含氯消毒液多用于医院和公共场所，腐蚀与刺激性强。使用含氯消毒剂擦拭玩具后，若没有充分清洗，残留的消毒液会附着在宝宝皮肤上甚至被食入，对宝宝的皮肤和呼吸道会产生严重的刺激，引起咳嗽、咽喉发炎等疾病。

生长发育

发育成长

67. 囟门闭合过早会影响宝宝智力发育吗

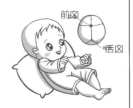

目前没有科学证据表明宝宝囟门关闭过早或过晚会影响智力发育。

科学养护： 囟门是宝宝头顶颅骨处按起来软软的地方，一般分为前囟、后囟。刚出生时前囟会随着头的增大而扩大，一般 6 个月后会逐渐缩小，正常情况下在 12~18 个月闭合，但也不排除有的宝宝在 6~7 个月时囟门已经闭合，这并不意味着头颅不再增大。头围停止生长要等到 13~14 岁时，因为颅骨发育为膜成骨，不会因为骨与骨之间的缝隙融合而停止发育。因此，有的宝宝虽然囟门早闭，但随着脑的发育，头围依然会继续生长，一般不会影响智能发育。对于囟门关闭比较晚的宝宝，家长若过于担心，可以带宝宝去医院请专业医生测量，但不要在家采取其他的方法来进行尝试，以免对宝宝造成不必要的伤害。

错误做法： 家长认为宝宝囟门闭合早会影响智力发育，想要采取各种方法干预囟门闭合！

引发后果： 宝宝的囟门属于宝宝脑部非常柔弱的地方，强行采取各种措施，反而可能会破坏囟门，稍微不注意就容易造成宝宝的脑部损害，影响宝宝的正常生长发育。

特别提醒： 头小畸形的宝宝，囟门早闭是由于脑发育差引起的，这种情况需要看医生。

🐾 **科学养护**：由于宝宝的个体差异性，4~5个月大时不会翻身是正常现象，家长先不要过于担心，可以多给宝宝做侧翻运动，先侧仰卧位，通过玩具吸引宝宝注意力，让他自己翻到俯卧位，如果不能成功翻身，可以在宝宝背部稍微施点力气，帮助宝宝翻身。会仰卧位翻身到俯卧位后，再练习从俯卧位到仰卧位翻身。每天练习三四次，每次5~10分钟。

🐾 **错误做法**：老话说"二抬四翻六会坐"，大多数人认为宝宝4个月以后就会翻身了，自己家宝宝还不能翻身就比较着急，认为宝宝发育不好，不正常，赶紧向周围人寻求各种偏方来促进宝宝翻身。

🐾 **引发后果**：偏方往往没有什么科学依据，不但没有用，还可能会适得其反，影响到宝宝的骨骼和肌肉发育。

🐾 **特别提醒**：宝宝翻身后家长需注意宝宝的胳膊有没有被压住，要及时拿出来。

68. 宝宝4~5个月大时还不会翻身正常吗

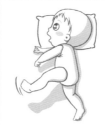

🐾 翻身训练最好在哺乳前或者哺乳后1小时、宝宝有精神时进行，而且床垫不能太软，宝宝穿得不宜过多，否则影响翻身。

🐾 **科学养护**：关于宝宝的头部偏斜，也是要分情况的。宝宝头部偏斜有很多种原因，妈妈怀孕时胎位不正、多胎、孕期营养不良、生产时使用外力、宝宝出生后睡姿不当、因接受治疗令头部固定时间过长等都可能引起宝宝的头部偏斜。也有的宝宝是由于头骨较软而导致的。不同的原因就需要不同的方法：如果是由于习惯性睡姿或头骨较软造成的头部歪斜，则宝宝在平时睡觉时一般喜欢转向固定的一侧，家长可以根据宝宝的睡姿来调整，必要时也可以使用塑形头盔来帮助矫正。

🐾 **错误做法**：家长认为宝宝还小，骨头比较软，头部偏斜是正常现象，不用及时矫正，长大就正常了！

🐾 **引发后果**：宝宝头骨相当柔软且钙化程度不高，不及时给宝宝矫正，头颅很容易受外力影响而变形，还可能会影响宝宝正常发育！

🐾 **特别提醒**：先天肌肉性斜颈则主要是因为单侧胸锁乳突肌紧缩造成的，通常患儿的头倾向患侧，下颌转向健侧，情况严重的甚至可在其胸锁乳突肌上摸到硬块或纤维化的组织，这种情况就需要就医治疗。

69. 宝宝的头部偏斜需要及时矫正吗

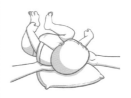

🐾 头部偏斜需要及时校正：习惯性睡姿或头骨较软造成的，可以根据睡姿来调整；由于先天性原因导致的，需要专业医生评估进行校正。

🐾 **科学养护**：宝宝足尖着地，并不一定都是因为脑瘫，其中有很多都是正常宝宝，这种现象只是生长发育过程中的一种正常现象，家长可以采取观望的态度，注意观察宝宝是否还有其他不舒服。如果实在不放心，就带宝宝去专业的正规医院检查一下。对于有的宝宝来说，足尖着地可能是由于某些疾病引起，但并不一定就是脑瘫，相关神经的病变也可能会出现这种情况。因此，家长不要盲目地自己给宝宝诊断，然后接受各种治疗，应该在专业医生

70. 足尖着地意味着宝宝脑瘫了吗

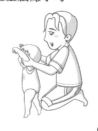

🐾 宝宝足尖着地并不一定因为脑瘫，有很多都是正常宝宝，也可能是由于某种神经疾病引起。

的指导下，查清宝宝真正的病因，对准病因治疗，才是真正的解决方法。

✍ **错误做法：**家长认为宝宝足尖着地是因为脑瘫，赶紧采取各种治疗！

💢 **引发后果：**有很多家长为此到处求医，让宝宝接受了药物、仪器等很多的治疗方法，遭受了不必要的痛苦！

71. 宝宝站太早会导致腿形变弯吗

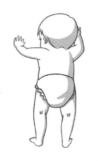

🐾 宝宝站太早不会导致腿形变弯，反而说明宝宝的骨骼好。

🐾 **科学养护：**宝宝的腿是否会变弯，跟宝宝站得早晚没有关系，而与宝宝的营养有关。宝宝越早站立，说明宝宝的骨骼发育越好，更加有利于身体的全面发育，而不是会压到骨头导致其变弯。家长在宝宝小时，就可以抱着宝宝慢慢锻炼他的肢体能力，促进宝宝控制自己身体，这样才能让宝宝发育得又快又好。当然也不能让宝宝持续一个姿势太长时间，要不断变化体位，采用不同的姿势和体位与宝宝玩耍。对于有的宝宝出现腿变弯的情况，可能是由于一些疾病的原因导致的，如宝宝体内的钙和维生素D不足，会导致骨的硬度不够，站立时就会导致下肢骨变形，形成"O"形腿或者"X"形腿，这时建议家长及时带宝宝就医，在专业医生的帮助下给宝宝进行调整。

✍ **错误做法：**有的家长在宝宝成长过程中会过于担心，认为宝宝骨骼发育不完善，站得太早会导致腿变弯，因此不让宝宝太早锻炼自己站立。

💢 **引发后果：**宝宝的腿部骨骼无法得到充分的锻炼，会导致宝宝走路较晚，还有可能会导致宝宝的身体发育延迟。

72. 宝宝大腿纹、臀纹不对称是因为髋关节发育不良吗

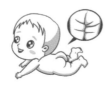

🐾 宝宝两侧臀纹和大腿纹不对称是常见现象，如宝宝吃太胖、不运动。

🐾 **科学养护：**这种担心有时候是多余的。髋关节发育不良，如先天性髋关节脱位，宝宝可能会有腿纹、臀纹不对称的现象，但并不是所有的腿纹、臀纹不对称，都是髋关节发育不良。宝宝两侧臀纹和大腿纹不对称是常见现象，受多种因素影响，如宝宝吃太胖也会产生异常纹路，与成人肥胖一样。如果宝宝没有其他不适，注意观察就行。如果出现其他不适，比如下肢活动受限等，需要及时带宝宝去医院就诊。提倡给宝宝用尿不湿，抱宝宝时多用骑跨式、多用背带背宝宝。这样，宝宝双腿自然而柔和地外展，并保持活动状态，有助于帮助宝宝的髋关节正常发育。

✍ **错误做法：**家长认为宝宝下肢大腿纹和臀部纹不对称是宝宝髋关节发育异常，需要采取各种方法来矫正！

💢 **引发后果：**盲目矫正不仅会影响宝宝髋关节的生长发育，同时也可能会错过潜在的其他问题的最佳治疗窗口期。

听力视力

🐾 **科学养护**：在日常生活中，家长自己在使用电子产品时要做到有节制，以身作则。有些家长自己整天抱着手机不停玩游戏，宝宝无聊时就会想要模仿大人看电子产品。同时，要多开发其他兴趣，比如给宝宝听音乐、讲故事，有时间的情况下，多带宝宝参加亲子活动，或是多到大自然中呼吸新鲜空气。如果宝宝稍大点，确实需要使用电子产品时，每次时间越短越好。

⊗ **错误做法**：一些家长由于非常忙，没有过多时间照看宝宝，发现给宝宝看手机等电子产品能够转移宝宝的注意力，于是频繁给宝宝玩手机，或使用手机视频功能让他们与亲朋视频。

● **引发后果**：宝宝玩手机、平板电脑时，眼睛使用频率会变高，加上手机、平板电脑等电子产品上的画面颜色过亮、晃动过速，会给宝宝的眼睛造成负担，时间长了会影响宝宝的视力。

73. 宝宝可以使用手机等电子产品吗

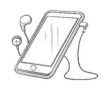

🐾 远离电子产品，用游戏等其他兴趣替代。

🐾 **科学养护**：美国儿科学会建议：2 岁以前的宝宝尽量不要看电视，超过 2 岁的宝宝每天看电视不能超过 2 小时。家长可以做一个看电视的时间表，跟宝宝做好约定，让宝宝知道哪些时间可以看电视。每次看电视的时间尽量控制在 20~30 分钟，时间一到就要马上关掉电视。

⊗ **错误做法**：电视的画面丰富，色彩绚丽，也会播放很多婴幼儿节目，所以家长就不太看管宝宝盯着电视的行为。

● **引发后果**：宝宝的视力还处于发育阶段，尤其是 2 岁以内的宝宝对光线和色彩的刺激比较敏感，长时间看电视容易为今后的视力下降埋下隐患。

74. 宝宝可以看电视吗

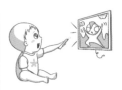

🐾 2 岁以前尽量不看电视，2 岁以后每次不能超过 2 小时。

🐾 **科学养护**：在吃饭时关掉电视机。爸爸妈妈要检视自己是否有随手开电视、看电视的习惯并予以纠正，以身作则。在就餐时不要训斥宝宝，多谈论一些与食物有关的轻松话题，引起宝宝的食欲，调动就餐的气氛。还可以通过经常更换饭菜花样，给宝宝选择感兴趣的餐具等方式引导宝宝专心吃饭。

⊗ **错误做法**：一些家长因为宝宝不肯好好吃饭，会用电视动画或视频吸引宝宝注意力，哄宝宝将饭吃下。

● **引发后果**：宝宝在吃饭时看电视，不仅会影响吃饭，还会刺激双眼，更会刺激神经兴奋，视觉听觉触觉的活动也需要很多的血液，于是血液转而往大脑供应。长期下来，因供血不足，肠胃消化系统会受到伤害。

75. 可以让宝宝边看电视边吃饭吗

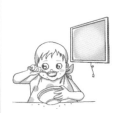

🐾 吃饭时关掉电视机。

76. 哺乳姿势对宝宝的视力有影响吗

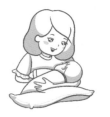

🐾 可以尝试使用多个姿势来进行哺乳。

🐾 **科学养护**：妈妈在哺乳时可以尝试使用多个姿势来进行哺乳，而不是长期使用同一个姿势。常用的哺乳姿势有三种：一种是摇篮式，也是最常用的姿势，妈妈用手臂撑起宝宝的身体，像摇篮一样把宝宝圈在怀里；一种是橄榄球式，妈妈将宝宝夹在腋窝中；还有一种侧卧式，就是宝宝和妈妈面对面侧躺。这三种姿势都可以选择，而且可以选择不同的方向，让宝宝可以从不同的角度了解更多的事物，这样妈妈哺乳比较省力，也不会影响宝宝的视力发育，还可以促进宝宝的智力。

🐾 **错误做法**：家长认为哺乳的姿势跟宝宝的视力没有关系，想怎么喂就怎么喂，自己舒服就可以长期使用同一个姿势哺乳。

🐾 **引发后果**：宝宝刚出生，各个器官还没有发育完善，如果长期盯着一个方向看，就很容易形成斗鸡眼或者弱视。

🐾 **特别提醒**：妈妈在哺乳时，尤其要注意身旁的固定位置不要放置有光源或色彩鲜艳的物品，以免引起宝宝持续凝视，长此以往，容易引发斜视等问题。另外哺乳时也要避免手臂内侧压迫到宝宝的眼睛。

77. 可以给1岁以下的宝宝玩响声大和闪亮的声光玩具吗

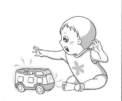

🐾 1岁以上的宝宝才能玩声光玩具，超过70分贝的玩具噪音会损伤听力。

🐾 **科学养护**：一般声光玩具在使用说明书中都会标明该玩具的适用年龄范围，家长可以根据指引选购。1岁以上的宝宝才能玩声光玩具，此时他们的视力和听力发育得相对完善，声光玩具可以培养宝宝的学习能力和创造力，并满足他们对事物的好奇心。但要注意，即使是大龄宝宝，超过70分贝的玩具噪声也会损伤听力，所以不能选择太高声或太刺眼的玩具。

🐾 **错误做法**：婴幼儿容易被各种声音和亮光吸引，一些家长喜欢买声光玩具逗宝宝开心，忽视了这些声响对宝宝听力的影响，和刺眼光线对宝宝视力的影响。

🐾 **引发后果**：声光较强的玩具非常不利于幼龄宝宝的听力和视力发育。经常听到刺耳的声音，会影响宝宝的听力，还会让宝宝感到紧张、焦虑，情绪变得不稳定。而宝宝的眼睛也很脆弱，加之好奇心比较重，会一直盯着闪闪的东西看，这样很容易刺激视网膜，伤害视力。

🐾 **特别提醒**：家长也需要注意宝宝玩玩具的方式：对于小龄宝宝，家长可以拿着声音分贝合适的玩具在宝宝身旁移动，让宝宝跟随声音扭头，以此来训练宝宝的听力和专注能力；对于稍大的宝宝，家长可教宝宝通过开关等方式打开声光玩具，锻炼他们的逻辑思维能力。

🐰 **科学养护**：2 个月内的宝宝的中耳可能有一些分泌物，听力稍差，建议继续观察宝宝对听力的反应，6~8 个月再进行听力学检查。与此同时，要给宝宝一个有声的环境，家人的正常活动会产生各种声音，如走路声、关开门声、水声、说话声等，这些声音会给宝宝听觉的刺激，促进宝宝听力的发育。宝宝的个体发育差异有时候是非常大的，有的宝宝听到声音会很早就回头，有的就需要再等等。若听力测试没有问题，家长不要过于焦虑，平时可以多喊喊宝宝的名字，时间长了就知道回头了，假如实在担心，可以定期去医院检查一下。

🔘 **错误做法**：宝宝 2 个月大，听到声音不会转头，是听力有问题，需要赶紧治疗！

⚫ **引发后果**：带宝宝去多家医院检查治疗，宝宝受罪，家长也多花钱！

🐾 **特别提醒**：家长需要注意，带声响的玩具不要离宝宝太近，也不要突然制造出大的声音，否则会吓到宝宝。但是，室内也不要太安静，可适当放些音乐，既可以创造轻松环境，又可以预防突然出现的声音刺激到宝宝。

78. 宝宝听到声音不回头是因为听力出问题了吗

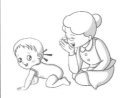

🐰 宝宝个体发育的差异非常大，有的会很早就回头，有的就需要再等等。同时，也需要给宝宝营造听力环境。

【专业小讲堂】宝宝的视力与电子产品的使用

随着科技水平的跨越式进步，移动设备的普及，宝宝从出生开始就无时无刻不被电子设备包围。

新生儿、婴幼儿时期对眼睛的保护程度直接关系到宝宝今后的视力发展，所以家长要重视电子产品对宝宝的影响。

宝宝的年龄与电子产品使用的关系

年龄建议	使用限制	使用类型
≤ 18 个月	● 不建议接触	● 任何电子设备
2~5 岁	● ≤ 1 小时 / 天 ● 使用时间为娱乐活动时间，不包含在线作业等使用时间	● 甄选高质量节目，最好无广告、也不建议看动画片 ● 可以使用通信工具（微信等）
6 岁以上	● 可以依据具体情况决定	● 用于创造性的活动而非娱乐

数据来源：美国儿科学学会制定的《儿童健康指南》（2017 年）

最重要的是，父母应当担任孩子的"媒体使用指导"，教孩子们如何将电子产品当作创造、交流和学习的工具。

过度使用电子设备对宝宝视力的影响

1. 泪膜破裂时间与眨眼次数

	正常值	病态值	定义
泪膜破裂时间	15~45 秒	<10 秒	指泪膜维持的时间，医学上经常用泪膜破裂时间来判断泪液分泌是否充足
眨眼次数	10~20 次 / 分钟	<10 次 / 分钟、>20 次 / 分钟	每眨一次眼睛，泪腺开口处就会受到压力，流出泪液，泪液在结膜囊均匀地分布，形成一层液体的薄膜，医学术语叫泪膜。它能保持角膜、结膜的湿润

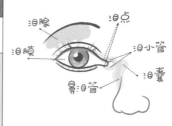

2. 过度用眼与视力、泪膜破裂时间、眨眼次数的关系

过度用眼行为	视力	泪膜破裂时间	眨眼次数
连续玩 20 分钟手机	下降约 43.8 度（即眼镜度数较标准值 100 度增加 43.8 度）	5.3 秒	7.67 次
连续玩 20 分钟 iPad	下降约 41.7 度	5 秒	4.67 次
连续看 20 分钟电视	下降约 18.8 度	6.7 秒	9 次

3. 泪膜破裂时间短、眨眼次数多导致的后果

宝宝的视觉调节能力较差，眼部神经、肌肉发育不完全，电子产品对眼睛的影响，比成人要更加严重。

（1）诱发干眼、疲劳甚至角膜炎

当我们双眼长时间紧盯电子屏幕时，眨眼和眼睛活动次数减少，导致泪膜不完整、不均匀，就会出现眼睛干涩、疲劳、异物感等，时间久了很容易患上干眼症，甚至诱发角膜炎。

（2）渐渐发展为弱视、近视

电子设备上的影像是频繁闪烁变化的，宝宝为了看清屏幕上的内容，睫状肌必须跟着影像的变化而频繁运动，久而久之睫状肌就会疲劳，甚至出现睫状肌痉挛，不仅影响视力，还会影响眼部聚焦功能，渐渐发展成弱视、近视、斗鸡眼。

4.不当使用电子产品对宝宝大脑发育的影响

人类大脑的关键发育期是 0~4 岁，这段时间大脑的体积、质量、密度都会有质的提升。而这种提升主要靠神经元突触的生长，可以把它们当作神经传递信息的"电线"。

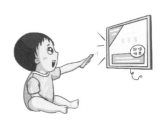

早期经历（如看动画片、广告），会影响突触的生长趋势。在婴儿大脑发育的重要时期，过长时间暴露于快速变换的图像中，会导致大脑认为这是正常的刺激程度，并持续期望这种程度的刺激。最终导致宝宝在之后的学玩中，对低频率刺激失去兴趣，即很难集中注意力。

相关研究显示，宝宝在 3 岁前看的电视越多，他们在 7 岁时越容易出现注意力问题。与不看电视的儿童相比，看电视的儿童每天每多看 1 小时电视，以后出现注意力问题的概率会上升10%。

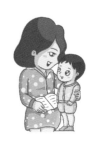

研究还发现，宝宝在 3 岁前所获的认知刺激（父母和儿童一起读书，带儿童去博物馆，给他们唱歌等）越多，7 岁时产生注意力问题的概率越小。与没有接触认知刺激的儿童相比，受到认知刺激的儿童每天每多接触 1 小时，以后出现注意力问题的概率会下降 30%。

5.过度使用电子产品产生的其他危害

（1）诱发脊柱和骨骼疾病

由于宝宝的脊椎和骨骼尚未发育完善，而一旦观看电子设备，基本一看就是半小时、1 小时。长时间僵坐或者维持不正确的坐姿，会引发各种颈部不适，甚至导致脊椎变形，驼背等。

（2）影响宝宝的睡眠

过度使用电子产品，会使宝宝大脑一直处于兴奋状态，不容易入睡。即使宝宝不看，家长使用电子产品的噪声和屏幕上的频闪也会分散宝宝的注意力。

爬行学步

79. 宝宝习惯"W"坐姿安全吗

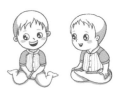

🐾 有时蹲着、有时盘腿、有时跪着，W 坐姿与其他姿势的出现频率差不多就属于正常现象。

科学养护：家长要注意观察，如果宝宝在地面上游戏时，有时蹲着、有时盘腿坐着、有时跪着、有时正常姿势坐着玩，W 坐姿与其他姿势的出现频率差不多，那就是正常的发育过程。但如果宝宝每次都只有 W 坐姿，或是 3 岁后 W 坐姿仍频繁出现，那建议最好去医院咨询专科医生。

错误做法：W 坐姿就是宝宝坐在地上，双膝向内弯曲，两腿朝外，看起来像英文字母 W。很多宝宝喜欢这样坐着看电视，家长也觉得这样坐得稳当。

引发后果：W 坐姿是宝宝初期发育的一个自然过程，但持续的 W 坐姿，会让发育中的骨盆外形受到影响，导致骨盆外扩。这个坐姿无需调节双腿就能很好地保持平衡，久而久之，宝宝的平衡感就得不到提升，还会出现驼背、"内八字"等情况。

80. 宝宝越早学步就越聪明吗

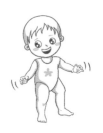

🐾 一般宝宝独立走路出现在 12~15 个月，并非越早越好，只要 1 岁半之前学会走路就可以。

科学养护：一般宝宝独立走路出现在 12~15 个月，这是正常规律，并非越早越好。男宝宝大多还会比女宝宝学会走路的时间早一些。家长在宝宝学步的事情上要顺其自然，只要宝宝 1 岁半之前学会走路就可以。在学步期间，妈妈要给宝宝适当多添加含有钙质的辅食，保证营养的供给，还要补充维生素 D、多晒太阳。

错误做法：家里的老人总是说，走路早的宝宝更聪明，一些望子成龙的父母会很早就开始教宝宝走路。

引发后果：宝宝的骨骼肌肉是逐步发育完全的，因此从坐到走是一个顺应自然发展的过程，每个宝宝在不同月龄的骨骼发育成熟度决定了其坐卧、学步的时间，不能一概而论。过早学习走路，或是在宝宝不会走时强迫他走，会伤害宝宝的骨骼，造成畸形。

特别提醒：一味顺其自然也并非是正确的做法，在宝宝成长缓慢于正常规律时确实应该看一下儿科医生，比如宝宝到了 8 个月时还没有办法独自坐起来、到了 13 个月时还没有办法放手站，或者是到了 16 个月时还没有想要走路的意识。

81. 宝宝可以越过爬行直接学走吗

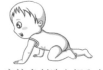

🐾 应该多创造空间和条件让宝宝尽情地爬，这对他们将大有神益。

科学养护：爬行是宝宝大动作发展的重要环节，爬行需要双眼、双手和双脚的配合，需要左右大脑共同协调，有利于大脑发育。通过爬行，宝宝手臂、腰、腿的力量得到提升，身体协调性和平衡性得到锻炼，能为日后行走打下坚实基础。

错误做法：有的家长会因为怕脏或者为了让宝宝早点学会走而阻止宝宝爬行。

引发后果：没有经历过爬行就学会走路的宝宝身体平衡性和协调性要差一些，更容易发生摔倒和碰伤等情况。

科学养护：最好在宝宝 10 个月以后再给宝宝使用学步车，让宝宝在车上靠双脚撑着往前走，可以增强腿部力量，增强宝宝的方向感，提高宝宝的探索力。另外，家长在挑选学步车时，建议不要选择那种将宝宝放在中间的学步车，此类型学步车不利于宝宝的发育，反而容易造成宝宝蹬腿、走路畸形、脊椎弯曲的情况发生。建议选择推行的学步车，让宝宝训练手脚的协调能力和平衡感。使用学步车学习走路的时间每次也不要超过 30 分钟。

错误做法：有些妈妈认为让宝宝长期坐学步车有助于提高行走功能，甚至觉得把宝宝放在学步车里很安全。

引发后果：一些学步车的高度是固定的，长期使用可能导致宝宝出现罗圈腿等骨骼发育畸形的情况。而且使宝宝过于依赖学步车，其双腿未得到充分的锻炼而不能独自行走。使用学步车还会使宝宝跳过"爬行"的自然生长发育规律，造成以后身体平衡性和协调性差，容易出现感觉统合失调，表现为手脚笨拙、灵活性差、多动、注意力不集中、性格冲动和脾气暴躁等。

身体锻炼

科学养护：所有的正规锻炼都应该在合适的年龄段开始，在此之前还是建议先培养宝宝的运动兴趣。根据人体发展的普遍规律，学习舞蹈的最佳时期是 7 岁左右，9~13 岁才是身体软开度的黄金期，更专业一点的锻炼需要 10 岁以上才能承受。给宝宝学习运动之前要通过正规学校和专业人员指导后进行。

错误做法：一些爸妈盲目认为锻炼永远不怕早只怕晚，让宝宝过早运动，参加游泳、舞蹈、长跑和跆拳道等运动。

引发后果：宝宝还小时，看上去精力旺盛，但承受力却不强。过早运动结果只是拔苗助长。

科学养护：6 个月 ~1 周岁的宝宝在已经学会水中屏息的基础上，才可以开始进行全面的游泳训练，此外要特别注意的是，宝宝游泳必须由母亲或亲人陪伴，水温以 29~32℃较为理想。

错误做法：越来越多小月龄的宝宝被带去学游泳，社会上普遍认为越小的宝宝去学游泳越健康，而且也更容易学会游泳。

引发后果：半岁以内的宝宝的身体发育并不完善，自我保护意识还很差。宝宝游泳多是用颈圈游泳圈，浮力会使游泳圈的力度非常大，压迫颈椎和气管，影响宝宝骨骼发育。如果监护人有所疏漏，还容易造成溺水等事故。

82. 宝宝使用学步车可以早日独立行走吗

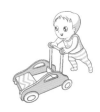

宝宝 10 个月以后再使用学步车，建议选择推行的学步车，每次要超过 30 分钟。

83. 宝宝越早锻炼，身体素质就越好吗

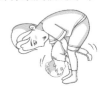

所有的正规锻炼都应该在合适的年龄段开始。

84. 宝宝越小学习游泳就越健康吗

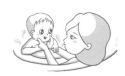

宝宝游泳必须由母亲或亲人陪伴。

【科学养护步骤】婴幼儿学步训练

适用情况

下图代表了宝宝走路动作发展的五个阶段，通常处于第一个发展阶段就可以开始练习走路了。

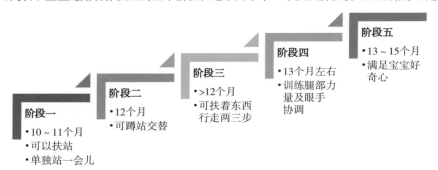

阶段一
- 10 ~ 11个月
- 可以扶站
- 单独站一会儿

阶段二
- 12个月
- 可蹲站交替

阶段三
- >12个月
- 可扶着东西行走两三步

阶段四
- 13个月左右
- 训练腿部力量及眼手协调

阶段五
- 13 ~ 15个月
- 满足宝宝好奇心

准备工作

1. 环境准备

环境	要求
阳台	围栏或栏杆高 ≥ 85 厘米，栏杆间隔 ≤ 10 厘米，且阳台不要摆放小凳子，以免宝宝误爬而导致危险
家具	摆设应尽量避免妨碍宝宝学习行走，需将所有具危险性物品放置高处或移走，并且留意所有具有尖锐角的家具，以防宝宝撞伤
门窗	宝宝容易在开关门中发生夹伤，可使用门防夹软垫来避免危险；需要给窗子装上防护栏，将窗帘绳收好，以免宝宝跌下窗子及被绳子缠绕造成窒息
室外开阔地	可以选择草地或者墙边

2. 物品准备

物品名称	数量	要求
家具	不限	宝宝可扶着走
小推车	1 个	宝宝可推着走
学步车	1 个	宝宝 10 个月大以后再用，高度须适合宝宝身高

3. 宝宝准备

待宝宝餐后排泄完，更换新的尿不湿以减轻下半身的负担。

学步训练步骤

步骤一：练习扶行

- 在开始训练学步前期，家长可以让宝宝扶着一些可依靠的家具或墙面自己练习行走。家长在不同的位置叫宝宝的名字，或用有趣的玩具逗引宝宝看向家长。

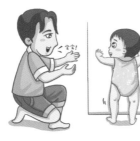

- 也可让宝宝推着小推车或者轻便的椅子练习走，或在宝宝身上绑一条带子保护着宝宝练习走，还可以拿一根小棍子，让宝宝牵着木棍的一头，在保证安全的前提下，家长抓住木棍的另一头慢慢牵着宝宝走。

步骤二：练习独站、独蹲

- 可以先让宝宝靠墙独立站，或在扶站时逐渐离开支撑物，独站片刻。
- 再练习独自蹲下捡东西。把玩具安放在近脚一侧的地面上，引诱宝宝低头弯腰去抓。当宝宝懂得低头弯腰去抓玩具后，接着引导宝宝不依靠家具扶持，靠自己的力量站立和坐下。

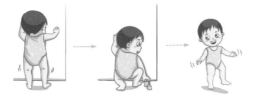

步骤三：练习独立行走

- 家长可以在身后扶着宝宝的腋下，或在前搀着宝宝的双手，练习迈步走。时机

成熟时，设法创造一个引导宝宝独立迈步的环境，如让宝宝靠墙站好，大人退后两步，伸开双手鼓励，叫宝宝"走过来找爸爸"。当宝宝迈步时，大人最好向前迎一下，避免宝宝第一次尝试时摔倒。

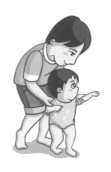

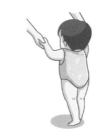

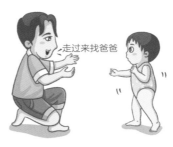

- 家长也可以用玩具逗宝宝走向家长，待宝宝可以走得较稳时，慢慢拉长练习距离。家长可以与宝宝一起玩扔球、捡球、找东西的游戏，增加趣味性。

注意事项

- 每天练习时间不宜过长，30分钟左右就可以了。
- 学步要在愉快的气氛中进行，要鼓励宝宝，以免引起宝宝的抵抗情绪。

[专业小讲堂] 宝宝生长发育指标

宝宝身高、体重、头围、胸围和囟门等生长发育指标

指标图示

月龄	体重（kg）男宝宝	女宝宝	身高（cm）男宝宝	女宝宝	基本生理指标 头围（cm）男宝宝	女宝宝	胸围（cm）	前囟（cm²）	后囟（cm²）	出牙（颗）
出生时	2.5~4.2	2.3~3.9	46.2~54.8	45.8~53.9	31.9~36.7	31.5~36.3	31.2~32.3		0~1	—
1	3.0~5.6	2.9~5.0	49.9~59.2	49.2~57.9	35.5~40.7	35.0~39.8	34.5~36.5	2×2		—
2	3.6~6.7	3.4~6.0	53.2~62.9	52.2~61.3	37.1~42.0	36.5~41.3	36.9~37.6		闭合	—
3	4.2~7.6	4.0~6.9	56.1~66.1	54.9~64.2	38.4~43.6	37.7~42.5	38.9~39.8			—
4	4.8~8.4	4.6~7.6	58.6~68.7	57.2~66.8	39.7~44.5	38.8~43.6	40.2~41.4		—	0~1
5	5.4~9.1	5.1~8.3	60.8~71.0	59.2~69.0	40.6~45.4	39.7~44.5	41.3~42.3			—
6	6.0~9.7	5.6~8.9	62.8~72.9	61.0~70.9	41.5~46.7	40.4~45.6	42.1~43.0		—	0~2
7	6.5~10.2	6.0~9.5	64.5~74.5	62.5~72.6	42.0~47.0	41.0~46.1	42.9~44.0	1×2		—
8	7.0~10.7	6.4~10.0	66.0~76.0	64.0~74.2	42.5~47.7	41.5~46.7	43.4~44.4		—	—
9	7.4~11.1	6.7~10.4	67.4~77.3	65.3~75.6	42.7~48.1	42.0~47.0	43.7~44.9			0~4
10	7.7~11.5	7.0~10.8	68.7~78.6	66.6~77.0	43.0~48.6	42.4~47.2	44.05~45.25		—	—
11	8.0~11.9	7.3~11.2	69.9~79.9	67.8~78.3	43.4~48.8	42.7~47.5	44.4~45.6	1×1		0~6
12	8.2~12.2	7.6~11.5	71.0~81.2	69.0~79.6	43.9~49.1	43.0~47.8	44.75~45.9		—	2~8
15	8.8~13.1	8.1~12.3	74.1~84.8	72.2~83.3	44.5~49.7	43.6~48.4	45.62~46.8	0.5×0.5		4~12
18	9.3~13.8	8.6~13.0	76.7~88.1	75.1~86.7	45.2~50.0	44.1~48.9	46.56~47.6			10~16
21	9.7~14.4	9.1~13.6	79.1~91.2	77.8~89.8	45.5~50.7	44.5~49.3	47.2~48.47	多数已闭合	—	12~18
24	10~15.0	9.6~14.3	81.3~94.0	80.3~92.6	46.0~50.8	45.0~49.8	47.67~48.87	闭合		16~20
32	10.9~16.2	10.5~15.7	85.8~98.7	84.9~97.7	46.6~51.4	45.6~50.4	49.2~49.85	—		18~20
36	11.8~17.5	11.3~17.0	89.9~103.2	88.8~102.3	47.0~51.8	46.2~50.6	49.55~50.6	—	—	18~20

标准体重
计算公式

1~6个月：体重（kg）=出生体重（kg）+月龄×0.6
7~12个月：体重（kg）=出生体重（kg）+月龄×0.5
2~10岁：体重（kg）=年龄×2+7（或8）

预测宝宝身高
计算公式

男宝宝成年终身高（cm）=（父亲身高+母亲身高+13）/2+7.5
女宝宝成年终身高（cm）=（父亲身高+母亲身高-13）/2+7.5

资料来源：卫生部《中国7岁以下宝宝生长发育参照标准》

标准身高
计算公式

出生宝宝身长≈50cm
1岁宝宝身长≈50cm+25cm
2岁宝宝身长≈50cm+25cm+10cm
2~12岁身高≈年龄×（5~7）cm+75cm

婴幼儿运动感知、语言、认知和社交能力发育指标

月龄	运动能力	精细动作	语言能力	认知能力	社交能力
1个月	● 头能抬起下巴贴床 ● 能迈10步（本能） ● 拉腕坐起，头竖直片刻	● 双手可达胸前 ● 紧握笔杆10秒 ● 碰手掌紧握拳	● 回应大人叫声 ● 大人同他谈话时，发出喉音回答	● 注视黑白图画10秒（20cm） ● 听声（15cm）转头眨眼 ● 眼睛跟红球过中线	● 逗笑，发出回应性微笑 ● 眼睛跟随走动的人
2个月	● 俯卧头抬离床面 ● 竖抱时头直立 ● 拉腕坐起，头短暂竖直	● 看手10秒 ● 放物入口 ● 拨浪鼓留握片刻	● 发3个以上元音（a,o,e） ● 听到奶瓶声停止啼哭	● 对喜欢的图画笑 ● 180度追视红球 ● 随声转头	● 逗笑时发出笑声 ● 立刻注意大玩具 ● 用勺子喂食，能吸吮吞咽
3个月	● 翻身90度 ● 俯卧抬起头直立 ● 抱着头稳	● 双手互抓 ● 拨浪鼓握半分钟，知道动哪使铃响	● 发长元音或双元音 ● 大人说话应答 ● 笑出声	● 认识母亲 ● 环形追视红球	● 见熟人笑，对镜子笑
4个月	● 俯卧用手掌撑胸 ● 仰卧抬起腿踢打吊球 ● 双手拉坐时头伸直	● 双手互抓 ● 拨浪鼓留握半分钟 ● 摇动并注视拨浪鼓	● 模仿大人唇形发辅音 ● 高声叫 ● 咿呀做声	● 沿桌面追视滚轴 ● 能发现白纸上的红色小丸 ● 听柔和音乐入睡，能找到声源	● 见熟人笑，对镜子笑 ● 识把，会做表示
5个月	● 翻身180度 ● 靠垫扶坐，头身前倾，能 ● 拉坐时双腿伸直，能站起	● 抓住近处玩具 ● 手能抓足	● 发da~da, ma~ma（爸爸，妈妈）无所指 ● 对人及物发声	● 听物名，找目标，听声寻找声源 ● 拿住一块积木注视另一积木 ● 看见食物兴奋	● 喜欢玩藏猫猫 ● 双手抱奶瓶 ● 自己寻找乳头
6个月	● 在床上打转360度	● 会传物，会挪纸 ● 将足趾放入口中	● 发双辅音能理解意思（3种） ● 大人唱儿歌时会做动作（1种）	● 听物名用手指目标2种 ● 玩具失落会找，两手同时拿 ● 两块积木对敲 ● 叫名字转头	● 照镜子笑，用手摸，碰头 ● 躲生人，会躲猫猫 ● 大小便前动作表示

续表

月龄	运动能力	精细动作	语言能力	认知能力	社交能力
7个月	• 连续翻滚 • 独坐自如	• 双手各拿一物对敲 • 自己取一积木, 再取一块	• 懂大人说不许 • 用手势表示语言	• 不准拿走正在玩的玩具 • 听物名用手指目标4种 • 积木换手, 伸手够远处积木	• 认人能力加强 • 理解并模仿他人的动作
8个月	• 自己扶物站起 • 手膝匍行 • 自己坐起	• 会用食指抠洞, 探入瓶中取物 • 会捏响的玩具; 拇指会捏小丸 • 试图取第三块积木	• 用姿势表示3种言语	• 开始认识1处身体部位 • 会找藏起的物品 • 能把玩具传递给指定的人员 • 有意识地摇铃, 持续用手追逐玩具	• 知道大人的3种表情 • 看到亲人双手要抱 • 便前出声表示
9个月	• 手膝爬行 • 拉双手会走	• 揭纸取到玩具 • 用食指按开关 • 拇指食指捏小丸	• 有意识地称呼父母 • 用姿势表示语言5种 • 会欢迎, 再见	• 按大人吩咐拿玩具 • 认识身体部位3种 • 从积木中取出积木, 积木对敲	• 会给娃娃盖被, 穿衣时会配合 • 懂得害羞, 表示不要
10个月	• 手足快爬 • 扶栏站起 • 扶栏横有跨步	• 食指、拇指捏起物品 • 把小球放入瓶中 • 拇指食指动作熟练	• 需要时称呼父母 • 用姿势表示7种语言	• 认识新的身体部位 • 拉绳取物 • 寻找盒内东西	• 喜欢小朋友, 同人打招呼 • 懂得常见物及人名称会表示 • 捧杯喝水, 略有洒漏
11个月	• 扶站时能蹲下捡物 • 独站片刻 • 一手牵着走, 手足上台阶	• 放正杯盖 • 从大瓶中取糖果 • 从形板中扳出形块	• 坚持表示1岁 • 称呼4个大人	• 按吩咐拣出图卡 • 把积木放入杯中 • 模仿推玩具小车	• 不让亲人抱其他娃娃 • 懂得"不" • 模仿拍娃娃
12个月	• 能站稳3秒 • 在大人之间走1~2步	• 配正大小杯盖, 用绳摇成圈 • 会用蜡笔在纸上画痕 • 放小丸入瓶中6个	• 模仿动物6种叫声 • 叫爸爸妈妈有所指 • 向他/她要东西会给	• 认识6处身体部位 • 指图认识8种 • 盖瓶盖	• 用动作表演儿歌(4首) • 会用勺子吃饭1~2勺 • 会戴帽
13~14个月	• 自己走稳10步 • 扶栏上小清梯 • 爬上椅子取物	• 翻书2次 • 搭积木4块 • 将形块放入形板	• 听到呼叫会走过去 • 称呼5个亲人, 指认五官 • 说出3~5个字	• 会挑红色物品 • 套环 • 盖上圆盖	• 哄娃娃 • 会食指, 拇指拿食物 • 会脱袜
15~16个月	• 自己扶栏交着并步上台阶	• 拿书顺着看 • 搭积木4块 • 将形块放入形板	• 说自己的小名 • 用单音说出5种物名 • 背儿歌押韵的字	• 配上认识的水果或动物图片6对 • 指出身体部位9处, 背数到10 • 从积木中找出需要的形状	• 在胡同口找到自己家 • 会用小勺吃全顿饭

月龄	粗大运动	精细动作	语言	认知	社交行为
17~18个月	●跑步，自己渐慢停止 ●踢球 ●扔球无方向	●拿书顺着看，每次翻1面 ●拿蜡笔画长线，为鱼点眼睛 ●搭积木6-8块	●说出自己1岁，同时伸食指表示 ●说10个字	●认识6种交通工具，认3种颜色，认3个字 ●认识照片中的6个亲人	●替大人拿东西（拿对4种） ●自己端杯喝水少洒出 ●自己坐盆，白天会控制大小便
19~20个月	●脱去已松一袖的上衣 ●倒退走7步 ●脚尖走，扶墙上楼	●搭积木10块 ●玻璃丝穿过扣眼 ●倒放圆积木入杯板	●能回答"我的""宝宝的"，背两句儿歌，回答简单问题 ●说3-5字的句子	●从一组图片中找出完全相同图片3对 ●找出变换隐蔽地点的物品 ●说出6种以上物品的用途	●喜欢小朋友在一起 ●会做4种家务，用手绢擦鼻涕 ●开口表示个人需要
21~22个月	●单脚独立3秒 ●用足尖走10步	●写数字和汉字6个 ●把瓶子中的水倒入碗内	●能说出自己的姓名，妈妈的姓名 ●背儿歌全音	●分清5个手指头和手心手背 ●说出6种水果的名称	●知道故事中的好人和坏人 ●会穿袜子和鞋 ●会脱松紧裤
23~24个月	●扶栏双脚交替上楼梯 ●接住双手滚来的球 ●双足跳离地面	●按顺序套环8个 ●画封口曲线 ●隔布模形4种，穿扣后拉过线	●说清楚4位大人姓名，说常见物用途 ●会唱一首歌	●背数到30，点数到10 ●说出图书中人物的职业和称呼（4人） ●用颜色形容常用的东西	●喜欢躲让人寻找（2处以上） ●用小勺自己吃干净东西
25~27个月	●独自上楼，下楼 ●接住从对面滚来的球 ●自己爬上木马自己摇	●模仿砌门楼 ●拼上切成2块的拼图3张 ●正确置各种倒放形板	●问"你几岁"答"我2岁" ●说8-10个字的句子	●说清楚气象变化5项 ●手臂按命令运动6项 伸左右手，左右脚	●记住家庭门牌号，电话 ●用筷子扒入口，脱穿单衣 或裤 ●洗手，擦肥皂，开关水龙头 ●开始有是非观念
28~30个月	●钻入比自己矮的洞 ●接反跳来的球 ●骑三轮车直走转弯	●配正6个大小不同的杯盖 ●写3个字 ●盖炮楼，捏泥成5种形状	●说8种礼貌用语 ●分清冷了，饿了，累了 ●懂冷暖	●认识5种形状 ●分清多和少 ●认识5种颜色	●会变化着捉迷藏 ●能辨认6个人的声音 ●洗脸，漱口，来回倒水不洒
31~33个月	●交替双足，自己下楼 ●举手过肩投球2米 ●单足站稳1分钟 ●立定跳远	●能解结 ●折纸边角整齐（长方形） ●会描画 ●模仿画图	●能回答反义词 ●能回答故事里的问题 ●说出性别 ●连续执行3个命令	●能回答常识问题 ●能找出图画中的缺少部位和错误 ●懂得里和外	●玩包剪锤，知道输赢 ●随音乐敲鼓，能配合上节拍 ●上下刷牙 ●穿鞋袜，背心，裤衩
34~36个月	●走平衡木，连续跳跃5次 ●两脚交替跳，并足从楼梯木级跳下	●用笔添上没画完的部位 ●画各种形状 ●会用剪刀，画十字	●看图讲故事2句话 ●能清楚描述物品20样，会说反义词	●点数取物 ●能将物品分类 ●说出图形（三角形，圆形，正方形）	●摆饭桌，擦桌子 ●能找出常用的东西 ●自己洗脚，穿，脱鞋袜，穿上衣

以上指标仅做参考，并不具有决定性的指导作用，如果发现宝宝的生长发育不能完全与上述指标相吻合，可能因宝宝的身体和生长环境的差异导致，不必过于担心。

出行安全

85. 没有满月的宝宝能见风吗

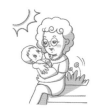

🐾 婴儿出门要注意保暖和防风，太热太冷或是天气不好时不要强行出门。

👍 **科学养护：** 月子里的宝宝是可以出门呼吸新鲜空气和晒太阳的，但是要注意保暖和避免吹风，太热太冷或是天气不好时不要强行出门。晒太阳的时间不宜过长，一般在15分钟左右为宜，如果是紫外线太强烈的天气，可在树荫下或屋檐下，也可以透过玻璃晒太阳而不是直接晒，但注意不要让阳光照在眼睛上，避免损伤宝宝的视力。适当出门透气、晒太阳有利宝宝的生长发育，还可以帮助排出黄疸。

✋ **错误做法：** 很多老人说月子里的宝宝要捂着，不能出门受风，也不能晒太阳。

⊘ **引发后果：** 为了不受风，让月子里的宝宝不出屋，还紧闭家里的门窗并且盖着衣被捂着，屋内的空气不流通，很容易让病菌繁殖。加上宝宝抵抗力比较弱，很容易生病。而一个月不见阳光的宝宝最常见的就是缺钙现象，易发生佝偻病。

86. 宝宝出门时遮掩得严严实实才更安全吗

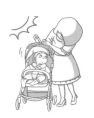

🐾 天热带娃外出需要遮挡阳光，家长应确保能从自己的角度随时观察到宝宝。

👍 **科学养护：** 夏天出行，如果把宝宝遮掩得严严实实，很容易中暑。所以，天热带娃外出需要遮挡阳光时，家长应确保能从自己的角度随时观察到宝宝；要穿比较宽松轻薄的衣服，及时补充水分；注意不要让宝宝在太热的环境中待太久。现在许多推车都会送蚊帐或遮阳棚，这样开放式、能观察到宝宝一举一动的设计相对比较安全。

✋ **错误做法：** 夏季太阳毒辣，家长用婴儿推车带宝宝出门时，往往喜欢用一条薄毯盖在上面挡太阳，把宝宝遮掩得严严实实的。

⊘ **引发后果：** 把婴儿车遮挡得密不透风，不仅不能"遮风避雨、防晒降温"，反而会害了宝宝。盖上毯子的婴儿车空气不流通，热气积攒，会比不盖毯子的高出约15℃，而且家长无法及时看见宝宝的情况。宝宝长时间处在这样的环境下，很有可能出现脱水中暑的情况。

87. 1岁以内的宝宝可以使用伞车吗

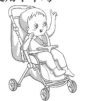

🐾 2岁之前的宝宝不要使用伞车，应该选择坚固的推车。

👍 **科学养护：** 2岁前的宝宝发育还不完善，尤其是脊椎发育非常脆弱，所以，2岁前的宝宝不建议使用伞车。即使在2岁以前，不同年龄的宝宝对车的需求也不一样，1岁以内的宝宝比较适合选择高大而坚固的推车，而1~2岁的宝宝可以选用高度适中但仍要坚固的推车，这样才有利于宝宝的脊椎发育，也更加安全。

✋ **错误做法：** 有的家长认为用伞车比较方便，特别在夏天，有了伞车，家长出门轻便了许多，可以避免长时间抱宝宝流很多汗。所以带2岁内的宝宝出门时经常使用伞车。

⊘ **引发后果：** 伞车座椅和材质都比较简单，无法给小宝宝的头部和脊椎提供很好的支撑力量，长时间可能会不利于宝宝的头部和脊椎的发育，导致发育不良。

🐰 **科学养护**：给宝宝使用专门的宝宝安全座椅，绝对不能够抱着宝宝坐前排。宝宝安全座椅选购主要考虑宝宝体重和年龄、座椅的固定方式，购买时需要仔细阅读产品认证信息。安全带捆绑式座椅可以适用各种车辆，接口安装式座椅只能安装在配备接口的车辆上。选购座椅时，可以根据车辆是否配备接口选择相应固定方式的座椅。检查安全扣和安全带是否牢固，塑料件是否光滑，布料是否透气等。建议带宝宝去挑选，让他试坐。

😖 **错误做法**：有些妈妈认为宝宝太小自己坐不住，乘坐汽车时让人抱着更安全，甚至觉得宝宝安全座椅可有可无。

😟 **引发后果**：有实验表明，把模拟宝宝的重量降为 9 千克，模拟轿车以每小时 50 公里行驶时发生碰撞，这时 9 千克的宝宝会产生 275 千克的冲力，会像子弹一样飞出。汽车在行进中速度极快，抱着宝宝乘车会增加危险系数。宝宝的头部比例大，颅骨本身比较薄，一旦撞击，大人可能没事，而宝宝损伤会特别严重。

🐘 **特别提醒**：给小宝宝系上成人座椅上的安全带也不安全，那是为成人设计的。车辆碰撞时，宝宝无法抵御强大的力度，安全带会勒住宝宝的脖子，造成窒息。其次成人用的安全带也无法牢靠地系紧宝宝。

88. 抱着宝宝坐汽车能保障乘车安全吗

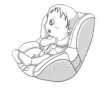

🐰 必须要给宝宝使用专门的宝宝安全座椅，检查安全扣和安全带是否牢固，塑料件是否光滑。

【专业小讲堂】如何为宝宝选择婴儿推车

婴儿推车的种类及选择建议

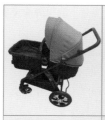	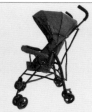	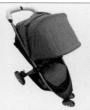	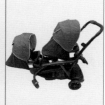
❶ 功能型婴儿车	❷ 轻便型（伞车）	❸ 三轮婴儿车	❹ 双胞胎婴儿车
• 高大稳定、舒适性好、功能完善、安全性高，但通常较重。 • 高景观类较适合新生儿及小龄宝宝。1岁之后通常不选。 • 大龄宝宝乘坐公共交通、外出旅游不便。	• 通常在6千克以内，轻巧方便携带，座椅不高，折叠后体积细长。 • >2岁的宝宝可选。 • 适合经常带宝宝出门乘坐交通工具使用。 • 价格适中。	• 轮子非常大、避震效果非常好。 • 欧美国家父母锻炼时使用，国内较少使用。 • 适合登山、徒步等户外活动。	• 多辆婴儿车并排或者前后排列，可以换向，可坐可站。 • 非常适合多胎家庭。 • 国内见到的比较少，多见于欧美国家家庭使用。

婴儿推车的必要构成要件及选购建议

构成要件		图示	功能	选购建议
支撑部件	骨架		● 婴儿车的主体支干 ● 挑选车的主要方面	● 多功能车可选择镁合金，轻便结实 ● 伞车可选择航空铝合金，X 型交叉设计
	收合结构		● 分为一键式折叠（建议选择）、上下折叠和先左右再上下（伞车） ● 关系到车身安全问题	● 注意收合的尺寸，是否可上公交或放到家用车的后备箱 ● 收车是否方便，是否会在宝宝乘坐时失效
乘坐部件	椅背	95° 135° 脚踏可调节 175° 靠背无极调节可达175°	● 分为坐式和坐卧两用式 ● 前者通常为伞车、椅背固定，后者通常为多功能车	● 符合人体力学设计，可保护脊柱 ● 选择可调节不同角度的（多功能 95~175度，伞车也有可调节至 125 度的）
	坐垫		● 主要指标为横躺长度和宽度，及坐垫与地面的高度 ● 功能型的比较宽敞厚实，伞车的只有单层布面	● 要注意染料无害，布料要具较好透气性 ● 根据年龄和身高体重选坐垫长、宽度 ● 小龄宝宝选择坐垫与地面相对较高的 ● 最好可以整体拆卸清洗

续表

构成要件		图示	功能	选购建议
运动部件	把手	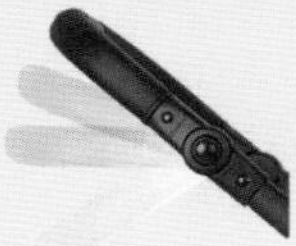	● 可分为定向及双向，双向把手因为可以换向推行，适用于新生儿 ● 分折弯式与伸缩式来调整高度	● 最好选择可以调节高度的 ● 新生儿和较小的宝宝建议选择双向推行的
	刹车装置	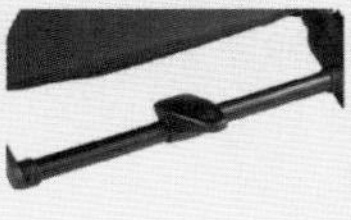	● 重要的安全设备，可实现减速 ● 分为一脚双刹和单刹。欧盟标准通常选择前者	● 进行刹车测试 ● 建议选择一脚双刹 ● 必须有鲜明的颜色标记，以避免误踩
保护部件	遮阳篷	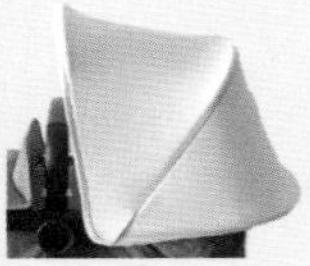	● 分全篷和半篷两种 ● 还有一种阳伞可固定在车架上，能调整方向及高低 ● 用于遮风挡雨、遮阳（抗紫外线）	● 最好全篷，可拉到座椅水平处 ● 可拆下或不用时可往车后折起 ● 篷上方要有开窗的透明设计，以便随时探视宝宝状况
	安全带	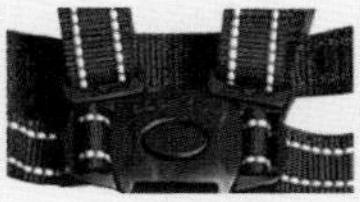	● 保护宝宝不因乱动而跌落车外 ● 分为五点、三点、两点式安全带 ● 目前有夜间反光设计	● 扣上安全带用手用力拉拽，看是否拉开 ● 安全带尺寸要可伸缩，适合宝宝活动 ● 建议尽可能选择五点式的
	前护栏	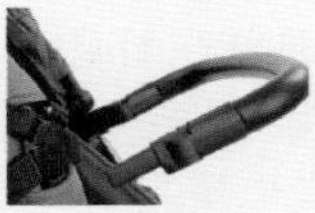	● 防止婴幼儿摔落 ● 通常可拆卸	● 最好选择可拆卸设计，可更换尿布或宝宝大时拆卸
	防震装置	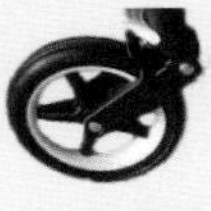	● 有防震功能，适应颠簸路面 ● 常设前轮组或后轮组避震，减震弹簧效果差异大，车架避震较少	● 轻压车架测试防震程度 ● 或者压过障碍物测试
附加部件	置物篮	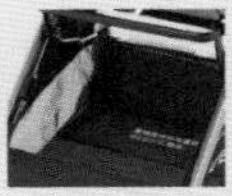	● 用于放置物品 ● 位于推车下方	● 注意承重量 ● 放拿物品的方便程度
	置物袋	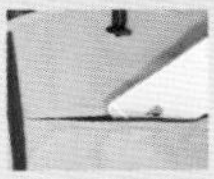	● 位于把手下方，靠背后方	● 通常需要，如存放家长手机，宝宝餐巾纸等，方便拿取
	餐盘杯托	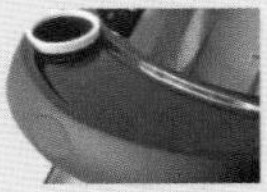	● 餐盘座位前方，方便婴儿进食 ● 杯托存放宝宝的水杯	● 非必要组成部分，根据需要选择
	脚套	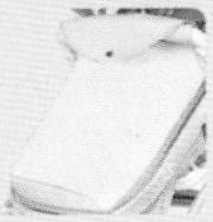	● 户外活动起保暖作用 ● 通常多功能车具备	● 适合新生儿和较小的宝宝冬天选用 ● 可拆卸或卷起收纳
	雨罩凉席防蚊	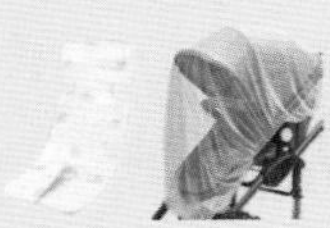	● 雨罩雨天时可全罩覆盖婴儿车 ● 凉席夏天为宝宝降温 ● 防蚊罩可防止夏天蚊虫叮咬	● 通常赠送，可少费精力考虑

日常穿戴

衣着

89. 宝宝的"蜡烛包"安全吗

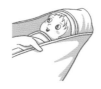

🐾 冬季用包被，夏季用不必围头，天气更热时无需包被。

科学养护： 随着季节和室温的不同，包裹的方法也不同，冬季室温较低时，可以用包被的一角绕宝宝头围成半圆形帽状，并固定好，防止盖住婴儿口、鼻；如果是夏天或室温达到20℃左右，则不必围头，可将宝宝的头部、上肢露在外面。天气较热时，只需给宝宝穿上薄衣服或包一条质地轻柔、透气性好的纯棉薄巾即可。

错误做法： 很多妈妈沿用民间流传很久，称为"蜡烛包"的包裹方法。就是强行把宝宝双臂双腿顺直，然后包裹，最后捆成形如蜡烛的小包。

引发后果： 新生儿离开母体后，四肢仍处于外展屈曲状态，"蜡烛包"强行将宝宝下肢拉直并包紧，不仅妨碍四肢活动，也影响皮肤散热，对宝宝心肺功能以及消化功能造成影响。如果有汗液及粪便的污染，还会引起皮肤感染，严重时甚至会造成宝宝髋关节脱位。

特别提醒： 包被应选择质地柔软、透气性好、无刺激、纯棉的，包裹以保暖、舒适、宽松、不松包为原则。用专用的婴儿睡袋来代替包被也是一种很好的办法，可以避免对婴儿造成束缚，让四肢处于自然放松的状态，任其自由活动与发展，让婴儿轻轻松松地自由发育。

90. 用衣被捂着宝宝就不容易感冒吗

🐾 用手摸宝宝的胸、颈、背，如果是温热的就说明宝宝的状态很舒适，无需用衣被捂着。

科学养护： 在给宝宝增减衣物前要精准判断宝宝是否觉得冷。用手摸宝宝的胸、颈、背，如果是温热的就说明宝宝的状态很舒适。需要注意的是，宝宝的心脏供血功能还不完善，到达四肢的血液比较少，皮肤温度也会相对低一些，宝宝的手脚稍微偏凉是正常的，说明温度刚刚好。

错误做法： 传统的观念认为，宝宝自身调节体温能力较差，应注意保暖，用衣被多捂捂不易感冒。

引发后果： 大多数宝宝感冒并不是因为衣服穿少冻着了，而是因为穿多了或是盖厚了引起的。捂闷过久、过度保暖易导致宝宝出现高热、大汗等情况，宝宝出汗后，又特别容易受风，因此感冒。情况严重的还会出现脱水、抽搐昏迷、循环衰竭等"婴儿捂热症"症状。

91. 宝宝穿紧身衣服保暖效果就好吗

科学养护： 不宜给宝宝穿紧身衣来保暖，给宝宝选保暖的衣服和裤子的重点是看它的面料，纯棉面料的衣服保暖性更好。平时尽量给宝宝穿宽松透气的内外裤，保暖又轻薄的衣服才不会影响宝宝的手脚运动。如果担心这样不够保暖，妈妈还可以给宝宝选择手套、帽子、棉鞋等配件。

🚫 **错误做法**：冬天天气寒冷，很多妈妈怕宝宝着凉，会给宝宝穿上紧身衣，贴得紧紧的好保暖。

❗ **引发后果**：宝宝的代谢旺盛，身体产热多靠皮肤出汗散热。而且宝宝生性好动，出汗比成人多，紧身衣紧紧裹住皮肤，妨碍散热，反而会影响宝宝的体温调节。另外紧身衣多用化纤材料做成，易引起宝宝过敏性皮炎或丘疹荨麻疹。

🐾 **特别提醒**：棉线或者棉绒材质的、巴掌型（除大拇指外的四个指头在一起的那种）手套最适合宝宝戴，手套过大或过小都起不到保暖作用。帽子一般选择棉线的，可以保护耳朵的即可。棉鞋可以选择高帮的棉皮鞋，鞋子的大小要合适、鞋子的材质要柔软，不要选择雪地靴等不利于宝宝脚部发育的鞋子。

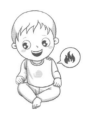

🐾 选保暖的衣服和裤子的重点是看它的面料，纯棉面料的衣服保暖性更好。

🐾 **科学养护**：宝宝的肚子和身体的比例与成人相比通常会比较大，需要给宝宝穿比较宽松的裤子，拉到肚脐眼附近即可。如果宝宝的裤子比较紧，家长可以拆掉裤子上的皮筋，把皮筋再接上一段，就会舒服多了。如果宝宝的裤子总是掉下来，家长觉得提裤子麻烦，就要选合适的连体衣服。

🚫 **错误做法**：有些新手家长为了保暖，爱给宝宝穿"橡筋裤"，还把裤子提到胸口位置。

❗ **引发后果**：橡筋裤带会压迫宝宝胸部，时间长了会阻碍胸廓发育，形成"束胸症"，不仅可能造成宝宝胸廓畸形，肋骨外翻，影响美观，还可能减少宝宝的肺活量，影响心肺功能。

92. 将有橡皮筋的裤子提到宝宝胸口安全吗

🐾 需要给宝宝穿比较宽松的裤子，拉到肚脐眼附近即可。

🐾 **科学养护**：可以适当给宝宝选择二手衣物，如果是二宝，当然可以穿大宝的旧衣服，也可以选择来源比较放心、还比较新的二手衣物。给宝宝穿之前一定要洗干净，进行必要的杀菌，贴身衣服就不要选择二手的了。另外，衣服太大太小，宝宝都会不舒服，所以要给宝宝穿上看看是否合身。

🚫 **错误做法**：大部分家庭总希望给宝宝最好的，觉得二手旧衣服不卫生，总会给宝宝穿新的衣服。

❗ **引发后果**：与旧衣服相比，新衣服所含有的化学物质，如残留的染料、甲醛等，含量总会高一些，宝宝穿未经过合理处理的新衣服，容易诱发过敏、红疹等皮肤问题。有些新衣服材质上比较硬挺、不透气，有时会磨到宝宝娇嫩的皮肤。

93. 新衣服就一定比旧衣服卫生吗

🐾 宝宝可以选择有可靠来源的二手衣服。

🐾 **科学养护**：宝宝服最好以浅色、不印染为宜，并以颜色柔和的为佳，尤其是内衣与T恤等直接接触皮肤的衣物。同时家长也要注意，

94. 给宝宝穿颜色鲜艳的衣服安全吗

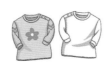

🐛 未满 1 周岁的宝宝，绝对不要穿颜色鲜艳或面料过于发白的衣服。

一些衣服的面料过于发白，其实是添加了荧光剂，荧光剂同样对宝宝有危害。

🚫 **错误做法**：据调查，80% 以上的父母在给宝宝选择衣物时，更喜欢颜色鲜亮、活泼可爱的宝宝服。

💥 **引发后果**：色彩鲜亮的衣服都是经过印染的，越鲜艳的衣服用的染料越多，含的甲醛、重金属等有害物质也越多，不利于宝宝的健康。

95. 可以仅看款式给宝宝选衣服吗

> 比起款式，宝宝穿得舒服、穿得安全才是第一要素，如查看安全等级必须是 B 类或 A 类。

🐛 **科学养护**：比起款式，宝宝穿得舒服、穿得安全，才是父母选购宝宝服装的第一要素。3 周岁以内的宝宝，必须选择 A 类或是标明了"婴儿用品"的服装。3 周岁以上的宝宝，贴身接触皮肤的衣服，如裤子、T 恤、衬衫、睡衣等，安全等级必须是 B 类或 A 类，外套等非直接接触皮肤的衣物可以放宽到 C 类。

🚫 **错误做法**：给宝宝挑选衣服时，一些家长会认真挑选款式，力图把宝宝打扮得美美的，但往往不会关注衣服的安全等级。

💥 **引发后果**：衣服的吊牌上除了面料成分，通常还有一项叫安全类别，划分为 A、B、C 三类，关注安全等级就能知道衣服的 pH 值、甲醛是否超标，如果购买了甲醛超标的衣物并让宝宝长时间穿着，容易引发慢性呼吸道疾病、结膜炎等，危害宝宝身体健康。

🔊 **特别提醒**：除了安全等级，宝宝衣物的面料也很重要。利于吸湿透气排汗，柔软又富弹性的纯棉面料是最佳选择。涤纶面料的衣服吸湿透气性较差，容易让宝宝产生不舒适感，甚至还可能引起皮肤感染，最好不要考虑。

96. 宝宝可以穿装饰多的衣服吗

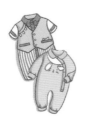

🐛 给宝宝选衣服要柔软、舒适、保暖、安全、宽松、易脱、易清洗……

🐛 **科学养护**：装饰多的款式可能存在安全隐患。一般来说，给宝宝选衣服的标准是柔软、舒适、保暖、安全、宽松、易脱、易清洗、浅色系、可以稍微大一点，但不要影响日常活动。总的来说，简单大方即可，不必追求品牌，但质量得有保障。

🚫 **错误做法**：很多年轻父母喜欢把自己的宝宝打扮得漂漂亮亮，给宝宝买衣服时就会选择装饰比较多，看起来时尚的款式。

💥 **引发后果**：装饰多的衣物容易有安全隐患。宝宝的活动量大，衣服上的珠子、亮片、金属挂件等装饰，粘得并不是很牢，随时有可能脱落，一旦宝宝误吞，容易造成危险。而亮片和金属挂件也容易划伤宝宝皮肤。

🔊 **特别提醒**：有些宝宝的衣服上有装饰性的绳子，如领口处，帽子上，腰部等地方。宝宝玩耍时容易被衣服上的绳子缠住，万一勒到脖颈是非常危险的。

🐾 **科学养护**：在宝宝未满 1 周岁时可以穿开裆裤，但要与尿布或尿不湿配合使用。一方面私处可以免受细菌侵害，另一方面透气易更换，还方便家长观察宝宝是否大小便了。等宝宝 1 岁之后就可以穿闭裆裤了，这时候宝宝逐渐有了控制大小便的能力。大约在 1 岁半时，家长就可以逐步引导宝宝自主大小便。

🚫 **错误做法**：给幼儿穿开裆裤在我国已经成为一种传统习俗，用老人的话来说，又透气，又方便把尿和换尿裤。

⊗ **引发后果**：穿开裆裤虽然省事，但存在卫生问题。小宝宝会爬行或是随意地坐在地上，裸露在外的部位很容易沾上灰尘和细菌，造成感染。而且没有了衣服或尿不湿的保护，碰撞、擦伤，以及蚊虫叮咬，猫狗抓咬等都可能伤害到宝宝的生殖器官。

🐾 **特别提醒**：开裆裤最好不在室外穿，在家中穿时要保证家中的卫生与清洁，穿完开裆裤要给宝宝用温水清洁私处。

鞋袜

🐾 **科学养护**：越来越多的研究证明，光脚走路最有利于宝宝足发育。光脚可以帮助刚开始学步的宝宝充分感知地面，掌握平衡，还可以充分锻炼脚底肌肉，并刺激脚底神经，让宝宝的大脑发育得更好。所以任何年龄段的宝宝在家时都鼓励多光脚，天冷时可以穿一双防滑袜；开始学步后，在室外活动时就需要穿鞋子了。

🚫 **错误做法**：许多家长在宝宝满月开始就习惯给宝宝穿鞋，尤其是带着宝宝外出时。

⊗ **引发后果**：婴儿的腿部力量非常弱，还没有学会站立就长期穿着一双有重量的小鞋子，以后会不适应走路，也不利于长高。过早穿鞋还会部分或全部阻断脚底末梢神经获取地面的信息，导致宝宝的大脑无法根据实际路面情况调整落脚点和重心，阻碍平衡能力的发展。

🐾 **科学养护**：宝宝的鞋子买过大或过小都是不适合的，鞋内长比宝宝足底长 1 厘米左右最合适。除了测量，还可以这样简单判断一下：穿鞋后，鞋子后跟处可以塞下妈妈的一根手指；按压下鞋头位置，感受下是否留足脚趾活动的空间。另外，鞋底宽度最好不要超过宝宝足底宽度 5 毫米以上。宝宝的脚长最好是站立时测量，这样得出的数据才最准确。

🚫 **错误做法**：很多妈妈给宝宝买鞋子时喜欢买大一码，这样鞋子就能穿得更久一些。

⊗ **引发后果**：宝宝的脚骨非常脆弱，长时间穿不合适的鞋子会直接影响宝宝的走路姿势，时间久了很容易形成不良的走路习惯，并

97. 给宝宝穿开裆裤才真正透气吗

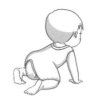

🐾 穿开裆裤要与尿布或尿不湿配合使用，可以使得私处免受细菌侵害。如果不垫尿不湿就尽量在室内活动。

98. 宝宝满月后就可以穿鞋了吗

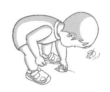

🐾 室内活动多光脚，室外活动可穿鞋。

99. 宝宝可以穿大一码的鞋子吗

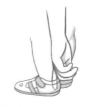

🐾 穿鞋后，鞋子后跟处可以塞下妈妈的一根手指就是合适的。

严重影响足部发育，甚至影响到踝关节、脊椎的发育。鞋子过大还会造成宝宝容易摔倒甚至扭伤。

🐾 **特别提醒：**家长在给宝宝选择鞋子时需要慎重，一双好鞋不仅能够帮助宝宝更轻松更安全地行走和活动，更重要的是它能帮助宝宝养成良好的走路姿势，大大减少例如扁平足、高弓足、足外翻、拇指外翻、O 型腿、X 型腿等问题的发生。

100. 宝宝的鞋子越软就越好吗

🐾 选购童鞋先对折鞋底，弯曲的地方在前三分之一处，后三分之二这段位置应不易弯折。

🐾 **科学养护：**选购童鞋时，先对折鞋底，弯曲的地方应该在前三分之一处，后三分之二这段位置应不易弯折。再捏一下后帮和鞋头位置，最好有适当的硬度，尤其鞋头不能太软。还可以对拧一下鞋子，确保不是太软和容易变形。另外，鞋底要有减震功能，可将手指伸到鞋内前掌处按压几下确认有适当硬度。

🐾 **错误做法：**学走路的宝宝要穿很软的软底鞋，这是最普遍的想法。

🐾 **引发后果：**宝宝鞋子过软不一定是好事。宝宝的骨骼、关节、韧带都处于发育时期，尚未定型，平衡稳定能力也不强。鞋子太柔软，小脚在鞋中得不到相应的支撑，会左右摇摆，并影响足弓和足底神经发育，容易扭伤脚和长成扁平足，严重的甚至会导致骨骼变形。

101. 未洗过的新袜子可以直接给宝宝穿吗

🐾 新袜子泡一泡再洗，用中性洗衣液或专用洗涤用品来清洗，在通风处晒干。

🐾 **科学养护：**新袜子买回来以后，可以泡一泡再洗，使用中性洗衣液或婴儿专用的洗涤用品来清洗，洗好后应在通风、阳光能照射到的地方晾晒。晾晒的过程中，空气中的灰尘和细菌也可能再次吸附在上面，所以晒干后记得抖一抖。

🐾 **错误做法：**一些家长认为新袜子刚买回来是没有穿过的，很干净，可以直接给宝宝穿。

🐾 **引发后果：**新袜子加工过程中需要使用到很多化学物质，而袜子也是贴身衣物，这些化学物质的残留直接接触到宝宝细嫩的皮肤时，会产生刺激作用，严重的会引发皮炎。

🐾 **特别提醒：**小宝宝的脚长得和大人完全不一样，没有脚踝，小腿也很粗短，因此袜筒不宜过长，短短的一截即可。袜子的松紧口要宽一些，松紧适度，以套在宝宝脚踝处不会勒肉为宜。新袜子买回来要先翻过来，剪掉里面所有的线头，防止线头缠住脚趾引起血液循环不畅。当宝宝袜子穿了一段时间以后，出现失去弹性、脚后跟变薄、有破洞、脚踝有明显勒痕等情况时，需要及时更换。

102. 宝宝夏天需要穿袜子吗

🐾 **科学养护：**在夏天，如果有以下几种情况的宝宝，也需要穿袜子。首先是还不能自己调节体温的新生儿，即使是夏天，小脚小手等都需要进行保暖。其次是早产儿，或者身体抵抗力比较差的宝宝，他们的身体比较虚弱，往往小脚丫会供血不足，也需要穿袜子保暖。第三种是待在温度较低的空调房里的宝宝，脚丫摸起来冰凉的，同样要穿袜子。

✍ **错误做法：**夏天天气炎热，因此不管是在家还是出门，大多数父母都不会给宝宝穿袜子。

◉ **引发后果：**屋内温度高时，宝宝光脚是没有问题的，但如今大多数家庭都会在夏天使用空调，经常待在空调房内的宝宝、身体较弱的宝宝，不穿袜子容易脚部着凉，造成腹泻或者是肠胃不适。

🐾 **特别提醒：**带宝宝外出玩耍时一定要穿鞋袜，避免宝宝脚丫受到尘土、细菌、石子等东西的"侵袭"，如果可以保证环境是安全且卫生的，那么宝宝光脚也无妨。另外，宝宝不可光脚穿凉鞋，尤其是露趾凉鞋，小脚没有袜子的保护很容易受伤，最好给宝宝穿上薄棉袜再穿凉鞋。

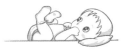

🔖 新生儿、抵抗力差和在空调房的宝宝需要穿袜子。

🤱 **科学养护：**宝宝是否应该穿袜子睡觉，妈妈应根据情况来决定，主要看宝宝睡觉时的脚部会不会太凉，脚部冰冷的宝宝，睡觉时要穿宽松袜子保暖。做好了保暖措施，即使在寒冷季节，让宝宝光着脚睡觉也是可以的。需要特别注意的是，宝宝自身血液循环能力弱，手脚处于血液循环末梢，摸起来温凉是正常的，要注意区分冰凉和温凉的手感。

✍ **错误做法：**很多妈妈认为，宝宝还小，不穿袜子会受风着凉，所以一定要穿袜子睡觉

◉ **引发后果：**并不是任何时候宝宝睡觉都需要穿袜子保暖，在夏季且屋内温度较高时，强迫宝宝睡觉时穿袜子会影响身体散热，如果出汗且未及时更换袜子，宝宝一直穿着潮湿的袜子反而会感冒。另外，袜口太紧还会影响宝宝的血液循环，对生长发育不利。

🐾 **特别提醒：**天气凉了又不想给宝宝穿袜子睡觉，可以让宝宝睡在睡袋中，或是选择保暖且透气性好的棉被，可以减少宝宝踢被子的现象，另外还要注意室内温度的调节。

清洗

🤱 **科学养护：**宝宝换下的脏衣服要及时清洗，仅通过晾晒是无法杀菌的。可先用婴儿专用洗衣液对局部污渍做重点处理，然后再浸泡。如果妈妈实在忙不开，不能做到随脏随洗，也要把特别的污渍处理掉，尤其是沾了便便的衣物，一定要及时清理干净再进行常规洗涤。即便宝宝的衣服看起来不脏也不能大意，最好用手搓洗一下，再用清水漂洗干净，至少 3 遍，以盆里水清为准。

103. 宝宝睡觉时应该穿袜子吗

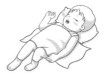

🔖 应该根据情况来决定：保暖措施好可不穿袜子，宝宝手脚冰凉需要穿，并且不能太紧。

104. 宝宝衣服换下晒晒就能杀菌吗

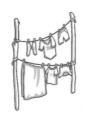

🌸 宝宝换下的脏衣服要及时清洗，仅通过晾晒是无法杀菌的。

🌸 **错误做法：**宝宝的衣服经常是成批成批地更换，很难做到及时清洗，尤其有些家庭是老人照顾宝宝，觉得宝宝也不出门，衣服不会太脏，换下来晒晒就能杀菌。

🌸 **引发后果：**宝宝衣服经常沾有奶渍、口水渍、尿渍、便便等，若不在第一时间及时清洗，滋生的细菌和霉菌会越来越多，这样的衣服即使经过清洗，也不能彻底除菌，会威胁宝宝的身体健康。另外，宝宝衣物多为棉质，存放时间越长，污秽物越深入衣物纤维，增加清洗难度。

🌸 **特别提醒：**不要过于依赖洗衣机，尤其是长期使用的洗衣机内槽里，含有大量霉菌、金葡菌、白色念珠菌等致病菌，宝宝的衣服最好还是用手洗。

105. 可以用洗衣粉洗宝宝衣物吗

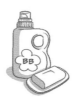

🌸 最好不用洗衣粉洗涤宝宝的衣物，应用无刺激性的中性肥皂或宝宝专用洗衣液。

🌸 **科学养护：**最好不用洗衣粉洗涤婴儿的衣物，应用无刺激性的中性肥皂或洗衣液，现在很多大牌子的洗衣液也都有母婴专用的洗衣液，是妈妈不错的选择。洗涤时要将衣领、腋下等处搓洗干净，搓洗后的衣物一定要用清水漂洗干净，以免洗涤剂遗留在衣物上，刺激宝宝的皮肤。

🌸 **错误做法：**有些家庭尤其是老人带宝宝的家庭，习惯用洗衣粉来清洗衣物，包括宝宝的衣物。

🌸 **引发后果：**宝宝的皮肤娇嫩，用洗衣粉给宝宝洗衣服，碱性过大，且容易残留化学物，这些化学物质通过衣物沾到宝宝的皮肤上，容易使宝宝瘙痒不安，长时间穿着更会使宝宝皮肤粗糙、发痒，甚至患上接触性皮炎等疾病。

106. 可以将宝宝衣物送去干洗吗

🌸 洗宝宝衣物时忌用干洗剂，即使浸泡清洗也不能超过30分钟。

🌸 **科学养护：**洗宝宝衣物时忌用干洗剂。清洗前适当浸泡有助于去污，但浸泡时间也不能过久。浸泡时间越长，洗衣液中的化学物质和衣物中的污渍分解，会发出臭味，这些成分也会逐渐进入衣物纤维内，导致衣物褪色、老化。浸泡时长可根据衣物薄厚选择，薄款衣物15分钟为宜，厚重的衣物浸泡时间最长也不要超过30分钟。

🌸 **错误做法：**有的妈妈工作忙碌，对宝宝的衣物没有时间手洗，又不放心机洗，有时候就送去干洗。

🌸 **引发后果：**国家已明令要求厂家在宝宝的衣物上明确标注不可干洗。大部分的干洗剂含有甲醛及高氯酸乙烯等成分，虽然去污力强，但该成分不仅会污染环境，也会对人体健康造成很大影响，甚至致癌。宝宝衣物用干洗剂容易造成皮肤过敏，并可能影响宝宝的正常生长发育。

107. 可以用消毒液泡洗宝宝的衣服吗

🌸 **科学养护：**消毒液多数用来消除病原微生物污染，除非在特殊条件下，比如家里有人患红眼病、腹泻、灰指甲、头皮癣等，否则，完全没有必要使用衣物消毒液给宝宝洗衣服。但不使用衣物消毒液不代表不需要注意宝宝衣物的除菌，宝宝衣物除菌可多在阳光下晾晒和选用具有除菌成分但性质温和无刺激的洗衣液进行洗涤。

⊛ **错误做法**：有些妈妈在清洗宝宝衣服时会先使用消毒液来浸泡，以彻底杀死衣服上残留的细菌。

◉ **引发后果**：衣物消毒液的成分往往会残留在衣物上，让宝宝经常穿着经过消毒液浸泡的衣物，残留的化学物质刺激皮肤，容易出现红疹子、瘙痒等。

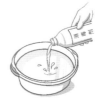

🐾 除非在特殊条件下，如家里有人患红眼病、头皮癣等，否则不要使用消毒液给宝宝洗衣服。

🐾 **科学养护**：大人跟宝宝的衣服一定要分开洗。宝宝的衣物清洗时要使用温和的宝宝用洗涤用品，洗干净后挂在阳光充足、通风良好的地方晾晒。宝宝衣物的存放也很关键，为了避免发霉，一般不要使用密封袋，最好放在通风、干燥的衣柜里。特别需要注意的是，洗干净的衣物和穿过的衣物不要放在一起，避免相互污染。

⊛ **错误做法**：为了省事，有些妈妈尤其是工作比较忙的，会把大人和小宝宝的衣物一起洗。

◉ **引发后果**：成人每天外出会接触到比较多的细菌，这些细菌通过混洗沾染到宝宝的衣物上，而宝宝自身抵抗力较差，可能会因此感染上病菌，容易生病。另外成人衣物的洗涤剂对于一些皮肤敏感的宝宝来说会非常刺激，严重的还会导致过敏。

108. 大人和宝宝衣物可以混洗吗

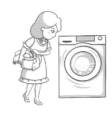

🐾 大人跟宝宝的衣服一定要分开洗，避免相互污染。

【科学养护步骤】宝宝穿戴训练

适用情况

年龄	穿戴意识
<1岁	不具备独立穿戴能力，但开始观察家长穿戴
1~2岁	开始实践通过观察学来的东西，并开始有意识想自己穿戴
>2岁	可以让宝宝自己穿戴，甚至可以学穿鞋系鞋带

准备工作

1. 技能准备

● 家长和宝宝一起看图，告诉宝宝衣服、裤子、袜子、鞋子应该穿在哪里。

● 穿戴前，先教导宝宝分辨衣服前后，如上衣领子部分有标签的是后面，有缝衣线的是反面；如裤子有裤兜的是正面；如鞋子凹度较大的是内侧等。

2. 物品准备

物品名称	数量	要求
上衣	1件	选容穿脱，领口大一点，无扣，能分清前后
裤子	1条	选容穿脱，裤腿较松，裤腰有松紧带
袜子	1双	袜口不要太长，方便穿脱
鞋子	1双	鞋口不要太紧，初学最好准备无系带款式

穿戴训练步骤

　　以下动作都需要家长演示一遍或数遍，给宝宝做示范，让宝宝模仿。

> **步骤一：穿上衣**

　　无扣：告诉宝宝将有图案的那面扣在床上、使得上衣的领口朝上、两只袖子抻开。然后教他抓住上衣的下摆，套在头上，再伸胳膊，最后将上衣往下拉。

　　有扣：告诉宝宝将上衣扣子朝前、领口朝上、两只袖子抻开放直。然后将一只胳膊深入相对方向的袖子，再将另一只胳膊深入袖子。指导系扣子时衣领处要对齐，下边也对齐。系好扣子后，让宝宝再整理一下衣服。

　　拉链：注意不要拉得太快，以免拉链卡住衣服或宝宝的肌肤。

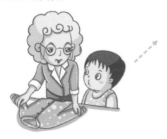

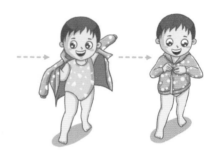

> **步骤二：穿裤子**

● 家长先教宝宝把裤子正面朝上放在床上，让裤子的腰部面向宝宝。

● 然后让宝宝把一条腿伸到一条裤管里，帮助或告诉宝宝用手拉着裤管把小脚露出来。

● 用重复动作来穿另一只裤管。

● 穿好后，让宝宝慢慢站起来，撑开松紧带将裤子拉上去。

　　【提醒】开始时，宝宝可能会将两条腿同时伸到一个裤管里，家长要耐心让宝宝改正。

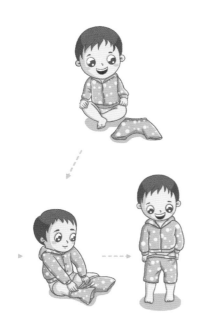

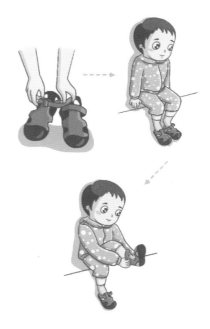

步骤四：穿鞋子

分步 1：

● 家长先将鞋子处于半打开状态，让宝宝站立或者坐在椅子上将脚伸入鞋子。宝宝熟练后，让宝宝自己拿着鞋子往里伸。

分步 2：

● 如果有粘扣，指导宝宝将粘扣粘贴好。穿好后，让宝宝站立走几步。

步骤三：穿袜子

分步 1：

● 家长先将袜子卷至一半，仅剩下袜子前缘脚趾头部分，降低穿袜子难度。

分步 2：

● 把袜子递给宝宝，让宝宝自己将袜子套在脚上，再让宝宝自己将袜子拉上。

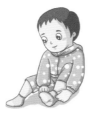

注意事项

● 整个穿戴训练过程中，家长都要保持耐心，多给宝宝鼓励，避免他们产生抵触情绪。

【专业小讲堂】如何为宝宝选择洗涤用品

宝宝洗衣用品的选择要素

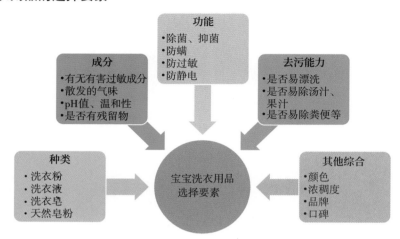

宝宝洗衣用品的种类及选购建议

洗衣粉	洗衣液	洗衣皂	天然皂粉

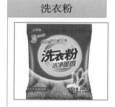 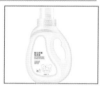 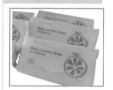

• 去污能力强 • 多数靠磷来清洁污渍，容易引发皮肤干燥、脱皮，容易有残留 • 宝宝专用的已经改进，但多为进口	• 比较温和，不伤手，不伤衣 • 除菌杀菌，易漂洗，衣物残留少 • 品种多样、功能多 • 建议不添加柔顺剂	• 适合手洗使用 • 多数呈弱碱性，对宝宝弱酸性皮肤有一定损害 • 宝宝专用的已经改进，但产品数量不及洗衣液	• 主要成分90%以上来自可再生植物油脂，不含磷且低泡易冲洗 • 解决硬化、静电 • 去污能力达到普通洗衣粉的1.3~1.5倍

宝宝皮肤的 pH 值在 3.0~6.0，洗涤用品的 pH 应该接近此数值。

通过对比，建议家长多选用洗衣液和天然皂粉，如果经常手洗衣服，则可选择婴儿专用的洗衣皂。

宝宝洗涤用品的无害成分

无害成分	益处
活性 添加剂	● 无磷洗衣液表面活性剂中添加的是烷基苯磺酸钠，通常还含有聚羧酸盐 ● 它具有含磷洗衣粉同样的功效，对于婴儿的皮肤刺激较小，毒性也较弱
水解小麦蛋白	● 有助于缓解因洗涤造成的织物色彩暗淡（护色）

续表

无害成分	益处
天然皂基	● 通常采用植物性油脂，如棕榈油和椰子油制作而成 ● 皂基成分对皮肤清洁力强，但对无油皮肤伤害大，建议选用冷制皂（甘油多）
甘油	● 是一种保湿护肤成分，可以将水分留在角质层，让皮肤保持水润，隔绝外界刺激
各种植物抽取物	● 如芦荟、牛油果、金银花等，气味清新，成分天然，对衣物和宝宝皮肤没有伤害

宝宝洗涤用品的有害成分

有害成分	引发后果
色素	● 如果长期存留在宝宝的贴身衣物上，可能会对宝宝的皮肤造成刺激和损害
香精	● 香精会严重刺激宝宝的嗅觉神经和鼻腔黏膜，易诱发过敏性鼻炎
杀菌防腐剂	● 主要包括甲基异噻唑啉酮（MIT）、甲基氯异噻唑啉酮（CIT）和苯并异噻唑啉酮 ● 相比于其他噻唑类防腐杀菌剂，不含氯的防腐剂毒性小、致敏性最低，可以降解成水和二氧化碳，相比于其他杀菌剂可以称为绿色杀菌剂。但还是避免给宝宝使用
荧光剂	● 长期残留在衣服上，荧光剂被人体吸收后，不像一般化学成分容易被分解，一旦和人体中的蛋白质结合，需要通过肝脏的酶分解，会加重肝脏的负担 ● 如果宝宝身上有伤口，荧光剂和伤口处的蛋白质结合，还会阻碍伤口的愈合能力
漂白剂	● 漂白剂里面含有具有较强腐蚀性的次氯酸钙，与含有盐酸的物质一起使用会产生氯气 ● 可腐蚀皮肤、诱发癌症、导致中毒等
三氯卡班	● 宣传说对真菌、酵母菌和病毒具有高效抑杀作用。但据美国、韩国的科学实验显示与未添加此成分的洗涤用品并无多大差别 ● 有可能扰乱生物体内激素的分泌水平，进而导致细菌对药物产生抵抗力
磷（三聚磷酸钠）	● 具有络合钙、镁离子软化硬水的功效，不会起垢 ● 会直接刺激皮肤，产生灼烧疼痛的感觉，会造成宝宝皮肤瘙痒 ● 高磷洗衣粉已成为接触性皮炎、婴儿尿布疹等常见皮肤病的刺激源
四硼酸钠	● 俗称硼砂，具有中等毒性的表面活性剂，刺激皮肤、引起皮肤过敏，甚至干扰内分泌系统和生殖系统。我国《化妆品安全技术规范》规定不得用于 3 岁以下儿童使用的产品中

亲子关系

109. 刚出生的宝宝可以竖着抱吗

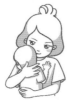

💧 短时间竖抱是可以的，5~10分钟就可以。

🐾 **科学养护：** 新生儿是可以竖抱的，竖抱可以逐渐训练宝宝头颈部的力量，也可以使宝宝开阔视野。但是竖抱要讲究方法，竖抱宝宝的正确姿势是用手臂、身体的力量给宝宝做支撑，同时双手护着宝宝的头颈部、背部、臀部，使宝宝身体不至于倾斜或拱着，头不会后仰，防止宝宝脖子太用力，造成颈椎压力，动作要轻柔缓慢，使宝宝感到安全和舒适，不要长时间竖抱，以免宝宝的脖子不舒服。

🚫 **错误做法：** 认为刚出生的宝宝不能竖着抱，会影响宝宝脊椎发育。

⭕ **引发后果：** 让宝宝整天仰望天花板，不利于视神经和智力的发育。

110. 可以将宝宝放到妈妈旁边睡吗

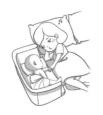

💧 父母应该让宝宝睡婴儿床，可以将宝宝的婴儿床放在父母的双人床旁。

🐾 **科学养护：** 不管从睡眠角度，还是从健康和安全角度，父母都应该让宝宝睡婴儿床。可以将婴儿床放在父母的双人床旁，这样既保证了宝宝有一个独立安全的空间，有利于早早培养宝宝的独立性，又方便妈妈喂奶和在宝宝哭闹时及时安抚。

🚫 **错误做法：** 有些妈妈为了方便照顾宝宝，夜里会把宝宝放在身边。

⭕ **引发后果：** 把宝宝放在自己的身边睡觉，看似可以方便照顾宝宝，实际上却非常影响睡眠质量，妈妈会在睡觉的同时随时担心自己会不会压到或者吵醒宝宝，变得小心翼翼。把宝宝放在大人身边，宝宝还会习惯性向有人的一面侧头，时间长了容易导致头部变形。

🌟 **特别提醒：** 有时宝宝夜里动一下，妈妈就赶紧拍一拍，这种做法反倒会把宝宝拍醒了。其实宝宝在睡觉过程中有一点动作、声音，或者是翻身、睁眼，并不代表已经醒了，也不需要回应和安抚。遇到这种情况妈妈可以先静观宝宝的状态。如果宝宝开始放声大哭或者因为身体不舒服而醒来，那就要及时安抚并检查宝宝的身体状况。

111. 宝宝一哭就需要马上哄哄吗

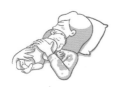

💧 试着让宝宝趴在妈妈胸口，感觉妈妈的呼吸和心跳。

🐾 **科学养护：** 新生儿哭大多是在表达他的需求。父母应立即给予回应，满足宝宝的需求。5个月以上正在训练自己入睡的宝宝，哭一小会儿也没有关系的，对宝宝身体不会有太大影响。安抚宝宝哭泣是每个妈妈每日必须面对的问题。有时宝宝不是因为饿了、尿湿了或者疲倦而哭，而是完全没有道理的哭泣，可以试着让宝宝趴在妈妈胸口，感觉妈妈的呼吸和心跳，能让哭闹的宝宝平静下来。或者有节奏地或左右或上下来回稳定地摇动宝宝，这种摇动和宝宝在妈妈子宫时的感觉很像，能让宝宝平静下来。

⊙ 错误做法：很多父母认为宝宝会哭坏嗓子，所以宝宝一哭闹就马上去哄或者制止。

⊙ 引发后果：宝宝往往通过哭闹来表达的自己的不舒服和诉求，适当的哭对宝宝是有好处的，不会哭坏嗓子或声带，反而会增进宝宝的肺活量，消耗掉一部分体力。盲目地不让宝宝哭，是在阻止宝宝表达和释放情绪，容易让宝宝产生心理问题。

🥄 科学养护：宝宝摔倒后不要急着抱起他，不能大呼小叫着急去抱，也不能完全不抱。应先观察，看看宝宝是否磕到了一些重要部位，如果只是简单摔着了，完全不用着急，鼓励宝宝自己站起来，这样有利于培养宝宝的独立和抗压能力。如果宝宝出现了摔伤，需要检查伤口是否严重，手脚是否扭伤，之后再把宝宝抱起。注意动作一定要轻柔，如果发现无明显外伤，等宝宝停止哭闹后，拿一个小玩具给他，观察他是否能用力，手指是否灵活。把宝宝放平，摸摸捏捏他的腿，看是否一捏就哭，如果是，先考虑扭伤或者骨折。如果疑似受伤，家长最好带宝宝去医院。如果宝宝一切正常，没有受伤，安抚宝宝后，可以鼓励宝宝继续活动。

⊙ 错误做法：宝宝摔倒后，家长心疼宝宝，担心宝宝摔疼了或者摔伤了，马上把宝宝抱起来，赶紧哄哄宝宝！

⊙ 引发后果：如果宝宝摔得很轻，会让宝宝变得经受不了一点挫折，养成对大人的依赖；如果摔得很重，家长轻易抱起，可能会加重宝宝的伤痛！

112. 宝宝摔倒后应该立即抱起来吗

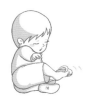

🥄 宝宝摔倒后不要急着抱起他，要先观察进行判断。

🥄 科学养护：如果嘴巴吧唧吧唧不停，那可能是饿了，如果不是，就摸下尿不湿，看是不是尿了或者拉了，如果都不是，那就可能是宝宝无聊了，需要有人陪。这时不用立马把宝宝抱起来，可以用言语哄哄、给一个鼓励和温柔的眼神，安抚一下宝宝的情绪；大一点的宝宝可以跟他沟通，实在无奈可以让他自己独处几分钟。

⊙ 错误做法：家长一听到宝宝哭了，非常心疼或者由于担心宝宝哪里不舒服，就赶紧把宝宝抱起来哄哄。

⊙ 引发后果：宝宝一哭家长就担心是因为哪里不舒服，然后就把宝宝抱起来，容易使宝宝产生依赖心理，一旦有情绪上的不满就哭闹，促使宝宝养成不好的习惯！

⊙ 特别提醒：家长要看场合、次数适当进行调整，切记自己的情绪不能失去控制，对宝宝大呼小叫，又打又骂，容易吓到宝宝，会对宝宝产生心理影响。

113. 如何辨别宝宝的哭声

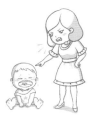

🥄 要观察宝宝的状态，切记情绪不能失去控制，对宝宝大呼小叫……

114. 男宝宝抱太多就会太依赖妈妈吗

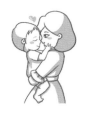

🐾 父母尽量地多抱抱男宝宝，不能刻意在他需要时不抱和远离。

🐾 **科学养护：**父母尽量地多抱抱男宝宝，不能刻意在他需要时不抱和远离。多抱有助于他以后的抗压能力的提高。随时让宝宝知道，他可以依赖妈妈，不需要掩盖自己脆弱的感情。多抱才能体现父母对宝宝的爱，他的自尊心和性别认同才会越健全。

🐾 **错误做法：**会有部分爸爸妈妈认为多抱男宝宝会让宝宝太过依赖妈妈，将来男孩会变成娘娘腔和"妈宝男"。

🐾 **引发后果：**男宝宝大脑和身体发育晚于同龄女宝宝，他们的情感比女孩更加脆弱，需要更多的关怀。男宝宝需要通过肌肤的触摸得到满足，如果没有获得满足，就没有足够的安全感，长大后只会掩盖自己脆弱的感情，容易养成孤僻的性格。

115. 可以不分场合逗得宝宝笑吗

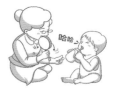

🐾 逗宝宝笑要适可而止，分清场合。

🐾 **科学养护：**逗宝宝笑要适可而止，分清场合，尤其像挠痒痒、举高高这样的动作，不要太频繁。因为它只是单纯地刺激宝宝，而不是提起宝宝的兴趣，也不能让宝宝从中得到锻炼，所以是意义不大的，爸爸妈妈不仅自己不要经常这样做，如果身边的人这样逗宝宝，还要及时制止。

🐾 **错误做法：**宝宝笑起来人见人爱，而且经常因为大人一个简单的动作就能一直被逗笑，一些爸妈会忍不住一直逗宝宝笑。

🐾 **引发后果：**宝宝吃东西或者喝奶、喝水时大笑，容易导致食物堵塞气管，还有可能因此窒息。长时间持续大笑，宝宝很容易缺氧，在持续的刺激下，精神一直处于亢奋状态，有可能损伤宝宝的脑功能，影响大脑正常发育。

🐾 **特别提醒：**有的宝宝总是一笑就打嗝，一方面是因为宝宝的膈肌发育不完善，一方面也是由于大笑时，无法很好地调节呼吸，吸入了大量的空气，肚子不舒服，开始打嗝。尤其是冬天天气较冷时，宝宝笑时吸入大量凉气，可能会出现咳嗽、肚子疼等症状。

116. 可以通过拍打宝宝后脑和后背引起关注吗

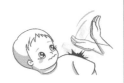

🐾 宝宝的后脑、后背忌用力拍打。

🐾 **科学养护：**宝宝的后脑、后背忌用力拍打。想要吸引宝宝的注意力，可以使用玩具或音乐等很多方法，如带声音或悬挂的玩具、颜色鲜艳的玩具、会发出声音的玩具等，不仅能引起宝宝关注，玩起来还有助于宝宝的视力、听力和思维发育。

🐾 **错误做法：**有的新手爸爸妈妈为了引起宝宝关注，有时会拍打宝宝的后脑或者后背。

🐾 **引发后果：**在后脑和脊椎骨的椎管内，有中枢神经和脊髓，如果用力拍打宝宝的后脑及后背，会产生压强和震动，很容易使宝宝的中枢神经受到损害，如果拍打力度过重，还会引起颅内血肿，会出现头痛、恶心、呕吐和昏迷等症状，抢救不及时的甚至会危及生命。

● **特别提醒**：在给年幼的宝宝选择玩具时，不要选择带棱角的玩具，也不要选择塑料味很重的玩具，如果是毛绒玩具要到大型商场选购，小市场有些玩具含有毒物质，不宜给宝宝玩。另外，不要选购带玻璃、易破碎的玩具，如果一不小心摔碎，碎片很容易导致宝宝受伤。

117. 嬉戏时可以摇晃和高抛宝宝吗

● **科学养护**：太小的宝宝或是身体有疾病的宝宝是不能摇晃和高抛的。为了保护宝宝的大脑，也不能抱着小宝宝旋转，不要让宝宝坐在大人膝盖上往后用力翻躺，不要过度依赖摇篮，要控制摇篮使用的时间与摇晃的程度。宝宝的脊柱发育完善后，宝宝也没有任何其他的不适状况，家长可以试探性地抱着宝宝轻轻抛起和转圈，如果宝宝有不适反应，要立即停止。

● **错误做法**：摇晃和高抛是最常见的哄娃方式，很多父母都喜欢把小宝宝抱在怀中不停地摇晃，或是把宝宝向上高抛又接住。

● **引发后果**：较小的宝宝头部的体积和重量占全身的比例较成人大得多，颈部对头部的支撑力很弱，难以承受较大幅度的摇晃和高抛的震动。摇晃和高抛很容易使宝宝脑震荡，有的还会引起视网膜毛细血管充血，甚至视网膜脱落等严重后果。

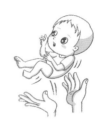

● 太小的宝宝或是身体有疾病的宝宝是不能摇晃和高抛的。

● **特别提醒**：抱着宝宝时，家长应以手掌支撑住宝宝的颈部。若使用背带，应选择适合月龄并要有支撑颈部的功能的背带，避免头部少了支撑力而摇晃。

118. 可以随便亲吻宝宝吗

● **科学养护**：一定不要让别人随随便便亲吻宝宝，尤其是生病的人或者是化妆的人。可以给宝宝准备一个专用的洗脸毛巾，不仅是晨起要给宝宝清洁，如果家里面有其他人来了，或者妈妈带宝宝出去玩了，都可以给宝宝擦擦嘴巴和脸蛋，以免细菌侵袭宝宝的皮肤。

● **错误做法**：大人们为了表达自己对宝宝的喜爱，经常会情不自禁地抱宝宝和亲吻宝宝。

● **引发后果**：跟大人相比，宝宝的免疫系统还很娇弱，很多成人身上携带的对自己不会产生严重危害的细菌，通过亲吻很容易传染给宝宝，导致宝宝生病。

● 一定不要让别人随随便便亲吻宝宝，尤其是生病的人或者是化妆的人。

119. 过早让宝宝分房睡有利于宝宝的成长吗

● **科学养护**：5 周岁之前不建议给宝宝分房睡，注意循序渐进。可以让宝宝单独睡一张床，慢慢跟宝宝分房睡。同房睡有利有弊，优点是宝宝容易入睡，增加亲密关系和安全感，就近照顾，方便喂哺，可持续刺激哺乳妈妈乳汁分泌，缺点是容易受干扰，影响睡眠质量，对父母产生依赖，影响夫妻亲密关系。分房睡时，可以在宝宝临睡前给宝宝讲故事，听宝宝主动讲述自己的所见与想法，直到宝宝入睡后再离开。也可以和宝宝共同装饰自己的房间，

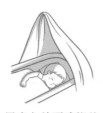

🐾 5周岁之前不建议给宝宝分房睡，注意循序渐进。

让宝宝成为自己房间的主人，让宝宝对自己睡觉产生期待，这样宝宝会更有安全感。在合适的时间做正确的事情，宝宝才能健康地成长。

😿 错误做法：家长为了培养宝宝的独立性，或因怕睡觉压着宝宝，担心感冒会传染给宝宝等原因，过早让宝宝分房睡。

🐱 引发后果：宝宝自理能力还不够完善，晚上容易睡不安稳，独自一个人睡在房间里容易让宝宝没有安全感。

室内环境

120. 家里绿色植物越多就越能清除雾霾吗

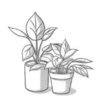

🐾 用绿植解决室内雾霾问题比较困难，需要空气净化等设备。

🐱 科学养护：在室内种植植物可以保持室内空气湿度，确实有降尘的作用，但指望用绿植解决室内空气污染问题比较困难。雾霾是空气中的微小颗粒，植物只能吸收气体，没有主动吸附颗粒的功能，灰尘颗粒只能沉积在植物的表面。如果想去除雾霾，还是要借助空气净化器等设备。购买时注意选择质量和品质有保证的品牌，不要因听信他人或价格便宜买些"三无"或假冒伪劣产品，这样既花了钱，也没有达到净化空气的目的。

😿 错误做法：为了抗雾霾，在家里种很多绿色植物！

🐱 引发后果：适当栽种绿色植物确实能够改善室内空气，但植物多了，家里的飞虫等也会随之增多，可能引起宝宝过敏等。

121. 冬天宝宝房间的门窗就应该紧闭吗

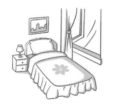

🐾 冬天，室内也应当保证开放清新。

🐱 科学养护：即使在冬天，室内也应当保证空气清新。室内多通风不仅能预防感冒，还可以减少病毒感染，冷空气的刺激更是有助于增强宝宝免疫力。一天应至少开窗通风3次，每次不少于15分钟。睡觉时窗户也应开条缝，但要避免对流风，更不要让风直接吹到宝宝身上。开窗通风前，要给宝宝做好保暖措施，可适当添衣，并注意不要让宝宝头部、手脚着凉，或暂时到其他房间休息。

😿 错误做法：冬天天气寒冷，很多父母习惯于紧闭门窗，尽量让宝宝所在的房间温暖一些。

🐱 引发后果：一个人在正常情况下每小时要呼出22升二氧化碳，消耗23升氧，如果通风不良，这些人体呼出的二氧化碳就会集聚在室内，而氧气则会缺乏。处于这样的环境下，大脑会因长期缺氧而出现心慌气短、眩晕头痛等不适症状，严重的还会影响婴儿的脑部发育。

122. 宝宝可以吹空调吗

🐱 科学养护：可以合理给宝宝居室使用空调，如将空调的温度维持在26℃左右，且排风口不要直接对着宝宝吹，或者可以选择一块挡风板，让空调的风先吹到挡风板上，弹回后再吹到宝宝身上，可以起到很好的缓冲作用。另外，使用空调前，务必要清洗空调的滤网等，因为空调用久了就会有好多灰尘或细菌留在滤网上，当空调打开时，就会随着空调风吹出来，造成空气污染。

- ⊛ 错误做法：有些家中的老人认为宝宝的身体娇弱容易着凉，即使高温天气也不能开空调。
- ⊚ 引发后果：夏天气候炎热，宝宝对于温度的适应性差，高温很容易造成中暑、脱水等情况，严重的甚至会引起猝死，还可能刺激呼吸道，引发哮喘，或导致痱子、湿疹等皮肤炎症。

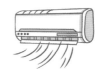

🐾 空调的排风口不要直接对着宝宝吹，使用前务必要清洗空调的滤网等。

- 🐾 科学养护：给宝宝使用电热毯，应在宝宝未睡前先打开，让它捂暖被。电热毯的温度一般控制在低温或中温，不要调到高温。在宝宝睡觉前 5 分钟关掉，关时最好是把电源插头拔下来。宝宝使用电热毯时，如果天气不是特别冷，可以先盖一些薄的透气性好的被子，等晚上时再换成厚的被子，这样可以帮助宝宝在睡觉时散热排汗。

123. 可以给宝宝开电热毯过夜吗

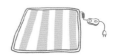

- ⊛ 错误做法：有些妈妈在冬天为了让宝宝睡在暖和的环境中，给宝宝开着电热毯过夜。
- ⊚ 引发后果：电热毯加热的速度很快，温度也很高，让宝宝直接使用电热毯，会使宝宝体内水分丧失，引起宝宝烦躁不安、哭闹不停，严重的还会造成脱水。给宝宝开着电热毯过夜更不可取，如果宝宝半夜尿床，很可能导致电热毯漏电，造成触电事故。

🐾 电热毯应在未睡前先开，睡时关闭。

- 🐾 特别提醒：如果温度确实太低或是实在担心宝宝半夜冷，需要整夜开着电热毯的，建议由妈妈使用电热毯，把宝宝放在妈妈的身边，切忌把宝宝直接放在电热毯上。

民间习俗

- 🐾 科学养护：不要给宝宝脖子上戴项链红绳等饰品，如果实在想戴着红绳，要将红绳系得松一些，并且尽量戴在脚上，让小宝宝的手够不到。等宝宝年龄大一点了，比如说满月、周岁等特别的日子，可以象征性地给宝宝戴上庆祝和拍照等，但是时间不宜太长。

124. 新生宝宝可以戴项链、系红绳吗

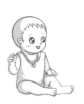

- ⊛ 错误做法：一些家长为图吉利，给新生宝宝的脖子上戴项链、红绳等饰品。
- ⊚ 引发后果：宝宝活泼好动，项链和红绳一旦被牵拉或卡住，会影响宝宝呼吸，严重时可能会导致窒息、危及生命。另外，红绳也容易吸收汗液和灰尘等，不利于宝宝健康。

🐾 不要给宝宝脖子上戴项链红绳等饰品。

125. 可以给宝宝"烧灯火"辟邪吗

🐾 不要轻信"烧灯火"这类偏方、土方。

🐾 **科学养护：** 不要轻信"烧灯火"这类偏方、土方，"烧灯火"辟邪这一说法没有任何科学道理，出于安全考虑，是绝不可以为了辟邪给宝宝"烧灯火"的。如果真的"烧了灯火"，一定要时刻观察宝宝的身体状况，如果出现异常，应该立刻带去正规医院的儿科进行医治。

⊛ **错误做法：** 有些人为求平安，将在桐油里浸泡过的棉线点燃后，点在宝宝的鼻尖和肚脐周围的各穴位。

⊛ **引发后果：** 新生儿皮肤娇嫩，各器官发育不完全，免疫力差。皮肤一旦被火烧破后，很容易造成细菌感染，引起败血症，危及生命，或引起化脓性脑膜炎等严重后果。

126. 可以用针挑破宝宝的马牙吗

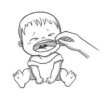

🐾 通常马牙自己会脱落，无需特殊处理。

🐾 **科学养护：** 大多数宝宝在出生后 4~6 周时，口腔上腭中线两侧和齿龈边缘出现一些黄白色的小点，很像是长出来的牙齿，俗称"马牙"或"板牙"，医学上叫作上皮珠。马牙并不是真正的牙齿，而是由上皮细胞堆积而成，无论形状、大小、结构都不像牙齿，也不能咀嚼食物。宝宝出生后几个月内，马牙会逐渐脱落，不需要特殊处理。但是个别宝宝会出现爱摇头、烦躁、咬奶头，甚至拒食，这是由于局部发痒、发胀等不适感引起的，必要时可以就医。

⊛ **错误做法：** 过去的老人认为宝宝长马牙不吉利，需要用针挑破或用青布蘸淘米水清洗。

⊛ **引发后果：** 新生儿自身的抵抗力差，用针挑破或是用布擦破马牙，容易造成口腔内出现创伤，细菌由创口进入体内，可能引起败血症，严重的甚至会危及生命。

第二篇　喂养习惯

　　本篇主要包括母乳喂养、配方奶粉喂养、营养辅食添加、其他营养素及餐具选择几大部分。其中，母乳喂养部分既包括母乳营养成分分析，又包括极容易忽视的母乳储用等内容；配方奶粉喂养部分主要围绕着奶粉的选择与冲泡等家长更为关注的问题进行说明，同时也为家长解答了奶瓶的选择与使用等疑难问题；营养辅食添加部分按照营养成分的大类进行展开介绍，如淀粉类、蛋白质脂肪类、蔬菜水果类等；其他营养素部分与宝宝的生长发育密切相关，此部分将着重讲解钙和锌的补充。

　　本篇从家长在喂养过程中极易忽视或走入误区的问题入手，提出科学可行的养护建议，并着重对乳房按摩、喂养方法、进餐及筷子使用等步骤进行详细科学的图文结合介绍，同时结合每个部分的焦点问题，如母乳的收集、储存和使用，奶瓶和餐具的选择，加工类零食的影响及选购，矿物质元素与成长发育等进行专业、全面、易懂的指导说明，使家长可以充分掌握喂养方法，顺利养成科学的喂养习惯。

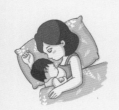 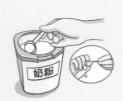 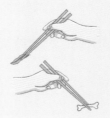 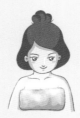

【科学养护步骤】新手妈妈乳房按摩

新手妈妈常见的乳腺问题

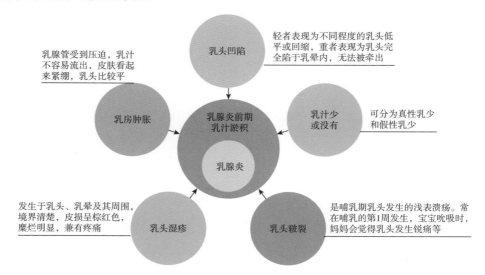

乳头凹陷

轻者表现为不同程度的乳头低平或回缩，重者表现为乳头完全陷于乳晕内，无法被牵出

乳腺管受到压迫，乳汁不容易流出，皮肤看起来紧绷，乳头比较平

乳房肿胀

乳腺炎前期乳汁淤积

乳汁少或没有

可分为真性乳少和假性乳少

乳腺炎

发生于乳头、乳晕及其周围，境界清楚，皮损呈棕红色，糜烂明显，兼有疼痛

乳头湿疹

乳头皲裂

是哺乳期乳头发生的浅表溃疡。常在哺乳的第1周发生，宝宝吮吸时，妈妈会觉得乳头发生锐痛等

乳房肿胀的按摩护理

步骤一：

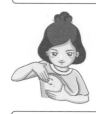

- 妈妈的左手托住乳房，右手四指从乳房外上、外下缘向乳头方向抹推3次。

步骤二：

- 妈妈的右手托住乳房，左手四指从乳房外上、外下缘向乳头方向推抹3次。

步骤三：

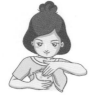

- 妈妈的左手托住乳房，右手四指从乳房内上、内下缘向乳头方向抹推3次。

步骤四：

- 妈妈的右手托住乳房，左手四指从乳房内上、内下缘向乳头方向抹推3次。

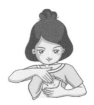

乳头凹陷的按摩护理

妈妈可从怀孕8个月开始矫正。

步骤一：乳头伸展

- 妈妈将两拇指（或食指）平行放在乳头两侧。
- 慢慢由乳头向两侧外方拉开，牵拉乳晕皮肤及皮下组织，使乳头向外凸出。
- 以同样方法向上、下纵行牵拉。
- 每日2次，每次5分钟。

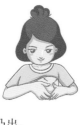

步骤二：乳头牵拉

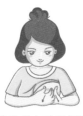

- 妈妈用一手托住乳房，另一手拇指、中指和食指捏住乳头，轻轻向外牵拉，并左右捻转乳头。
- 严重凹陷的，可通过手动或电动吸奶器，利用负压原理将乳头吸出，可持续或短暂吸拉乳头。
- 每日 2 次，每次重复 10~20 次，双侧交替进行。

步骤三：乳房按摩

- 妈妈用手掌侧面轻轻按摩乳房，露出乳头，围绕乳头均匀按摩，每日 1 次，每次 5 分钟。
- 每日用清水（忌用肥皂或酒精之类）轻轻擦洗、挤、捏乳头。
- 也可用乳头矫正器矫正乳头内陷。

步骤四：哺乳前准备

- 妈妈要在哺乳前用温热毛巾敷乳房、乳头 3~5 分钟，柔和按摩乳房，同时捻转乳头，引起喷乳反射，使乳头凸起。
- 或利用吸奶器，使乳头凸起再哺乳宝宝。

催乳的按摩护理

步骤一：促进乳腺管通畅

- 妈妈用拇指、食指、中指的指腹面顺乳腺管走向进行纵向来回按摩。

步骤二：使乳晕、乳窦变柔软

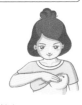

- 妈妈用拇指、食指、中指在乳晕部四周进行 360 度旋转按摩，手可以不断地变换方向。由于乳晕部的乳窦较硬，故需按摩时间较长。

步骤三：加强泌乳反射

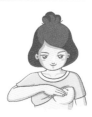

- 妈妈用拇指、食指、中指从乳晕部向乳头方向挤压，挤压时可以想象婴儿在吸奶，将按摩的三指想象成宝宝吸奶的小嘴巴。

乳头皲裂的按摩护理

步骤一：哺乳前热敷

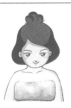

- 喂奶前先用热毛巾敷一下，并按摩乳房刺激排乳反射，然后挤出少量乳汁涂在乳头上。

步骤二：哺乳时吸未皲裂的乳头

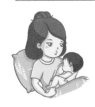

- 哺乳时让宝宝先吸乳头未发生皲裂的乳房，要让宝宝含住乳头及大部分乳晕，并经常变换喂奶姿势。

步骤三：哺乳后涂抹乳头

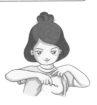

- 哺乳后挤出一点奶水涂抹在乳头及乳晕上，乳汁中的蛋白质能促进乳头破损的修复。

步骤四：疼痛严重时暂停哺乳

- 伤口疼得厉害时可暂停母乳，用吸奶器及时吸出乳汁，或用手挤出来喂，以减轻炎症反应。

步骤五：经久不愈看医生

- 伤口经久不愈要及早去看医生，也可用红霉素软膏在两次哺乳间涂抹。

乳汁淤积的按摩护理

步骤一：不可抓挠

- 不可搔抓，且日常勤用温水清洗，切忌用碱性肥皂。

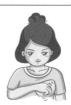

步骤二：饮食清淡

- 不饮酒，不喝浓茶、咖啡。

- 不吃酸、辣菜肴或其他刺激性食物。

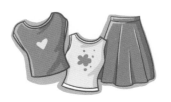

- 忌食海鲜等容易引起过敏的食物。尽量吃一些清淡去湿的食物，如苦瓜等。

步骤三：保持环境清洁

- 保持室内温度、湿度适宜，床单、被套、枕巾要经常换洗，保持清洁，以免居家环境过潮导致细菌病毒滋生，引起湿疹的发生和加重。

步骤四：勤换洗衣物

- 保持身体干净清爽，选择穿棉质衣物。

【科学养护步骤】母乳喂养方法

适用情况

适用	不适用
•宝宝：0~24个月的宝宝，未出现不适宜哺乳的症状。 •妈妈：没有不适宜哺乳的症状出现。	•妈妈：情绪剧烈波动后；剧烈运动后；刚洗完澡后；服药后；处于细菌或病毒急性感染期；其他严重疾病，如严重心脏病、肾病、急性病传染期等。 •宝宝：患有半乳糖血症；患有枫糖糖尿病。

哺乳次数和哺乳量

0~24 个月宝宝的哺乳量

年龄	每日哺乳量	每次哺乳量	喂养建议
0~1个月	－	30~60毫升	纯母乳喂养，按需哺乳，每天不少于8次
0~3个月	500~750毫升	约150毫升	纯母乳喂养，按需哺乳，每天6~7次
4~6个月	800~1000毫升	约200毫升	开始添加辅食，每天哺乳5~6次
7~9个月	约800毫升	200~250毫升	添加辅食，每天哺乳3~4次
10~12个月	600~800毫升	约250毫升	添加辅食，每天哺乳2~3次
12~24个月	360~500毫升	约250毫升	添加辅食，可哺乳与配方奶混合，每日2次

说明：哺乳量为宝宝日常喝入的全部奶量，如果妈妈奶水不足，需要用配方奶粉进行补充，哺乳量即为母乳和配方奶粉的总量。

喂养步骤

步骤一：哺乳前清洁

- 给宝宝哺乳前，应清洗双手。
- 再用温水清洗乳头、乳晕，也可用脱脂棉蘸温开水擦净乳头、乳晕。
- 先挤出几滴奶，将乳腺管顶端的脏物排掉。

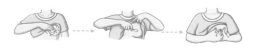

步骤二：哺乳姿势选择

- 将宝宝抱起，妈妈可以躺着或坐着哺乳，只要觉得舒服就可以。

方式 1：躺着哺乳

- 一般来说，分娩后的第一天妈妈会很累，这个时候一般建议妈妈躺着哺乳。

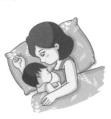

方式 2：坐着哺乳

- 坐着哺乳一般是在宝宝出生一段时间以后。

步骤三：开始哺乳

方式 1：躺着哺乳

- 妈妈要侧着身体，让宝宝的身体也侧着和妈妈面对面。

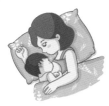

- 让宝宝躺在妈妈胳膊上，鼻头对着妈妈的乳头，妈妈紧紧搂住宝宝的臀部。
- 哺乳时，妈妈一定要使宝宝含住大部分的乳晕。
- 还要用手把乳房 C 字形托起，而不要用手夹着乳头往宝宝嘴里放，否则会把乳头上下的乳腺管堵死，影响宝宝吸吮。
- 要避免乳汁由宝宝的耳咽管进入中耳而致中耳炎。

方式 2：坐着哺乳

- 可放 1~2 个枕头在腰背部和膝下，可以尽量舒服些，否则时间久了容易疲劳。

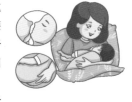

- 如果坐在椅子上喂，最好坐在沙发这些比较舒服的地方，也可拿枕头垫在腰背部和宝宝下面，或一只脚踏在小凳子上，使大腿抬高，让宝宝斜身躺在妈妈腿上，头枕在妈妈的胳膊上，一只手托着宝宝的臀部，让宝宝的肚皮和妈妈的肚皮紧贴着，宝宝的鼻头对着妈妈的乳头。

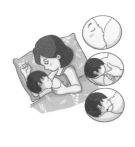

- 妈妈另一只手托着乳房，让宝宝含住大部分乳晕及头，能自由地用鼻呼吸。妈妈在托乳房的同时应用食指、中指轻夹乳晕两旁，以免宝宝吸乳时流乳太急，呛入气管。

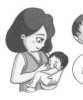

注意事项

- 哺乳时应做到两侧乳房轮流排空，每次应先吸空一侧，然后再吸另一侧，下次再从另一侧开始吸起，轮流交替。
- 妈妈每次哺乳时间在 15~20 分钟。哺乳时间不宜过长，否则宝宝吃空奶就会吸进较多空气，容易引起腹疼或呕吐。

母乳喂养

母乳营养

127. 可以给宝宝喝妈妈的初乳吗

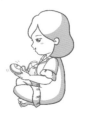

🐾 初乳可以增强宝宝体质。

🐾 **科学养护：** 宝宝刚出生时，妈妈在下奶后的日子里，容易遇到生理性涨奶并挤掉一些初乳，这是很可惜的。在下奶后，当遇到生理性涨奶时，可以让宝宝多吮吸，以尽量把宝贵的初乳都吃到，这将可以大大提高宝宝的免疫力。在涨奶厉害时，用凉水浸过的毛巾冷敷，可以减少乳汁的分泌，减缓涨奶的疼痛。

⊗ **错误做法：** 初乳颜色多偏黄，有些人会以为这是产妇刚开奶不卫生的缘故，要把初乳挤掉后再给宝宝哺乳。

◉ **引发后果：** 初乳中含有非常高的免疫球蛋白，还含有大量的免疫物质，能增强宝宝的免疫力，极其宝贵，甚至有一种说法是"初乳赛黄金"。不让宝宝喝初乳，新生儿就无法具有相应的防感染能力，更容易生病。

128. 奶水太稀就可以不喂母乳吗

🐾 母乳分前后奶，前奶稀而后奶稠些，喂养时间要充分。

🐾 **科学养护：** 母乳喂养分前奶和后奶，前奶通常呈淡乳白色，比较稀，成分大部分是水，主要是给宝宝补充水分。后奶一般呈乳白色或淡黄色，比较浓稠，脂肪、维生素、蛋白质等营养相对前奶要多一些，主要是给宝宝补充营养，宝宝吃到后奶也更容易感到饱腹。哺乳要保证足够的吮吸时间，吃空一侧再吃另一侧，不要频繁更换侧位顺序，以保障宝宝能吃到后奶。

⊗ **错误做法：** 有些新手妈妈看见自己的奶水比较稀，总感觉宝宝吃得不饱，会给宝宝补充配方奶粉或是干脆直接使用奶粉喂养。

◉ **引发后果：** 奶水无论稀还是稠，无论白还是黄，只要是身体健康的妈妈产生的母乳，都拥有任何奶粉无可比拟的营养价值并且足够让宝宝健康成长。觉得宝宝吃不饱，而改吃配方奶粉的，反而减少了宝宝能吸收到的营养，不利于宝宝的生长发育。

129. 母乳不足就可以放弃哺乳吗

🐾 母乳里面含有很多营养成分，放弃哺乳可能会使宝宝和妈妈的免疫力低下。

🐾 **科学养护：** 母乳清洁、没有细菌污染，母乳中还含有抗体，能使宝宝免于感染，因此吃母乳的宝宝比较少生病。宝宝的吮吸是最好的生产力，会使奶水变多起来。妈妈要保证合理饮食、充足睡眠、良好的心态；同时每天的水量要补充到位。在月子期间，千万不要因为喝了很多汤水就不饮水了。汤水较油腻，身体难以直接吸收，白开水能很快被身体吸收，液体能帮助乳汁流动，产奶也会增加。

⊗ **错误做法：** 家长认为母乳不足，宝宝吃不到足够的奶，干脆放弃母乳喂养，全部使用奶粉，认为这样才能让宝宝吃得好，更健康！

◉ **引发后果：** 母乳里面含有很多营养成分和抗体，放弃母乳喂养可能会使宝宝免疫力下降。妈妈也容易受疾病的侵扰，子宫恢复比较慢！

● 特别提醒：奶水不足往往是以下几个原因：宝宝吸吮姿势不正确、母亲营养不良、休息不好、有疾病或服用药物，不适当地加辅食、母亲哺乳次数过少，宝宝的口腔运动功能不良。针对这些原因，妈妈可以做出相应的改变，来增加自己的乳汁产量。

130. 妈妈只有大补才有充足的乳汁吗

● 科学养护：产后第一周应该饮食清淡，少吃多餐，不要乱补。产后第二周宝宝食量加大，妈妈体力恢复，可以适量进补汤水食物，如鲫鱼汤、黄花汤、猪脚汤等，奶水自然就会多起来了。除了适时适量地保证健康营养的饮食，妈妈还应保持愉快的心情、良好的睡眠，还可以通过按摩促使乳汁分泌。

● 错误做法：在传统的观念中，奶水不足与营养不够有很大关系，很多家庭都会给产妇吃各种滋补品。

● 引发后果：如果分娩后马上大补，过多饮用高脂肪浓汤，大量脂肪可能引起肠胃道胀气等不适，加上宝宝吮吸力度不足，奶水反而下得慢。

产后第一周应该饮食清淡、第二周适量进补汤水食物。

● 特别提醒：不少蔬菜也有良好的催乳作用。如金针菜有利湿热、宽胸、利尿、止血、下乳的功效，产后乳汁不下的，用金针菜炖瘦猪肉食用极有功效。茭白有较好的催乳作用，可与猪蹄、通草一起煮。莴笋也有通乳功效，产妇奶水少时可食用莴笋烧猪蹄。另外，黄豆芽有益气和中、生津润燥、清热解毒的功效，也是一种催乳食物。

131. 哺乳半年后母乳就没有营养了吗

● 科学养护：1岁内宝宝主要的营养来源都是母乳，而不是辅食，所以妈妈还是要把喂养宝宝的重心放在母乳上。每天让宝宝多吮吸，才能保证母乳充足。如果奶水有富余，妈妈可以用吸奶器吸出来，放进一次性储奶袋，储存在冰箱中，留着下次给宝宝喝。千万不要把营养丰富的后乳"埋葬"在乳房内。

● 错误做法：坊间有一些传言，认为母乳6个月以后就没有营养了，应该断奶并给宝宝换奶粉。

● 引发后果：6个月之后，宝宝开始接触辅食，随着吮吸母乳的次数减少，妈妈分泌的母乳自然随之减少、变稀，但营养并没有减少。相反的，母乳的营养稳定，这时候断奶或改喝奶粉，宝宝不能从母乳中吸收到丰富的营养，反而会影响生长发育。

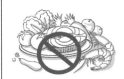

1岁内宝宝主要的营养来源都是母乳，而不是辅食。

● 特别提醒：美国儿科学会建议，给宝宝吃母乳至少要吃到宝宝1岁左右，有条件的妈妈，可以给宝宝喂母乳到2岁。

132. 宝宝吃母乳越多就越有利于成长吗

● 科学养护：给宝宝哺乳提倡按需喂养，同时注意喂养时间。母乳喂养，通常白天可以2~3小时喂一次，夜晚间隔可适当延长，可以4~5小时喂一次。人工喂养，不同年龄的宝宝需求也不一样，

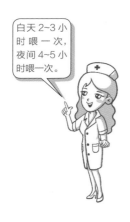

白天 2~3 小时喂一次，夜间 4~5 小时喂一次。

应该掌握宝宝正常的奶量。具体奶量可以在宝宝需求上有所增减，但一般建议不要超过 1000 毫升。

错误做法： 认为宝宝正在长身体，喂得越多，营养才能跟得上，才能更好地生长发育，于是给宝宝喂奶喂很多。

引发后果： 由于宝宝还无法反馈自己有没有吃饱，家长如果单方面给宝宝喂过多的奶，容易导致宝宝体重增长过快，引起肥胖。小儿肥胖会增加患高血压、糖尿病等多种疾病的风险。

特别提醒： 有的家长可能不知道自己的宝宝到底应该喂多少，发育正不正常，实际上，一个健康的宝宝每月体重应增加 500~1000 克。如果宝宝每个月体重增长在正常范围内，那就说明喂养量没有问题。

133. 同餐混合喂养，宝宝才会饱吗

科学养护： 正确的混合喂养方法是：一次只喂一种奶，一顿喂母乳就全部喂母乳，即使没有吃饱，也不要马上喂奶粉。但下一次喂奶的时间可以提前。如果上一顿没有喂饱母乳，下一顿一定要喂奶粉并让宝宝吃饱；如果上一顿宝宝吃得很饱，到下一顿喂奶时间时妈妈感觉到乳房很胀，这一顿仍可喂母乳，以及时排空和刺激乳房，保障妈妈乳汁的分泌。

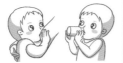

错误做法： 母乳不足的宝宝多半会采取混合喂养的方式，有时吃着吃着母乳不够了，为了让宝宝吃饱，妈妈会再冲奶粉继续喂。

引发后果： 混合喂养是在确定母乳不足的情况下，用其他乳类或代乳品来补充喂养宝宝。母乳和奶粉消化所需的时间不同，在同一餐里同时喂养不利于宝宝消化，也容易使宝宝对乳头产生错觉，可能引发厌食奶粉，拒绝奶瓶喂养等情况。

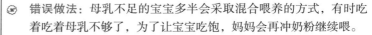
一次只喂一种奶，或纯母乳，或纯奶粉。

特别提醒： 母乳不足的客观指标有两条：一是宝宝尿少且浓，每天少于 6 次；二是宝宝每个月的体重增长不良，6 个月以内的宝宝每月增长不足 500 克。如果有以上两种情况存在，可判断为母乳不足，需要适当添加配方奶粉作为补充。

134. 宝宝咬乳头就可以断奶了吗

科学养护： 1 岁以前的宝宝，乳汁还是重要的营养来源。如果采用正确的母乳喂养方式，宝宝就不大可能会咬到乳头。宝宝如果吃奶时咬奶头，妈妈可以捏一下他的鼻子，宝宝嘴就松了。长牙期间可以给宝宝补充钙剂，妈妈平时要多吃花生、菠菜、大豆、鱼、海带、骨头汤、核桃、虾和海藻等食物。

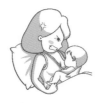

母乳是 1 周岁以内宝宝重要的营养来源，咬乳头也不可断奶。

错误做法： 有的妈妈看到宝宝第一颗牙齿出现，就给宝宝断奶，担心自己的乳头或乳房被咬伤。

引发后果： 宝宝在长牙时，有可能难受、躁动不安，有的宝宝长牙还会发烧，要是一下子断了母乳，断奶时宝宝的免疫力降低，稍不注意就会生病，因此长牙时断奶是不合适的。

👍 **科学养护**：蔬菜水果中的维生素 C 对皮肤和黏膜组织的修复非常重要，而新妈妈要愈合产道伤口以及剖宫产的伤口，摄入蔬菜水果是必需的。特别是橙黄色果蔬中的胡萝卜素能在体内转化为维生素 A，对产道黏膜的健康和乳汁分泌都十分重要。蔬菜更是要多吃，不但能供应泌乳所需要的多种维生素和矿物质，也可以补充膳食纤维，预防痔疮和便秘。

🚫 **错误做法**：有观念认为果蔬寒凉，给哺乳妈妈吃果蔬，宝宝容易腹泻，妈妈也会受寒血瘀，不利产后恶露排出。

⚠️ **引发后果**：产后妈妈不吃果蔬，只吃荤类食物，容易内热上火，口舌生疮，大便秘结或痔疮发作。

135. 哺乳期妈妈吃果蔬就会受寒血瘀吗

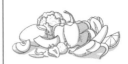

👍 蔬菜水果对产后伤口恢复有帮助。

👍 **科学养护**：哺乳期减肥是可以的，但是要看通过什么方式。一定要按科学方法进行，因为哺育任务才是重中之重，正是需要补充营养时，不能用节食的方法进行减肥。哺乳期既要保证营养摄入充分，也要避免营养过剩。蛋白质、碳水化合物及脂肪类食物要搭配好，尽量不吃或少吃甜食、油炸食品、动物油、肥肉、动物内脏等高热量食物。

🚫 **错误做法**：为了早日恢复身材，有的妈妈在哺乳期就开始节食。

⚠️ **引发后果**：生产后身体十分虚弱，盲目节食减肥，会导致身体恢复慢，乳汁分泌也越来越少，严重的还可能引发各种并发症。

136. 哺乳期可以通过节食减肥吗

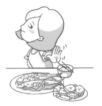

👍 哺乳期切不可用节食的方法减肥。

👍 **科学养护**：研究证实，适当的运动和饮食控制是不会影响母乳的质和量的。因此，哺乳期是可以减肥的。哺乳期减肥，不能粗暴采取"饥饿"的方式，不能单纯靠节食来达到减肥的目的。哺乳期的女性应该采取饮食控制＋适量运动的方式减肥。通过改变自己的饮食习惯，并找一项适合自己的运动长期进行才是最佳的减肥方式。补充蛋白质类食物对于新妈妈身体恢复及保证母乳足量分泌极为重要，因此建议哺乳期妈妈尽量选择鱼类、瘦肉类或禽类等蛋白质含量高而脂肪含量低的食物。少食多餐一定程度上也有助于减肥。另外，散步、慢跑等不仅可以帮助减肥塑身，一定程度上还可以帮助产后身体复原。

🚫 **错误做法**：认为在哺乳期减肥奶量会减少，所以需要补充大量营养丰富的食物！

⚠️ **引发后果**：哺乳期不控制体重，反而增大营养摄入，身材会走形，身体素质也会下降。

137. 哺乳期减肥就会引起奶量减少吗

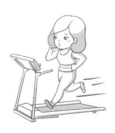

👍 哺乳期可以采取饮食控制＋适量运动的方式减肥。

👍 **科学养护**：女性来月经是一种正常的生理现象，出血的本质是子宫内膜脱落，经期哺乳并不会对宝宝有任何影响。如果妈妈月经期不给宝宝哺乳，宝宝很可能会吃不惯其他食物，进食减少从而

138. 妈妈经期可以给宝宝哺乳吗

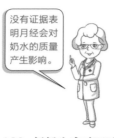

没有证据表明月经会对奶水的质量产生影响。

导致营养跟不上。经期哺乳的妈妈营养流失大，应注意补充营养及水分，以免影响自身健康。

⊗ **错误做法：** 有人认为妈妈来月经是身体在"排毒"，奶水"脏"，没有营养，不能给宝宝喝！

◉ **引发后果：** 宝宝喝不到母乳，又喝不惯奶粉，引起哭闹，营养跟不上，对身体发育不好。

139. 妈妈生病时可以给宝宝哺乳吗

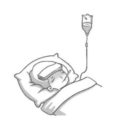

👍 如果妈妈生病不重可考虑哺乳，很严重就要停止哺乳了。

👍 **科学养护：** 妈妈生病是否能够哺乳也要分情况。如果妈妈只是一些小毛病，完全可以不用停止母乳喂养。当妈妈感冒发烧，乳腺发炎时，只要病情不严重，不是急性传染病，完全不会影响到宝宝，也可以正常进行母乳喂养。如果妈妈有活动肺结核、病毒感染、肝炎时，需要停止母乳喂养，因为这些细菌或病毒可以通过母乳传染给宝宝。如果妈妈有甲亢，产后精神障碍，心功能有问题等情况时，也不建议妈妈给宝宝哺乳。

⊗ **错误做法：** 觉得妈妈生病了，容易将疾病传给宝宝，所以在生病时就不给宝宝喂奶了。

◉ **引发后果：** 突然一下子停止母乳喂养，宝宝会不适应，影响宝宝的营养摄入，不利于宝宝的生长发育。

🐾 **特别提醒：** 妈妈在哺乳期生病时，千万不要擅自做主乱吃药，一定要咨询医生，因为很多药物可以通过乳汁进入宝宝体内。

母乳储用

140. 母乳可以不分日期存放吗

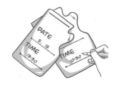

👍 不同日期母乳应分开存放，确认密封容器上标签注明日期和时间。

👍 **科学养护：** 不同日期的母乳应分隔开存放；确认在密封容器上注明日期和时间。首先，尽可能使用新鲜母乳；其次，先使用日期最久的母乳（具体见第116页"专业小讲堂：母乳的收集、储存和使用"）。

⊗ **错误做法：** 有些妈妈为了方便，将所有挤好的母乳不分日期直接放到储存室或冰箱里。

◉ **引发后果：** 母乳和其他食品一样，都有保质期。如果不分类存放，会影响母乳质量，对宝宝的身体健康也有影响。

🐾 **特别提醒：** 已经解冻过的母乳不要再次冷冻，有效时间内没有喝完的母乳应丢弃。通常，母乳冷冻可保存3个月左右，如果冷冻条件好、不常开关，可保存6个月。

141. 可以用100℃的开水温奶吗

👍 **科学养护：** 在加热储存的母乳时，有些妈妈一时心急而使用高热的水进行温奶，这是不对的。通常，使用恒定温度40℃为佳，不烫不凉，营养流失少，而且入口刚刚好。最好购买一款温奶器，温奶器可以保持温度恒定，还能减少妈妈的工作。

⊛ **错误做法**：以为温奶就只是把母乳加热即可，为了更快地温奶，有的妈妈使用 100℃ 的开水温奶或者把母乳直接高温煮沸然后冷却。

◉ **引发后果**：这些做法都是不可取的。母乳中含有多种营养元素，这些营养元素多不耐热。如果温度过高，母乳中的营养成分也会因受热而发生变性，使母乳的营养大打折扣。

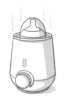

🖐 不要用开水温奶，可选择温奶器。

🖐 **科学养护**：尽量不用微波炉加热母乳，较好的方法有：①隔水烫热法。如果是冷藏母乳，可以放进低于 50℃ 的温热的水中浸泡，在浸泡时要不时地摇晃容器使母乳受热均匀，同时也使母乳中的脂肪混合均匀。如果是冷冻的母乳，要自然解冻或泡在冷水中解冻，然后再像冷藏母乳一样加热。如果加热后的母乳宝宝没有吃完，就不要再保存了。②温奶器加热。把温奶器的温度设定在 40℃，隔水加热母乳，温度更容易掌握。

⊛ **错误做法**：有些妈妈为了方便，直接把储奶袋或奶瓶从冰箱里拿出来就放进微波炉加热了。

◉ **引发后果**：微波加热会造成母乳中部分营养成分的变质或流失，如不耐热的维生素等。使用微波炉加热母乳，还可能导致母乳受热不均或过烫。

142. 可以用微波炉加热母乳吗

🖐 微波炉加热会减少甲型免疫球蛋白及维生素 C 的含量。

🖐 **科学养护**：在加热母乳时，稍微留点缝隙会更好，以防出现瓶盖或储奶袋炸开的情况；而且奶液也不宜过满，以防奶液漏出。另外，对于需要加水的温奶器，不要将奶瓶平躺或斜躺，否则，水会渗入到奶瓶中，稀释奶液事小，威胁宝宝健康事大。

⊛ **错误做法**：有的妈妈认为温奶时要盖紧奶瓶盖，这样才能保证母乳干净，不被污染。

◉ **引发后果**：根据热胀冷缩的原理，如果奶瓶或是奶袋中的母乳比较满，且处于密封的情况下，在持续加热后，容易出现母乳溢出或是瓶盖、储奶袋炸开的情况。

143. 温奶时可以密闭瓶盖吗

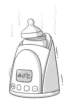

🖐 在加热母乳时，稍微留点缝隙会更好。

【专业小讲堂】母乳的收集、储存和使用

母乳的收集方法

母乳收集方法有手挤和使用吸奶器两种，目前多选择电动吸奶器。

方法一：手挤	方法二：电动吸奶器
（1）彻底洗净双手 （2）坐或站均可，以自己感到舒适的姿势为宜 （3）刺激喷乳反射 （4）将容器靠近乳房，拇指及食指放在距乳头根部2厘米处，二指相对，其他手指托住乳房 （5）用拇指和食指向胸壁方向轻轻下压，不可压得太深，否则将引起乳腺管阻塞 （6）压力作用在乳晕下方的乳窦上 （7）反复一压一放，操作中不应引起疼痛，否则表明方法不正确 （8）依各个方向按压所有乳窦，手指不可在乳房上滑动	（1）吸奶前洗净双手 （2）先刺激引发喷乳反射 （3）使用尺寸合适的吸乳护罩 【提醒】若出现以下问题，则表示尺寸可能不适合：①乳头不能在管道内自由移动；②没有乳晕组织被拉入吸乳护罩的管道内；③乳头常有疼痛感；④不能排空乳房 （4）将乳头放置于吸乳护罩中心部位，手掌托住乳房和吸乳护罩，保持其密封性，但注意避免用力压迫乳房，以免影响乳汁流出 （5）打开电源

母乳的存储方法

1. 存储容器的选择

储奶容器主要有储奶瓶和储奶袋，二者既有优点也有缺点，综合比较，建议家长长期多量冷冻储奶可选择储奶袋，短期少量室温、冷藏储奶可选择储奶瓶，尽量选择玻璃材质。

类型	材质	图示	优点		缺点
储奶瓶（杯）	玻璃		● 形状固定、不会洒出，外出携带方便 ● 省时省力，可直接与吸奶器、奶嘴配套使用，无需转换容器 ● 可重复使用，经济环保 ● 可室温、冷藏存储	● 可直接加热 ● 更加安全	● 易碎，形成危险 ● 较PP奶瓶重 ● 一般不可冷冻
	PP+硅胶			● 重量稍轻，更便于携带	● 不能直接加热 ● 一般不可冷冻储存 ● 有些宝宝对塑料敏感
储奶袋	PE+PET		● 随奶量定形，存放时节省空间 ● 便于填写日期、姓名等标签 ● 冷藏、冷冻均可 ● 目前有些产品可与温奶器、奶嘴配套		● 需换其他容器喂，母乳会损失 ● 解冻后仅可一次性使用，不环保

2. 母乳的存储时间

不同的温度下母乳的存储时间是不一样的，下表是母乳的存储时间、温度建议。

母乳类型	存储方式	存储温度	可存储时间
● 常温解冻的	室温	23~27℃	马上饮用
	冷藏	0~4℃	4小时
● 冷藏解冻的 ● 喝剩的	室温	23~27℃	2~4小时
	冷藏	0~4℃	24小时

续表

母乳类型	存储方式	存储温度	可存储时间
● 新挤出的	室温	23~27℃	4~6 小时
		16~22℃	10 小时
		<15℃	24 小时
	冷藏	0~4℃	8 天
	冷冻	≤ 0℃（经常打开）	3~4 个月
		≤ 0℃（基本不打开）	6 个月

3. 母乳的存储方法

建议事项	避免事项
● 未食用完的母乳需要尽快冷藏保存、避免冷冻 ● 长期多量冷冻储奶选择储奶袋，短期少量室温、冷藏储奶选择储奶瓶 ● 标明日期及时间，保证在可存储时间内使用 ● 待母乳变凉些再冷藏 ● 使用储奶袋时，先将袋内多余空气慢慢挤出，再压紧密封条。倒着放入储存室 ● 将新挤出的奶放里侧（后喝），旧奶放外侧（先喝）	● 超过 24 小时以上收集的母乳必须分开保存，不要混合 ● 请勿将母乳存放在冰箱或冰柜内侧，以免与冰箱内壁粘连。也不建议存在门旁，以免影响存储温度 ● 冷冻母乳时，存储容量不得超过 3/4 以上（刻度限位），防止冷冻时储奶容器胀开 ● 不得将解冻喝剩下的母乳二次冷冻储存

冷冻母乳的使用方法

使用步骤	图示	具体内容	注意事项
步骤一：解冻	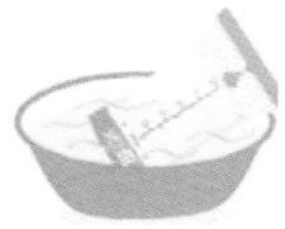	● 方法 1：放在冷藏室（0~4℃）解冻 ● 方法 2：放到流动的冷水下解冻 ● 方法 3：放到 40℃ 左右的温水中解冻	● 禁止使用微波炉或超过 40℃ 的水加热，会破坏母乳营养成分，或局部过热、烫伤宝宝 ● 解冻后的母乳会出现分层、变蓝黄等色，属于正常现象 ● 解冻后的母乳要确保达到适合宝宝饮用的温度
步骤二：轻轻摇晃	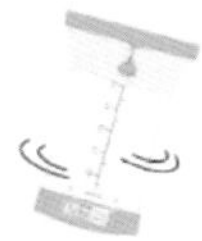	● 轻轻摇晃储奶袋或储奶瓶，使奶混匀 ● 观察奶的分层程度或均匀程度	
步骤三：擦干储存容器	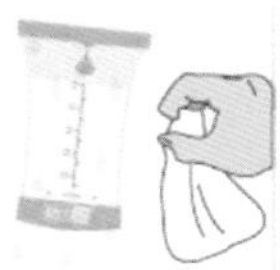	● 用干净手巾将储奶容器擦拭干净，尤其注意倒奶口处，以免水污染母乳	
步骤四：打开储奶容器	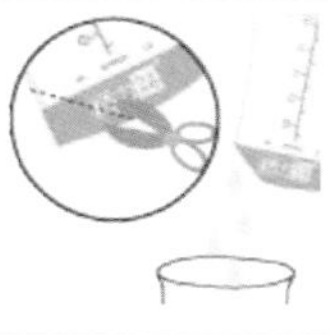	● 打开储奶容器，将奶倒入奶瓶，家长也要用手背试试温度	

配方奶粉喂养

奶粉选择

144.1 岁以内的宝宝只给喂配方奶粉就可以了吗

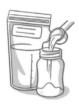

🐾 母乳不足时才给宝宝补充配方奶粉。

🐾 **科学养护**：在母乳不足时，才需要给宝宝补充配方奶粉。宝宝每天的进奶量，在最初几周大约等于体重的 1/5，2~4 个月时大约等于体重的 1/6，6 个月时大约等于体重的 1/7，7~12 个月时大约为体重的 1/8。当然也要根据宝宝的需求适量地增减奶量。在喂配方奶粉的同时，从 4~6 个月开始，可以逐步添加辅食，使宝宝保持营养均衡。

⊗ **错误做法**：有些父母认为配方奶粉营养配比全面，还能对应满足宝宝的各阶段营养需求，因此在宝宝 1 周岁之内只喂配方奶粉。

🔴 **引发后果**：配方奶粉能为宝宝提供生长发育所需的大部分营养，但并不能满足宝宝全部的营养需求。如果不及时增加辅食，会引起锌、铁、钙等营养素的缺乏。

145. 含钙量和浓度越高的配方奶粉就越适合宝宝吗

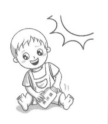

🐾 可通过补充维生素、晒太阳等给宝宝补钙。

🐾 **科学养护**：并不是含钙量和浓度越高的配方奶粉越适合宝宝，只要奶量充足，辅食添加合理的宝宝，搭配正常含钙量的配方奶粉就可以了。如果确实需要补钙，可考虑通过添加 OPO 配方奶粉、补充婴儿钙剂、维生素、多晒太阳等方式促进宝宝对钙的吸收。

⊗ **错误做法**：有些人认为，婴儿生长发育需要大量的钙，选择含钙量和浓度高的配方奶粉，能够给宝宝补充足够的钙。

🔴 **引发后果**：奶粉的原料是牛奶，其本身的含钙量差别并不大，人为提高产品的含钙量通常采取在天然牛奶中加入化学钙的方式，过多的化学钙不仅不能被宝宝吸收利用，反而会造成便秘，甚至形成结石。

🐾 **特别提醒**：通过每天定时晒太阳，可以促进宝宝体内的去脱氢胆固醇转化为维生素 D3，促进钙的吸收。通过补充维生素 A、维生素 D、鱼肝油，可以促进钙的吸收。

146. 价钱越高、味道越香的配方奶粉营养就越丰富吗

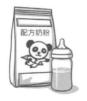

🐾 **科学养护**：不能仅以价格或味道来选择奶粉，应仔细阅读配方成分表，综合考虑，选择质量可靠、营养成分配比合理，并且宝宝爱喝的奶粉。容易溶解的奶粉冲泡起来省事，但不一定是好奶粉，配方奶粉的原料质地和配比才是关键因素。

⊗ **错误做法**：大多数人认为"一分价钱一分货"，以及"闻起来香的奶粉奶源更纯正"，有经济能力的爸爸妈妈，会选择更贵的、味道更香浓的奶粉。

🔴 **引发后果**：奶粉原本只有淡淡的奶香味，有的厂商通过添加奶精、香兰素等芳香物质，使奶粉有了香浓的味道，但并不会增加营养成分，长期食用还会使宝宝对这类奶粉形成依赖性，导致不同程度的偏食、挑食、甚至肥胖。

🐾 **科学养护**：用鲜奶代替配方奶对宝宝的健康非常不利、配方奶粉是更安全的母乳替代品，要给宝宝使用适合其月龄的配方奶粉。如早产的宝宝要选用降低维生素、脂肪等营养素比例，增加DHA、牛磺酸等营养素的早产儿配方奶粉；1~3个月的宝宝使用专门的新生儿奶粉；4~6个月的宝宝选用不含淀粉、蛋白质含量适中、易消化吸收的配方奶粉；6个月至3岁的宝宝智力飞速发展，最好选用含有DHA和AA成分的配方奶粉。对于乳糖不耐受的宝宝，妈妈可以为他选择低乳糖或无乳糖的配方奶或大豆配方奶。

⊗ **错误做法**：很多人认为鲜奶是未经加工的，比配方奶所含的营养更全面，用鲜奶喂养宝宝更为健康。

⊙ **引发后果**：婴幼儿的胃肠道、肾脏等系统发育尚不成熟，而鲜奶中含量较高的磷、酪蛋白会影响肠胃的吸收、α型乳糖和动物性饱和脂肪容易诱发胃肠道疾病，同时，鲜奶还缺乏不饱和脂肪酸，不利于大脑发育。

🐾 **科学养护**：至少提前两三周，让宝宝熟悉及适应配方奶粉的味道以及奶嘴的感觉。由于各种配方奶的营养配比不相同，宝宝从少到多地试着吃，如果宝宝不适应某种奶粉，产生便秘或腹泻等，就需要更换奶粉。更换时不要过于着急，也要从少量开始，逐渐过渡到需要喂养的量，整个过程大约需要一个星期。

⊗ **错误做法**：有些妈妈产假期满要上班，才想起要给宝宝添加配方奶粉。有可能因为妈妈身体原因不能再哺乳，突然就给宝宝喂配方奶。

⊙ **引发后果**：婴儿的味觉、嗅觉、触觉已充分发育，需要一定的时间来调节和适应新的情况。临时添加配方奶容易使宝宝不适应。从母乳到配方奶的突然更换，有可能让宝宝产生拒食、消化不良甚至是过敏反应。

🐾 **科学养护**：只要宝宝吃得好，就不要频繁换奶粉，按它的成长阶段更换即可。但有的宝宝喝配方奶会有一定反应，专家建议根据宝宝的不同症状来选择配方奶粉，如宝宝大便不好，很有可能是对脂类不耐受，妈妈可以给宝宝吃添加益生元的奶粉；而排气多或腹胀，很可能是对乳糖不耐受，那么可首选低乳糖或不含乳糖的奶粉帮助宝宝渡过难关。

⊗ **错误做法**：一些父母觉得宝宝只吃一种品牌的奶粉太单调，应该多换换，营养也更全面。

🐾 选择质量可靠、营养成分配比合理的配方奶粉。

147. 给宝宝喝鲜奶比喝配方奶更健康吗

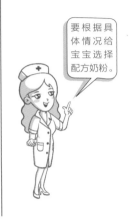

要根据具体情况给宝宝选择配方奶粉。

148. 可以临时给宝宝添加配方奶粉吗

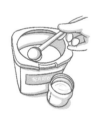

🐾 至少提前两三周，让宝宝熟悉及适应配方奶粉。

149. 可以频繁给宝宝更换奶粉品牌吗

🐾 如果宝宝吃得好，不建议频繁更换奶粉品牌。

- 🔵 **引发后果**：婴幼儿的胃肠系统发育得还不成熟，更换奶粉需要重新适应，可能会引起腹泻、便秘等问题，频繁更换奶粉会对胃肠造成反复刺激，严重的可能导致宝宝厌奶。

- 🐾 **特别提醒**：奶粉配方有不同的阶段变化，0~6个月是一阶段，6~12个月是二阶段，1~3岁是三阶段，3~6周岁是四阶段。到时间了就更换下一阶段的奶粉。换奶粉初期应两种混合吃，在过程中慢慢减少原来奶粉的量，最终全部过渡。

奶粉冲泡

150. 用高汤冲泡奶粉会更有营养吗

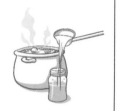

🐾 用高汤泡奶粉，会给宝宝的肾脏造成危害。

- 🐾 **科学养护**：用高汤冲泡奶粉不仅不会使奶粉更有营养，反而会破坏配方奶粉中原有的营养配比。正确的做法就是按照奶粉说明书指定的比例，用烧开后温热的白开水来冲泡奶粉，不改变奶粉的比例和浓度。

- ⊗ **错误做法**：有些思想比较传统的老人，迫切想为宝宝增加营养，使用高汤、鸡汤等传统营养汤水来冲泡奶粉。

- 🔵 **引发后果**：高汤不仅含有蛋白质、脂肪等营养物质，同时也含有盐和各种矿物质。用高汤泡的奶粉，盐和矿物质浓度相应增加数倍。婴幼儿的新陈代谢能力弱，长期这样喂养，并不能增加营养，反而会给肾脏造成很大的危害。

151. 奶粉冲泡越浓就越有营养吗

🐾 严格按照奶粉说明书要求冲泡奶粉。

- 🐾 **科学养护**：应按奶粉包装上的说明，使用奶粉自带的定量勺来舀奶粉，并正确调对水的比例。例如，如果宝宝需要喝180毫升的奶粉，那我们把加入水的奶瓶放到跟眼睛水平的高度，看水位是否达到180毫升的刻度。然后打开奶罐：拿起奶匙舀一平匙奶粉，如果舀得太满，可以用手左右抖动，或者在罐周边刮一下，把它弄成平匙。慢慢把奶粉倒入奶瓶中，倒时不要太近，否则奶匙会被水蒸气打湿粘上奶粉，下一匙就少了。

- ⊗ **错误做法**：多数父母会下意识地担心宝宝营养不够，所以将奶粉冲得比较浓，认为这样可以增加营养。

- 🔵 **引发后果**：宝宝的肾脏功能发育还不成熟，食用较浓的奶粉，会导致营养元素摄入过量，影响正常吸收和消化，还会使体内血钠浓度增加，影响对钙质的吸收，使宝宝发育迟缓，情况严重的还有可能造成肾脏损伤。

152. 配方奶粉中可以加糖吗

- 🐾 **科学养护**：千万不要在配方奶粉中加糖。如果宝宝不爱喝奶粉，可能是不喜欢奶粉的味道、不喜欢奶嘴、有口腔或其他疾病等，应在认真观察确认宝宝的具体情况后对症下药。如果是宝宝不喜欢现在的奶嘴，可尝试选择材质更加安全柔软的奶嘴，或用小勺子喂奶。如果是有口腔等其他问题，就要找医生及时检查及治疗。

☸ **错误做法**：配方奶粉是不甜的，很多爸爸妈妈觉得宝宝喜欢吃甜的，所以在冲配方奶粉时会加入一些糖。

☸ **引发后果**：配方奶粉的成分是配比好的，并不需要另外加糖。如果加糖过多，会导致营养搭配不合理，造成婴儿体内高糖，容易肥胖，还有可能产生龋齿、影响宝宝的味觉发育等。

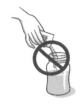

🐾 配方奶粉的成分是配比好的，并不需要另外加糖，宝宝不爱吃要另找其他原因。

🐾 **科学养护**：冲泡奶粉时，加好水和奶粉后，套上奶嘴，用双手手掌夹紧奶瓶，水平方向来回轻柔滚搓，直至奶粉与水充分溶解，这样就不会起泡。

☸ **错误做法**：有些新手爸妈怕奶粉冲泡不均匀，往往会用勺子一直搅拌或使劲上下摇晃奶瓶。

☸ **引发后果**：用勺子搅拌或使劲上下摇晃会让奶液产生大量的气泡，宝宝喝了这样冲泡的奶粉，容易胀气、打嗝，或是吐奶。

153. 冲泡奶粉可以用勺子用力搅动吗

🐾 双手手掌夹紧奶瓶，水平方向来回轻柔滚搓。

🐾 **科学养护**：冲泡好的奶粉没有吃完，常温存放不能超过 2 小时，冰箱冷藏存放不能超过 24 小时。短时间内没有喝完的奶粉变凉，可以连奶瓶一起放入热水浸泡温热。

☸ **错误做法**：有些人觉得花那么多钱买的奶粉，喝不完太浪费，所以将喝剩的奶粉留着，煮沸了再次喂给宝宝。

☸ **引发后果**：已经冲泡好的奶粉重新煮沸后，蛋白质、维生素等营养物质已经发生变化，会失去原有的营养价值。长期饮用这样的奶粉，可能造成宝宝营养不良。

🐾 **特别提醒**：用沸水冲泡奶粉同样会造成大量的营养流失，还会结块，溶解不充分，容易造成宝宝消化不良。冲泡奶粉不能用沸水，而应该用 40~60℃的热水。

154. 冲泡后的奶粉可以再次煮沸食用吗

🐾 2~24 小时未喝完的奶粉可以连奶瓶一起放入热水浸泡温热。

【科学养护步骤】人工喂养方法

适用情况

适用	不适用
• 宝宝：0～2岁的宝宝，如果妈妈母乳不足或自己不肯吃母乳；2～5岁未有人工喂养不适的；尤其是患半乳糖血症、苯丙酮尿症、枫糖尿症的，还有患有唇腭裂无法吮吸母乳的。 • 妈妈：母乳不足；处于细菌或病毒急性感染期；其他严重疾病，如严重心脏病、肾病，急性病传染期等。	• 宝宝：对配方奶粉的某些成分有过敏反应；不肯喝配方奶粉。

哺喂次数和哺喂量

可参考"第108页【科学养护步骤】母乳喂养方法"的喂养次数和哺乳量，也可以根据

下面一日奶量公式进行奶量的测算。

一日奶量 =100× [110× 体重（千克）]/86≈ 128× 体重（千克）

准备工作

物品名称	数量	要求
奶瓶	1个	按照宝宝月龄准备，清洗消毒
配方奶粉	1罐	按照宝宝月龄准备，保质期内于干燥阴凉处存放
水壶	1个	达到质量标准
水	1杯	新接的或已经烧开的自来水，水温控制在40～70℃，具体还要看不同品牌配方奶的冲泡要求
喂奶靠垫	1个	保持与床面等平面45度角

喂养步骤

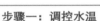
步骤一：调控水温

● 方法1：在水壶里装满新接的自来水，烧开后凉一会儿，让水温降至40~70℃。

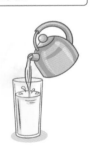

● 方法2：也可以用2/3的凉开水加上1/3的开水对成40~70℃的温水。

【提醒】不要使用矿泉水冲泡奶粉。也不要用开水冲泡奶粉。因矿泉水中的矿物质成分会加重宝宝的肾脏负担。而开水会造成配方奶中的蛋白质凝固变性，破坏奶粉中的营养成分。

步骤二：倒入温水

● 根据配方奶粉包装上的说明，将符合冲泡阶段要求的适量温水倒入准备好的奶瓶，弯下腰去看水的高度跟奶瓶壁上的刻度是否齐平。

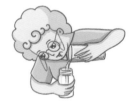

步骤三：舀取奶粉

● 根据配方奶粉包装上的说明，用配方奶粉罐或袋内的专用匙，轻轻舀满一平匙，在奶粉罐的罐口处将多余的奶粉刮除，也可以用手指把勺上的奶粉刮平。

【提醒】不要压实奶粉，因为这样冲的奶会太浓。

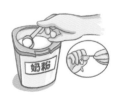

步骤四：倒入奶粉

● 按照配方奶包装说明上的对照喂养量将奶粉加入奶瓶的温水中。

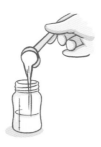

步骤五：充分溶解

● 奶粉大概溶解后拧紧奶嘴，盖上奶瓶盖，左右摇晃奶瓶或双手手掌夹紧奶瓶，水平方向来回滚搓，一般1分钟左右即可。

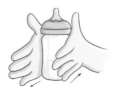

【提醒】千万不可上下使劲摇。

步骤六：开始喂奶

● 拿起冲好的奶瓶先在小臂内侧上滴上几滴，也可贴在脸颊上试温，稍感温热即为适宜。

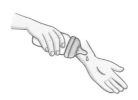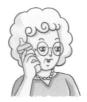

● 将宝宝斜靠在喂奶靠垫或其他可与水平面呈45度角的靠垫上，使宝宝的身体与平面呈45度角，以免宝宝长期喝奶造成"地包天"。

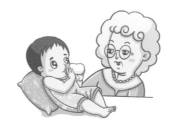

● 帮助宝宝找到合适的姿势吮吸奶瓶。中间也要观察宝宝的吸奶情况。

注意事项

● 泡好的奶粉在未吃过的情况下，常温存放不能超过2小时。若冰箱冷藏存放，则不能超过24小时。
● 冲调好的奶粉不能再煮沸，会使蛋白质、维生素等营养物质的结构发生变化，从而失去原有的营养价值。

奶瓶的使用

155. 没有使用期限的奶瓶可以一直用吗

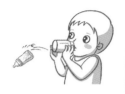

🐭 奶瓶通常一年左右换一次。

🐭 **科学养护：** 有些玻璃奶瓶标示有保质期，应遵循保质期的要求使用。没有标示保质期的玻璃奶瓶通常一年左右换一次。当奶瓶出现破碎裂痕时以及发现奶瓶内部残留洗不净的奶垢时，都需要及时更换奶瓶。还有一种情况是奶瓶的刻度变得模糊时也需要更换，这时候妈妈冲调奶粉只能凭经验，影响奶粉的浓度，可能导致宝宝积食或营养不良。

⊗ **错误做法：** 有些家长认为，玻璃奶瓶是没有使用期限的，只用定期消毒即可。

⊙ **引发后果：** 玻璃奶瓶本身的材料是没有特定的寿命期限的，但是不能一直使用。因为长期清洗不干净或是使用过久会导致内部有污垢，容易滋生细菌；如果瓶身出现了裂痕，也会有划伤宝宝的风险。

156. 宝宝可以一直使用奶瓶吗

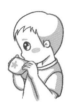

🐭 宝宝 1 岁就可减少奶瓶使用，到 18 个月可完全戒掉奶瓶。

🐭 **科学养护：** 正常情况下，宝宝在 1 岁时就可以慢慢减少奶瓶的使用，到 1 岁半时建议可以完全戒掉奶瓶了。当宝宝 1 岁时，大部分都能自己坐、抓杯子，这时宝宝对于奶瓶的依赖性也不大，所以宝宝在 1~1 岁半大时，是帮助他戒掉奶瓶的最好时机。在帮助宝宝戒掉奶瓶的过程中，可以采取以下方法。6 个月开始添加辅食，学习用杯子；1 岁以后，慢慢减少宝宝使用奶瓶的次数，通过玩具或其他事物转移宝宝的注意力；给宝宝挑选一个自己喜欢的水杯。日常生活中，尽量避免奶瓶出现在宝宝的视线内，当宝宝使用杯子时，可给予鼓励，奖励等，也可带头示范，增加宝宝使用杯子的兴趣，循序渐进地从奶瓶过渡到杯子。

⊗ **错误做法：** 认为宝宝使用奶瓶没有什么影响，可以一直用，宝宝到了 2 岁还给宝宝用奶瓶喂奶。

⊙ **引发后果：** 使用奶瓶时间过久，可能会导致"地包天"和蛀牙等。

🐝 **特别提醒：** 戒奶瓶越晚，宝宝的习惯就越难被改掉，而对宝宝健康影响也越大，戒奶瓶不是一件容易的事，父母一定要保持耐心、细心。

157. 奶瓶可以一瓶多用吗

🐭 最好专瓶专用。

🐭 **科学养护：** 宝宝的奶粉、水和果汁最好分别准备一个专用的奶瓶或杯子。这些液体的营养成分不一致，需要清洗的频率和力度也不同。另外，专瓶专用还可以避免各种液体的残留味道混合。但也不代表瓶子越多越好，通常准备 3 个奶瓶（喝水的奶瓶可以用水杯替换）就足够了。

⊗ **错误做法：** 有的大人觉得家里奶瓶太多占空间，使用又麻烦，好像也没什么必要，干脆让宝宝用一个奶瓶喝水、喝奶、喝果汁。

● 引发后果：如果只使用一只奶瓶，就会缩短奶瓶的使用寿命。细菌也更容易在奶瓶内滋生。

● 特别提醒：从卫生的角度来说，专瓶专用不仅能保护奶瓶，使用起来还更卫生健康呢！

158. 宝宝可以躺着用奶瓶喝奶吗

● 科学养护：宝宝学会自己拿奶瓶喝奶后，要注意不能让宝宝躺着喝奶，最好抱着宝宝，面对面给宝宝喂奶或者让宝宝坐着喝奶。通常情况下，正确的喂养姿势是让宝宝斜靠在妈妈的手臂上，大约呈 45 度角。也可用枕头或者靠垫等垫着保持 45 度角。这与奶瓶和宝宝的头所形成的角度相同，以确保奶的流速适当，让宝宝能够舒服地喝奶。

● 错误做法：宝宝用奶瓶喝奶喝累了时，往往容易直接躺下再继续喝，很多家长对此不以为意。

● 引发后果：宝宝躺着用奶瓶喝奶，奶水很容易通过口腔进入到耳咽管内，导致呛奶，甚至窒息，长期这样还容易引起感染和炎症，诱发中耳炎。宝宝为了能喝到奶，躺着时会下意识地尽可能伸出下颌，保持这样的姿势久了，很可能造成宝宝发育成"地包天"。

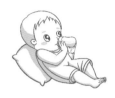

● 让宝宝 45 度角靠在靠垫或妈妈的手臂上。

● 特别提醒：宝宝 6 个月时，手部肌肉的发展大致成熟，已经能很好地握住奶瓶了，可以在宝宝喝奶前，把奶瓶拿给宝宝看并引导宝宝伸手抓握，这样能充分利用宝宝的意愿来学习拿奶瓶。另外，也可以选购颜色鲜艳或外观漂亮的奶瓶来吸引宝宝的注意力，并激发他抓握的意愿。

159. 空奶瓶可以做安抚奶嘴吗

● 科学养护：就如同宝宝爱啃手一样，吃空奶瓶也是一种习惯，甚至有的宝宝觉得吸吮空奶瓶比安抚奶嘴更舒服。但安抚奶嘴和空奶瓶的作用机理并不相同，妈妈一定要及时给宝宝纠正过来。6 个月以内的宝宝可以使用安抚奶嘴帮助缓解情绪，但是到了 6~9 个月就自己主动戒掉了，最晚也不要超过 2 岁。奶瓶也要按时戒掉，尝试先用奶瓶喂一部分，剩下的部分用学饮杯喂，如果宝宝并不抵抗学饮杯喝奶，就将学饮杯和奶瓶混着用，直至戒掉奶瓶。

● 错误做法：有些宝宝用奶瓶喝奶没喝够，很喜欢吸空奶瓶，很多父母往往听之任之，让宝宝吸着空奶瓶当安抚奶嘴。

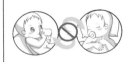

● 空奶瓶不能替代安抚奶嘴，它们的作用机理不同。

● 引发后果：这种做法很容易导致宝宝吞入大量的空气，严重的会出现阵发性肠痉挛和腹痛。吸吮空奶瓶还会引起条件反射，促使宝宝的消化腺在没有食物需要消化的情况下分泌消化液，等到真正吃奶时，消化液则供应不足，影响食物的消化、吸收，并造成宝宝的食欲下降。

【专业小讲堂】如何给宝宝选择奶瓶

选择奶瓶的参考指标

	奶嘴		瓶身
☐	材质（PP/硅橡胶）	☐	材质（玻璃/PP/PA/PPSU）
☐	形状（为圆形/大拇指形）	☐	口径（标准/宽）
☐	奶嘴孔（圆形/Y型）	☐	容量（120/160/200/240毫升）
☐	功能（普通/吸管等）	☐	功能（无把/带把）

（图示：奶瓶，标注 奶嘴、瓶把、瓶身）

奶瓶的构成和材质

从表中可以看出选购瓶身时需要注意 PPSU 材质的产品，建议选择玻璃材质的。

部分组成		安全材质	承温范围	不含双酚A	不含双酚S	透明度	无色	抗冲击	耐用度
奶嘴	奶嘴盖	PP（聚丙烯）硅橡胶	≤ 120℃	✿	✿		✿	✿	
	吸管				✿		✿	✿	
	重力珠	PP（聚丙烯）							
	助吸器	高弹体		✿				✿	
	奶嘴	橡皮胶/液体硅胶		✿			✿		
瓶身		硼硅酸玻璃	−40~120℃	✿	✿	✿	✿		✿
		PA（聚酰胺）	≤ 220℃	✿	✿	✿	✿		
		PP（聚丙烯）	≤ 120℃	✿	✿		✿	✿	
		PPSU（聚苯砜）	≤ 180℃	✿		✿	✿		

奶嘴和瓶身的设计

奶嘴和瓶身设计也是家长需考虑的指标因素，关键注意宝宝的适合月龄。

划分	型号	形状	奶流量	适合月龄	适用	划分	类型	直径/容量	适合月龄
奶嘴孔	SS	圆孔1	新生儿	0~1个月	母乳配方奶温水	口径	普通	3.5厘米	0~12个月
	S	圆孔2	慢	1~3个月			宽口径	5厘米	>12个月
	M	Y字形孔1	中	3~6个月		功能	普通	–	0~36个月
	L	Y字形孔2	快	6~9个月			带把	–	>9个月
	LL	Y字形孔2	快	>9个月		容量	–	120毫升	0~1个月
		十字形孔	快	>3个月	果汁等		–	160毫升	1~3个月
功能		普通	–	0 ~ 36个月			–	240毫升	3~6个月
		吸管	–	>9个月	各种角度		–	330毫升	>6个月

营养辅食添加

淀粉类

🐾 **科学养护**：宝宝 4~6 个月大时，肠胃淀粉酶及各种消化酵素才开始分泌，消化及吸收功能逐渐成熟，这个时候才可以开始练习吃辅食。先尝试喂米汤等淀粉类食物，从少到多，慢慢加量。到 7~8 个月时，才能开始吃米粥，一开始应熬成 7 倍水量的粥，随月龄增长慢慢从稀到稠。而米糕至少要到 1 岁左右才能让宝宝吃。

✳️ **错误做法**：有一些家中长辈总觉得米饭的营养价值高，宝宝不到 4 个月就喂米汤、吃米糕，有的甚至才 1 个月大就开始喂米汤。

🔴 **引发后果**：4 个月以内的婴儿，消化道淀粉酶分泌少，几乎不能消化淀粉。过早喂米汤等淀粉类食物会导致吸收不好，并出现腹泻、便秘、呕吐等胃肠道反应。还会干扰正常的母乳或配方奶粉的摄入和吸收。

160. 4 个月以内的宝宝可以喝米汤、吃米糕吗

🐾 4 个月后才可考虑喝米汤，1 岁后才可吃米糕。

🐾 **科学养护**：添加辅食要循序渐进，不能一成不变。宝宝在刚添加辅食时，应以半流质的浓汤为主，要求味淡、无硬渣、不成团；到 7 个月时，应把辅食做成末状、乳酪状、手指状为宜；到了 8 个月左右，要把辅食做成条状、块状，方便宝宝抓着吃；1 岁以后的宝宝，就可以吃同家人一样的食物了。

✳️ **错误做法**：为了宝宝好消化，很多妈妈在做辅食时都喜欢把食材磨得细碎或是剁成末做成粥。

🔴 **引发后果**：宝宝的肠胃有一个逐渐发育的过程，不同的年龄段适合不同性状的食物。一直给宝宝吃柔软细腻的食物，口腔咀嚼功能缺少锻炼，会导致偏食，还会造成语言能力发展滞后、牙齿和颌骨发育不良等后果，影响宝宝的消化功能和长相。

⚫ **特别提醒**：因为长期喝粥出现偏食等情况的宝宝，可以通过增加有韧性的食物、玩吹泡泡、模仿动物叫等方式来锻炼口腔，以进行补救。宝宝越小时注意这个问题，家长往后所需付出的时间精力就越少。

161. 6 个月以上的宝宝只喝粥就可以了吗

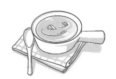

🐾 添加辅食要循序渐进，不能种类单一和一成不变。

🐾 **科学养护**：粗粮作为辅食要适量添加。宝宝一般在 4~6 个月可以开始吃辅食了，但这个阶段的辅食还不能添加粗粮。宝宝要在 1 岁后才能开始吃粗粮，要注意从少量开始添加，确认宝宝没有不良反应，再慢慢加量。此外，胃肠功能差、经常腹泻的宝宝，最好暂时不要吃粗粮。

✳️ **错误做法**：随着营养知识的普及，很多人都认识到粗粮是健康食材，不少妈妈也尝试着在辅食中添加粗粮给宝宝吃。

162. 粗粮辅食更有益于健康吗

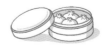

🐾 宝宝要在 1 岁后才能开始循序渐进吃粗粮。

● 引发后果：粗粮的好处是保留了更多的营养物质，如蛋白质、B族维生素、不饱和脂肪酸等，还富含膳食纤维。但过多摄入膳食纤维会影响宝宝对矿物质的吸收，不利于宝宝正常的生长发育。月龄过小的宝宝消化功能有限，吃粗粮还容易引起消化不良。

163. 晚上喂米粉就能让宝宝睡得更久吗

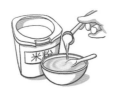

🐾 米粉尽量在上午、下午添加，睡前要让宝宝吃足奶。

🐾 科学养护：米粉尽量在上午、下午添加，睡前要让宝宝吃足奶。晚上10点以后是宝宝生长发育的关键时间，睡前喝奶，有助于宝宝安睡以及对钙的吸收。如果奶水不足，可以在睡前给宝宝喂奶粉，会比母乳更耐饿一些。月龄小的宝宝晚上找奶吃是正常的，晚上如果有需要，还是要起来喂奶，妈妈千万不能因为自己省事而伤害了宝宝的健康。

● 错误做法：有一种说法，在刚开始添加辅食时，给宝宝在睡前的奶里加一些米粉，会让宝宝吃得更饱，睡得更久。

● 引发后果：米粉中淀粉的成分更多，营养成分不及母乳和奶粉，消化时间比母乳和奶粉更快，并不耐饿。因此，睡前喂米粉不能让宝宝睡得更久，长期下来反而会导致消化不良、便秘等。

164. 可以把奶粉和米糊调在一起吃吗

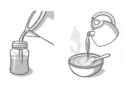

🐾 奶粉与米糊冲泡温度不同，最好将它们分开冲泡。

🐾 科学养护：为了宝宝能更好地吸收奶粉中的营养成分，最好将奶粉与米糊分开喂食。米糊最好在白天两次喂奶间作为辅食添加，上下午各一次，每次两勺干粉，用温水和成糊状，用小勺喂给宝宝。另外，辅食应该与宝宝生长的营养素需求有关，米糊只是基础，其中还可以添加菜泥、肉泥、肉汤等。

● 错误做法：一些妈妈为了省事和让宝宝吃得饱，会把奶粉和米糊调在一起喂食。

● 引发后果：冲奶粉的水温一般要求在40℃左右，而米糊则是60~70℃。为了溶解米糊，需要用高温的水，这样会破坏奶粉中的营养成分，影响宝宝对营养的吸收。奶粉冲调后和米糊的浓度也是不一样的，两者混合会变得黏稠，宝宝喝了容易消化不良，不利于肠胃健康。

165. 宝宝经常吃汤泡饭，营养又方便吗

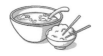

🐾 米饭和汤分开吃，一口米饭一口汤。

🐾 科学养护：少给宝宝喂食汤泡饭。宝宝吃饭与喝汤的正确方式，应该是米饭和汤分开吃，可以一口米饭一口汤，让宝宝充分咀嚼后吞咽。或者用米和汤（鸡汤、骨头汤等）熬粥，宝宝更易于消化和吸收。汤泡饭看上去软烂、好吸收，其实只是把米饭外层泡软了，内部依然是硬实的。

● 错误做法：很多宝宝因为米饭没什么味道，不爱吃饭，家长就给宝宝吃汤泡饭，认为既有味道又有营养，还易于吞咽。

● 引发后果：米饭会随着汤汁滑入肚中，宝宝食用时一般不用特别咀嚼，而且吃得不多就感觉饱了。长期缺少咀嚼的喂食会阻碍宝

宝牙齿的发育和健康，并降低宝宝的饭量。大口摄入的汤汁还会冲淡胃液，造成宝宝消化不良、积食。

🥄 **科学养护：**给宝宝选购食品时，要仔细查看配料表，根据成分而不是宣传来判断是否适合宝宝。市场上常见的宝宝牛奶、宝宝饼干、宝宝面条，大多只是口感和外形更讨喜欢，从配料表会发现有些添加剂比成人食品放得更多，并不安全。相比宝宝牛奶，选择纯牛奶反而更安全。至于宝宝面条、饼干等食品，有条件的家庭可以自己动手制作，会更安全和优质。

💢 **错误做法：**有些父母认为只需选购"宝宝食品"，对宝宝就是安全的。

🔴 **引发后果：**目前我国宝宝专用食品并没有专门的安全标准和定义，"宝宝食品"更多的是商家的概念营销，并不能绝对保障食品安全。如 1 岁以下的宝宝不能食用盐等调味料，家长听信宣传，使用了所谓的"低盐婴儿酱油"，反而容易造成宝宝饮食不当，影响生长发育。

蛋白质脂肪类

🥄 **科学养护：**宝宝 7~9 个月才可开始逐渐添加蛋黄，可从 1/4 个慢慢增加至 1 个，并注意不要过量食用。1 岁以上的宝宝，才能喂食蛋清，也就是可以吃全蛋了，这时就可以给宝宝喂食鸡蛋羹了。但要注意量也应由少到多，先少量加一点蛋白，如宝宝没有出现不良反应，再逐步添加蛋白直至全蛋。

💢 **错误做法：**有的人认为早吃鸡蛋的宝宝更聪明，女宝宝皮肤会变白。

🔴 **引发后果：**对 4 个月以下的宝宝来说，鸡蛋是容易导致过敏的食材，容易引起湿疹及消化不良。尤其蛋黄的胆固醇过高，宝宝过早或过多食用，会导致胆固醇偏高，影响发育和身体健康。

🥄 **科学养护：**奶粉和辅食最好分开给宝宝食用。做点心时可以放奶粉作为配料，但最好控制量。宝宝辅食中也可以放少许油，食用油中的不饱和脂肪酸非常有利于宝宝大脑发育。放油的方式为"热锅冷油"，这样能最大限度保留食材中的营养（把锅烧热、放油后，立刻开始炒菜）。不需要用油炒的辅食如蛋羹、面条等，可以做好后淋几滴香油。

💢 **错误做法：**一些妈妈会用牛奶调和制作宝宝辅食，认为这样既能补充营养又能让宝宝尝试不同的食物。

166. "宝宝食品"就一定安全了吗

🥄 要通过配料表判断食品是否安全。

167. 满月后的宝宝可以吃蛋羹吗

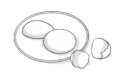

🥄 7~9 个月的宝宝才可逐渐添加蛋黄。

168. 可以用奶粉制作各种辅食吗

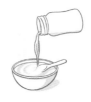

🥄 奶粉和辅食最好分别喂，混做时要控制奶量。

> 🔴 **引发后果：**奶液是宝宝出生后一直吃的食物，开始加辅食后，宝宝不习惯新口味，可以用牛奶来调和，让宝宝慢慢适应。但长期用奶调和各种辅食，无形中增加了宝宝的饮奶量，容易造成营养过剩，也会导致宝宝更加依赖奶而不喜欢吃其他辅食。

169. 多食豆制品可以代替蔬菜吗

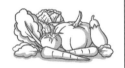

🐾 豆制品不能代替青菜，都需食用以保证营养均衡。

> 🐾 **科学养护：**在吃豆制品的同时还需要食用一些蔬菜，这样才能做到膳食均衡。对于不喜欢吃青菜的宝宝，可以尝试把青菜弄碎，或者做成蔬菜馅的饺子，这样宝宝更容易接受。通过色香味多方面吸引宝宝，多用几种烹制方法尝试，总有宝宝能接受的。

> 🔵 **错误做法：**有的父母见宝宝不愿意吃青菜，认为豆制品也是蔬菜，营养价值又高，就用豆腐、豆浆等豆制品代替青菜。

> 🔴 **引发后果：**豆制品的主要成分是植物蛋白。丰富的蛋白质有利于身体健康，但是无法替代蔬菜中丰富的维生素和膳食纤维。长期用豆制品代替蔬菜喂食，会使宝宝更容易便秘、免疫力低下，影响发育等。

170. 宝宝多食肉蛋才能满足生长需要吗

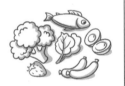

🐾 健康的饮食是荤素搭配，营养均衡。

> 🐾 **科学养护：**《中国居民膳食指南》中对不同年龄的宝宝，给出了肉类辅食的摄入量意见。7~12个月的宝宝，每天需要50克的肉禽鱼；13~24个月的宝宝，每天需要50~75克肉禽鱼；两三岁的宝宝，每天对畜禽肉类、蛋类、水产品类膳食的需求量总和是50~70克。

> 🔵 **错误做法：**一些父母认为，宝宝的生长发育速度很快，要摄入大量的肉、蛋类才能跟上营养。

> 🔴 **引发后果：**长期偏食肉蛋类食物，会使宝宝营养摄入不全面、不均衡，会导致抵抗力下降、经常感冒、皮肤易感染，脑和神经功能受到影响，表现为爱哭闹、易烦躁、记忆力和思维能力较差等情况。

171. 小龄宝宝可以将肉作为辅食吗

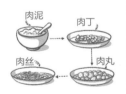

肉泥　肉丁　肉丝　肉丸

🐾 需要随月龄的增加改变肉的做法。

> 🐾 **科学养护：**添加辅食一个月后即可将肉纳入辅食食谱，但需要随月龄的增加改变肉的做法，并观察宝宝是否能充分消化并达到咀嚼需求。在宝宝6~8个月时，肉要打成泥状后再喂食；宝宝9~12个月时，肉要切成丁；1岁以上的宝宝，就可以吃肉丸、肉丝了。

> 🔵 **错误做法：**一些老人认为小宝宝的味觉和肠胃功能尚未发育成熟，所以一定不喜欢吃肉。

> 🔴 **引发后果：**宝宝出生时味觉已发育完善，4个月之后肠胃开始分泌消化酶，6个月以后可以吃肉泥。肉类可以提供铁、锌、维生素A等营养元素，以及丰富的脂肪。不吃肉的宝宝会出现缺铁性贫血、生长发育缓慢等情况。

> 🐾 **特别提醒：**把菜、肉和主食混在一起吃更健康，从满6个月添加到1岁半都建议混着吃，而不是一勺肉泥、一勺菜泥这样喂，不给宝宝挑选的机会，就减少了挑食的可能性。

🐾 **科学养护**：营养专家建议，太小的宝宝不要吃猪肝或是其他动物内脏，等宝宝稍大一点，肝脏和肾脏发育完全，有排毒功能时再吃比较合适。内脏中的营养也可以通过更安全的食材来获得。另外，给宝宝吃的动物内脏，采购来源一定要安全，通常建议选择比较大的超市或肉市去购买。每周给宝宝吃内脏不要超过一次，每次的量也不要太多。清洗时要彻底，在肝脏表面划几道口子，在清水里浸泡2~4小时，可以清洗得更充分。

🌀 **错误做法**："以形补形"是传统的食疗观点，一些家长常给宝宝吃动物内脏以补充营养。

⭕ **引发后果**：动物内脏组织中含有特殊结合蛋白质，血液中的大部分有毒物质最终都会进入内脏与这些蛋白质结合，因此动物内脏中的有毒的物质含量要比肌肉高出好几倍。宝宝过多食用动物内脏，等于将动物内脏中的有毒物质吸收到自己的身体里，不利于身体健康。

🐾 **科学养护**：坚果富含多种不饱和脂肪酸，可促进脑细胞发育和神经纤维腱鞘的形成；坚果的蛋白质和维生素丰富，还富含钾、镁、铁、磷、钙、锌、硒等矿物质，对宝宝的身体发育很有帮助；坚果还可以锻炼宝宝的咀嚼能力，使宝宝的面部肌力得到良好的锻炼，具体食用方法见下表。

月龄	坚果食用方法
2 岁以内	可用搅拌机或者辅食机把坚果打成泥状或者磨成粉，刚开始每天半汤匙，根据情况逐渐增至 1 汤匙，可以放在米糊或饭菜中
2、3 岁	每天吃 20~30 克的坚果，可把坚果打成泥状，将坚果制作成甜点
3 岁以后	可直接食用，食用时不要逗笑，大人要在旁边观察，教宝宝慢慢咀嚼，防止呛、噎的发生

🌀 **错误做法**：坚果有丰富的营养，于是有些父母不分月龄、不分吃法、不计较数量地给宝宝吃。

⭕ **引发后果**：坚果类食物油性大，宝宝消化功能弱，如果食用过多会引起消化不良，甚至出现"脂肪泻"。如果吃整颗的坚果，还可能会呛到宝宝的气管里，导致窒息，严重的可能会危及生命。

🍃 **特别提醒**：如果宝宝属于过敏体质或者家族有坚果过敏史，宝宝每次只能先吃一种坚果，3 天确认没有过敏，才继续添加。给宝宝吃原味的坚果，不要买盐焗口味或有其他添加剂的。如果放置时间比较久了，有点哈喇味，请务必不要给宝宝吃。

172. 宝宝可以多吃内脏以形补形吗

🐾 内脏采购来源要安全，每周不超过 1 次。

173.3 岁以内的宝宝可以吃坚果吗

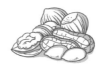

🐾 黑芝麻富含铁元素，榛子富含锰，腰果富含硒……

174. 远离所有脂肪能让宝宝更健康吗

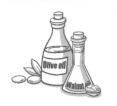

🐾 选择不饱和脂肪酸等"好脂肪"。

🖐 **科学养护**：给宝宝健康补充脂肪的方式主要有两个。一是给宝宝选择富含不饱和脂肪酸的植物油来制作辅食，如橄榄油、核桃油等。二是挑选 OPO 配方奶粉，可以帮助宝宝促进脂肪和钙的吸收。

😊 **错误做法**：一些家长时刻警惕宝宝发胖，所以让宝宝远离脂肪，少吃脂肪含量高的食物。

😠 **引发后果**：不饱和脂肪酸有益于宝宝智力发育、提升记忆力。正常情况下，饱和脂肪酸、单不饱和脂肪酸、多不饱和脂肪酸的摄入比例为 1∶1∶1 较恰当。一味限制宝宝对脂肪的摄入，会导致宝宝错失了有益的脂肪，影响生长发育。

蔬菜水果类

175. 多喝蔬菜汁有利于宝宝的营养吸收吗

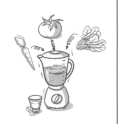

🐾 需适当，宝宝喝多了蔬菜汁就会少吃其食物。

🖐 **科学养护**：6 个月以内的宝宝是不需要添加辅食的，6 个月以后，可以适当补充自己榨的、新鲜的蔬菜汁。但凡事过犹不及，宝宝的食量有限，给他喝多了蔬菜汁，就会少吃其他食物，不利于保证营养均衡。外面买的蔬菜汁就更不用说了，营养大打折扣不说，还包含很多添加剂，最好不要给宝宝喝。

😊 **错误做法**：认为蔬菜里面含有丰富的维生素，所以将蔬菜打成蔬菜汁不断喂给宝宝喝。

😠 **引发后果**：6 个月以内的宝宝只能消化母乳类奶制品，这个时候过多地添加蔬菜汁，不仅不会促进营养吸收，还可能会影响宝宝全营养的摄入。

176. 蔬菜可以长时间焖煮以利于消化吗

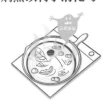

🐾 长时间焖煮蔬菜，硝酸盐会转变为有毒性的亚硝酸盐。

🖐 **科学养护**：给 6 个月以上的宝宝选择有机的、质地嫩的当季蔬菜，这类蔬菜的硝酸盐含量较低。且在烹调时不宜长时间焖煮，可用沸水先焯一下，1 分钟就可以去除三分之二以上的亚硝酸盐和硝酸盐。另外，已做好的绿叶蔬菜放置过久（8 小时以上），所含硝酸盐也会慢慢转化成亚硝酸盐，不可再食用。

😊 **错误做法**：有些妈妈认为宝宝吃的食物越软就越好消化，所以在烹饪绿叶蔬菜时会长时间焖煮，直至煮软煮烂。

😠 **引发后果**：绿叶蔬菜经过长时间高温烹煮，其中的硝酸盐会转变为有毒性的亚硝酸盐，对宝宝的健康不利。

177. 可以多食菠菜以利于宝宝成长吗

🖐 **科学养护**：宝宝吃菠菜不能过量，两三天吃一次是合适的。也需要注意吃法，宜先焯过以减少草酸含量，并保留菠菜根。菠菜根营养丰富，含有膳食纤维、维生素和矿物质。合理膳食、科学烹饪，对宝宝的健康才更有益处。

😊 **错误做法**：有些观点认为，菠菜是最好的绿色蔬菜，要给宝宝多吃。

● 引发后果：菠菜中含有大量草酸，进入人体后，在胃肠道内与钙、锌相遇会形成不易溶解和吸收的草酸钙、草酸锌，影响宝宝对钙和锌的吸收。菠菜性滑利，宝宝一次吃多了，还容易引起腹泻。

● 特别提醒：购买菠菜要选用新鲜、叶嫩、小棵的，如叶部有变色现象，则要剔除。另外，与夏天相比，冬天的菠菜矮壮浓绿，吃起来比较甜，营养成分也更高，因此冬季吃菠菜更加适宜。

🐾 菠菜中含有大量草酸，不可多食。

178. 宝宝可以食用速冻蔬菜吗

🐾 科学养护：为了宝宝的健康，尽量选择新鲜的蔬菜，最好是当季的蔬菜。如果确实需要选择速冻蔬菜，要注意烹煮方法：速冻蔬菜在冻结前一般都已进行清理、洗涤等基本处理，做时只要解冻就行。另外，煮的时间也不要过长，避免造成更多营养物质的流失。常温保存的反季节蔬菜也不适合给宝宝吃。为了抢季节上市，反季节蔬菜会使用化肥，甚至是激素类化学物质，对宝宝的成长发育有害。

⊛ 错误做法：在超市中出售的速冻蔬菜，已经过加工处理，省去了清洗的麻烦，很多妈妈都喜欢买速冻蔬菜作为宝宝的辅食食材。

● 引发后果：速冻蔬菜在冷冻、运输和解冻的过程中，营养素会大量流失，远没有新鲜蔬菜的营养价值高。给宝宝吃速冻蔬菜达不到补充营养的效果。另外，有些速冻蔬菜经历过反复冷冻，在这个过程中细菌大量繁殖，可能导致宝宝食物中毒。

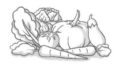

🐾 尽量选择当季的新鲜蔬菜。

179. 宝宝可以多食用胡萝卜素来增强力气吗

🐾 科学养护：胡萝卜不可食用过多。宝宝从 6 个月左右开始增加辅食时就可以食用胡萝卜泥，一次添加约一小勺在米糊中即可。随着月份的增加可以稍微加一些胡萝卜，但是最好不要一次只给胡萝卜一种辅食，可以两三种混合食用。6~8 个月的宝宝可以吃胡萝卜泥，先过油，再蒸一蒸，最后碾成泥即可；8~12 个月的宝宝适合吃胡萝卜粒，过一下油后跟其他食材一起煮；1 岁以上的宝宝就能吃胡萝卜条了，切成手指粗细，淋一点油后上蒸锅蒸，蒸好后就可以给宝宝拿在手里啃了。

⊛ 错误做法：胡萝卜营养丰富，不少人认为多食用胡萝卜，能让宝宝有力气。

● 引发后果：胡萝卜中含有丰富的胡萝卜素，宝宝长期食用胡萝卜，大量的胡萝卜素被吸收后会蓄积在体表脂肪和内脏脂肪中，导致皮肤发黄，食欲不振、睡眠不踏实等症状。

🐾 宝宝长期食用胡萝卜会导致皮肤发黄、食欲不振等。

🐾 科学养护：生吃西红柿要洗净。西红柿剥皮前不要用开水烫，否则会造成维生素损失。可以用勺刮，把外皮刮软后就能很轻松地剥皮了。尽量选择自然成熟的西红柿。从颜色上看，自然成熟的西红柿果蒂部分通常能看到绿色，整个果实都是红色的多为

180. 西红柿怎么吃有营养？可以餐前吃吗

🍃西红柿应该在餐后再吃，剥皮前不要用开水烫。

催熟。从形状上看，自然成熟的西红柿体形匀称，催熟的西红柿外观不那么匀称，有些还有明显的尖顶，有的还有棱或表皮有斑点。

❀ 错误做法：有些家长认为西红柿酸酸甜甜，让宝宝在餐前吃有利于提高食欲和消化能力。

● 引发后果：西红柿成分中有很多胶质类物质，空腹食用容易导致其与胃中胃酸发生化学反应，出现不溶性块状物质，造成胃内压力升高，令宝宝胃胀不适。

181. 宝宝可以多吃香蕉预防大便干燥吗

🍃宝宝吃香蕉不宜过量。

科学养护：可以给宝宝吃香蕉，但不宜过量。很多绿色蔬菜、粗粮和水果都富含膳食纤维，对宝宝便秘有改善。平时也要注重宝宝的营养均衡，食物加工不要过粗或过精。除了饮食中注意补充膳食纤维外，还要让宝宝养成良好的排便习惯，注意寻找宝宝便秘、大便干燥的诱因，对因治疗才能标本兼治。如果多方尝试后宝宝便秘仍不见好转，需要及时就医，排除疾病因素。

❀ 错误做法：一到秋冬季节，宝宝就容易出现便秘的情况，很多家长听说香蕉有润肺、滑肠的功效，宝宝一便秘就给他吃香蕉。

● 引发后果：生香蕉含有大量的鞣酸，市面上的香蕉大多是在香蕉皮青绿时就摘下并放置到成熟，但是鞣酸的成分仍然在。鞣酸具有较强的收敛作用，可使粪便干硬，宝宝吃多了这类香蕉，有可能会加重便秘。

182. 可以给宝宝直接吃生冷水果吗

🍃应在两餐之间给宝宝选择室温下的水果。

科学养护：给宝宝吃水果，应在两餐之间，选择室温下的水果，不要刚从冰箱里拿出来就给宝宝吃。如果是冬天，可以将水果在热水（注意不是沸水）中泡一泡再吃。另外，吃水果也要注意细嚼慢咽，如果宝宝还小，建议先将水果磨成泥或切成小块再喂食。

❀ 错误做法：部分家长认为原汁原味的水果吃起来更有营养，所以会给宝宝直接吃生冷水果。

● 引发后果：宝宝的胃肠功能比较弱，直接吃生冷水果，尤其是刚从冰箱里拿出来的水果，容易刺激宝宝的胃肠快速收缩，如果宝宝吃得比较急，比较快，很容易出现呕吐和胃肠不适的症状。

183. 水果可以代替蔬菜吗

科学养护：水果不能代替蔬菜。妈妈要合理安排饮食，尽量搭配颜色不同的蔬菜以满足宝宝不同的营养需求，让宝宝爱上吃蔬菜。如果宝宝不爱吃蔬菜，妈妈可以把蔬菜和水果放在一起榨出果蔬汁，或是把蔬菜汁加在米糊和粥里。

错误做法：有一些观点认为，水果和蔬菜的营养相似，不吃蔬菜的宝宝，可以用水果代替。

● 引发后果：蔬菜中某些矿物质、维生素是水果不具备的。用水果代替蔬菜，宝宝体内的果糖含量会越来越高，微量元素却是缺乏的，会导致食欲下降，并影响骨骼发育。

🐾 **科学养护**：宝宝的肠胃功能还不完善，不可空腹吃水果。最好在两餐之间，以饭后 2 小时为宜。吃水果的量由少到多，注意观察宝宝的消化情况，如有异常，应减少水果的摄入量。尽量给宝宝吃一些温性水果，如苹果、哈密瓜。如果早晨想给宝宝吃水果作为早餐，可以把水果做成果泥或是果粒加在粥里，这样不会对宝宝的消化系统造成伤害。

🐞 **错误做法**：有些妈妈会把水果作为宝宝食物的重要组成部分，并认为随时可以吃。

🔴 **引发后果**：晨起空腹时吃水果，可能会刺激肠胃黏膜，造成腹泻、反酸。吃完饭后马上吃水果，水果中的果胶会使胃中的食物含水量增加，糖分和果酸与食物发生反应，增加肠胃负担，出现腹胀、打嗝等不适反应。

其他零食类

🐾 **科学养护**：1 岁以上的宝宝才能少量喂食红小豆，并且要做得软烂。6 个月以下的宝宝不要喂食红枣。红枣糖分高，一天食用不能超过 8 颗，注意去核后再给宝宝食用，同时要给宝宝多喝水。如果是脾虚肝火虚旺的宝宝，最好不吃。宝宝贫血可以多吃猪肝、瘦肉、蛋类、香菇、海带和豆制品等富含铁元素的食物，并注意膳食平衡。

🐞 **错误做法**：传统观念认为红小豆、红枣都是补血佳品，有些妈妈会给宝宝吃这些食物补血。

🔴 **引发后果**：宝宝贫血一般是缺铁造成的，红小豆、红枣中的铁含量并不多，而且太小的宝宝食用红小豆和红枣会不消化，造成消化不良、内热、便秘和胀气等问题。

🐾 **科学养护**：给宝宝添加零食，可以在上、下午的两餐之间，定时定量，以不影响正餐为宜。选择配料简单、溶解度好的零食，不要香精、香料、糖和盐等不必要的添加，质地要疏松，最好能入口易溶，避免宝宝卡住喉咙。形状也要适合宝宝的手指抓握，帮助刺激宝宝的感官发育、锻炼精细动作。

🐞 **错误做法**：很多宝宝因为喜欢吃零食而养成吃饭不专心和挑食的毛病，所以大人们通常认为吃零食是百害而无一利的事情。

🔴 **引发后果**：3 岁以下宝宝的胃容量还小，而活动消耗量却很大，正餐并不能完全满足能量需求。完全不吃零食，会导致宝宝的能

🐾 用水果代替蔬菜，宝宝体内果糖含量会越来越高，微量元素却缺乏。

184. 宝宝随时都可以吃水果吗

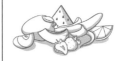

🐾 不可空腹食用水果，最好两餐间食用。

185. 宝宝吃红小豆、大枣能补血吗

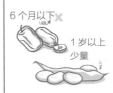

🐾 6 个月以下的宝宝不要吃红枣，1 岁以上的宝宝才能少量喂食红小豆。

186. 让宝宝吃零食百害而无一利吗

🐾 可以在正餐之间，为宝宝提供两三次零食。

量供给不足。同时，完全不吃零食的宝宝，口腔的吞咽，手部的抓取，手眼间的协调等身体机能的开拓都较缓慢，大脑发育和智力开发也滞后。

187. 小点心可以代替正餐吗

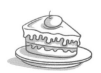

🐾 宝宝绝对不可以过量食用点心而影响正餐。

科学养护： 在正餐之前、睡前不要吃小点心，避免影响正餐和造成龋齿。点心应安排在两餐之间，帮助宝宝消除饥饿感。一次的量不能太多，比如3岁的宝宝，一次一块小蛋糕或半个苹果、一杯酸奶就足够了。家中不要常备"垃圾食物"，可备一些有益健康的小点心。如奶及奶制品、豆制品、新鲜的蔬菜和水果等。最好是自己动手给宝宝做小点心，如使用纯正天然原料制作的面包、蛋糕、饼干等。

错误做法： 小点心方便喂食，口味甜甜咸咸的，很讨宝宝喜欢，一些家长认为可以多喂些小点心，甚至可以代替正餐。

引发后果： 小点心富含糖分和油脂，却不像正餐那样能提供身体必需的能量和多种营养物质。用小点心代替正餐，会导致宝宝营养不均衡，影响发育。不规律的饮食还会伤害宝宝的肠胃，长期下去很可能会导致消化系统疾病。

188. 可以给宝宝吃薯条吗

🐾 宝宝尽量不要吃薯条等油炸类食品。

科学养护： 宝宝尽量不要吃薯条等油炸类食品，如果实在想吃，一定要控制食用量和食用频率。除此之外还可以注意薯条的制作方法，比如选择烘烤而非油炸的方法，尽量不要放盐和其他调味料，同时配上蔬菜等共同食用以均衡饮食，也可以减少油脂的摄入。

错误做法： 油炸薯条比较美味，宝宝喜欢，尤其是肯德基的薯条套餐比较方便，有些家长就经常买来给宝宝吃。

引发后果： 喜欢吃炸土豆、炸薯条等作为零食的宝宝容易发胖。另外，油炸食物里面有反式脂肪酸，会给宝宝的生长发育带来不良影响。

特别提醒： 烧烤、油炸、长时间煎炸都会让食品产生一定的有害物质。比如谷类食品在高温油炸时会产生较多的丙烯酰胺，肉类食品在烧烤中会产生苯并芘物质，这两种在高温烹调中产生的物质都会对人体带来伤害，还有可能致癌。

189. 可以给宝宝吃山楂片吗

科学养护： 山楂营养丰富，有帮助消化，健脾等作用，山楂片作为常见零食，宝宝适量食用是对身体有好处的。但需要控制食用量。另外还需要注意：①山楂不宜与猪肝同食，山楂中含有丰富的维生素C，猪肝中含有铜、铁、锌等矿物质元素，二者同食，维生素C会加速氧化而被破坏，降低了营养价值。②山楂与含维生素C分解酶的果蔬不宜同食。黄瓜、南瓜、胡萝卜等果蔬中均含有维生素C分解酶，与山楂同食，会破坏分解山楂中的维生素C，降低营养价值。③山楂与海产品不宜同食，海产品中含有丰富的蛋白质，而山楂中含有鞣酸，与海产品同食会合成鞣酸蛋白，这种物质易导致便秘，引发恶心、呕吐、腹痛等症状。

🚫 **错误做法**：有些妈妈认为山楂营养丰富，有助消化，就不加控制地给宝宝食用山楂片。

⛔ **引发后果**：食用过多的山楂片可引起胃酸，伤胃肠。另外，山楂片中加入了大量的糖，宝宝吃多了也会引起龋齿，不思饮食。特别是临近吃饭前进食过多山楂片，就吃进了较多的糖和淀粉，会影响食欲。

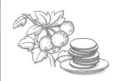
🔖 宝宝食用山楂需要控制食用量和注意食用时间。

🐾 **科学养护**：尽量不要给宝宝吃果冻，如果宝宝实在喜欢吃，千万别让他们边吃边说话，或者边玩边吃，这样容易导致果冻吞入气管中；也不要经常让宝宝吃果冻，更不要一次性大量吃果冻，以免影响到宝宝的智力发育和身体健康。万一宝宝吃果冻发生危险，家长应该马上把宝宝的头朝下抱着，压腹拍背，利用肺内的空气将果冻挤压出来。如果情况比较严重，要及时把宝宝送往医院救助。

🚫 **错误做法**：果冻极富弹性，味道好，有的还有果肉在内，宝宝很爱吃，有些家长就经常买给宝宝吃。

⛔ **引发后果**：果冻是采用海藻酸钠、琼脂、明胶等增稠剂，加入人工合成的香精、甜味剂等配置而成。海藻酸钠来源于海藻和其他植物，在提取过程中，经过了酸、碱、漂白等处理，食用过多会影响人体对脂肪、蛋白质等营养物质的吸收。另外，宝宝在吃果冻时，容易不小心将果冻吸入气管。果冻可以随气管的收缩而变化形状，不易排出，易造成危险。

190. 可以给宝宝吃果冻吗

🔖 尽量不要给宝宝吃果冻，易造成窒息危险。

【专业小讲堂】加工类零食对宝宝的影响及选购建议

　　食品标签上的配料表介绍食品的原料或成分，我国食品标准要求所有的加工零售类食物必须标示有配料表售卖。配料表的顺序是按照添加量由多到少排列的，所以要注意配料表排名前三的成分。以下将分别介绍加工类零食的有害成分和无害成分，同时提出选购建议。

加工类零食配料表中的有害成分

有害成分	作用	食品应用	危害
亚硝酸盐（又称亚硝酸钠）	防腐剂、着色剂	加工类肉制品	● 高铁血红蛋白症 ● 甲状腺肿、癌症
氢化油（也称植脂末）	防腐剂	饼干 / 糖果 / 奶油蛋糕 / 冰激凌 / 珍珠奶茶 / 蛋黄派 / 油炸食品	● 可导致肥胖、心脑血管病、代谢性疾病 ● 影响智力发育和记忆力
山梨酸	防腐剂	干酪 / 面包点心 / 果汁 / 果酱	● 过量可导致肿瘤、细胞突变和刺激皮肤
日落黄	着色剂	汽水 / 糖果糕点 / 红绿丝 / 罐头 / 浓缩果汁 / 青梅 / 风味酸奶	● 可能引起过敏、腹泻等，摄入过量超过肝脏负荷时，对肾脏、肝脏产生伤害
胭脂红	着色剂	碳酸饮料 / 糖果 / 糕点 / 酸奶等	● 过量可致癌和导致细胞突变
阿斯巴甜	甜味剂	饮料 / 什锦点心	● 过量可致癌、导致免疫力低下等
安赛蜜	甜味剂	饮料 / 酱菜类 / 蜜饯	● 按标准合理使用不会对人体造成危害
果葡糖浆	甜味剂	饮料 / 冰激凌 / 糕点 / 糖果	● 按标准使用无害，过量可能会致新陈代谢紊乱，增加患心脏病和糖尿病的概率
人工激素	缩短动植物生长期	炸鸡 / 鸭颈 / 蜂王浆 / 花粉制剂	● 在宝宝身体内积聚可造成性早熟、骨骺提早闭合致身高不足等
咖啡因	提神	各种可乐 / 冰茶饮料	● 过量食用导致紧张、心率增快、血压升高、胃肠道不适、注意力难以集中、入睡困难
铅	无作用，接触形成	爆米花 / 皮蛋 / 罐头 / 膨化食品	● 摄入过多会毒害宝宝神经系统，引起记忆力减退、精神涣散、反应迟钝

加工类零食配料表中的无害成分

　　零食配料表中的无害成分，多针对成年人。对婴幼儿来说，则要分年龄和控制食用量。

无害成分	作用	食品应用	食用建议
焦糖色	着色剂	酱油 / 糖果 / 醋	不建议 3 岁以下宝宝食用
亮蓝	着色剂	汽水 / 糖果糕点 / 红绿丝 / 罐头 / 浓缩果汁 / 青梅 / 风味酸奶	
食用香精	调味剂	饮料 / 糕点 / 糖果 / 乳制品	

续表

无害成分	作用	食品应用	食用建议
氯化钠（食用盐）	提味剂	各类食品	6~12 个月：≤ 350 毫克 / 天 12~36 个月：≤ 100 毫克 / 天
白砂糖	增甜	各类食品	1 岁以内宝宝不宜添加；1 岁以上宝宝少量食用
碳酸氢钠（小苏打）	发酵剂	各种面点食品	1 岁以上宝宝可少量食用
碳酸氢铵	发酵剂	面包 / 饼干 / 煎饼 / 果汁	
碳酸钙	膨松剂、补钙	各类食品	按照包装提示及规定食用
麦芽糖	保鲜、增甜	各类食品	尽量不食用
海藻糖	矫味、保鲜	各类食品	
中药成分	去火、滋补	阿胶枣 / 龟苓膏 / 酸梅汤	

加工类零食的其他选购建议

1. 查看营养成分表

家长还要注意营养成分表中的碳水化合物等含量，避免宝宝摄入过量，引起肥胖。

2. 查看溶解度和硬度

宝宝吞咽能力尚未发育完善，容易因为食品硬度高、易溶解度低等发生窒息危险。所以家长选购时可以：

● **查看溶解度**：将饼干等淀粉类食物碾碎，放入热水中静置 1 分钟，观察饼干溶解程度。

● **查看硬度**：家长可以试吃食物感受硬度，同时也可感受食物甜度、咸度等。

3. 查看保质期及外包装

● **查看保质期**：临近到期日的不要选购。

● **查看年龄提示**：是否提示只有 3 岁以上的人群才可食用。

● **使用注意事项**：宝宝的食品是否需要在大人的监控下食用及食用方法。

● **查看外包装**：看是否有漏气现象，以免食物变质。

汤水饮料

191. 宝宝喝汤就能获得所有营养吗

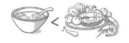

大部分的维生素、矿物质、蛋白质都还在食物本身中，而不在汤中。

科学养护：1岁以内的宝宝所吃的食物本身就富含水分，不建议将汤列入常规辅食。1岁以上的宝宝，要控制好汤的喝法和分量（一碗汤，一般是把菜吃完，少量喝汤），不要让喝汤影响到咀嚼，也不要让汤影响到其他营养的摄入。宝宝健康喝汤要注意以下几点：①肉汤要撇去部分浮油；②1岁以内宝宝喝的汤不要加盐，1岁以后少量加盐；③不要给宝宝喝炖太久或是隔夜的汤；④炖汤只用常规食材，不要做成"药膳"。

错误做法：民间有种说法是"营养都在汤里"，所以有些妈妈熬了汤后，就只给宝宝喝汤。

引发后果：经过熬煮，能从肉类溶解到汤里的蛋白质只有7%左右，大部分的维生素、矿物质、蛋白质都还在食物本身中。并且，汤喝多了反而会占肚子，影响宝宝摄入其他有营养的食物。长期只喝汤会导致宝宝"越喝越瘦"，出现营养不良或贫血的情况。

192. 需要给新生宝宝补水吗

3个月以内的宝宝一般不需要额外补水。

科学养护：不到3个月的宝宝，并且是母乳喂养的宝宝，就不需要额外喂水，因为母乳已含有大量的水分。如果是混合喂养或人工喂养，可以在两顿奶中间给宝宝喂少量水，不要超过10毫升，白开水最好，没有任何糖分与热量，不会影响宝宝食欲。

错误做法：宝宝刚出生时，怕宝宝渴到、饿到，很多家庭尤其是有长辈的家庭，会尝试着用奶瓶给宝宝喂水。

引发后果：刚出生的小宝宝并不缺少水分和营养。如果在吸吮母乳前先使用了奶瓶，很可能出现不会或不愿吸吮母乳的现象，导致母乳喂养失败。而且新生儿的肾脏排泄功能并不完善，喂入过多的水分反而会给宝宝造成排泄负担。

特别提醒：喝奶之前最好不要喂水，以免影响宝宝食量。给宝宝喂水的时间可以选择在洗完澡、睡觉前、散步完之后，妈妈也可以自行选择恰当的时机。比如天气寒冷、空气干燥，可以给宝宝喂水，方式以少量多次为好。

193. 宝宝可以喝蜂蜜水吗

科学养护：1岁以内的宝宝不要食用蜂蜜，如果不小心食用了蜂蜜或者蜂蜜制品，也不要过分紧张，可以观察宝宝食用后的8~36小时内有没有出现恶心、食欲不振和过敏症状，如果有，就要咨询医生。1岁以后的宝宝肠道功能逐渐发育成熟，可以先少量食用蜂蜜，循序渐进。10岁以后的宝宝，才可以放心食用蜂蜜及其制品。

错误做法：蜂蜜是老少皆宜的天然保健食品，有不少父母会将蜂蜜水作为饮料，甚至添加在配方奶中喂养宝宝，以加强营养。

- 🔴 **引发后果**：蜂蜜容易受到肉毒杆菌的污染，1岁以内的宝宝食用蜂蜜，容易造成食物中毒。另外，蜂蜜有润滑肠道的功效，给宝宝喂食过多的蜂蜜可能会导致腹泻。再有，蜂蜜中还含有一定雌激素，长期食用可能导致宝宝性早熟。

- 🔵 **特别提醒**：蜂蜜不能加热至60℃以上，否则蜂蜜中的活性酶会在高温下变性失活，破坏其中的营养成分。蜂蜜用温开水或凉水冲泡口感甜，用热水冲泡口感会变酸。

🐾 1岁以内不要食用蜂蜜，1岁以后循序渐进食用。

- 🐾 **科学养护**：不要轻易给宝宝喂食葡萄糖水。葡萄糖水不能当成"食物"来看待。只有在宝宝生病，或者抵抗力下降时，可以在医生的指导下给宝宝适量补充点葡萄糖水。

- ⊛ **错误做法**：有些家长认为葡萄糖水很有营养价值，经常喂宝宝喝。

- 🔴 **引发后果**：葡萄糖水的营养成分远不及正常的奶水，饮用后几乎不需要任何消化就会被吸收进血液，直接影响血糖浓度，对宝宝的胰腺产生压力，也会对肾脏造成损害。其甜味容易满足食欲，使宝宝不愿意吃正餐的奶水，容易提早进入厌奶期，造成营养缺乏。葡萄糖水中的糖分还会在口腔中长久停留，易导致龋齿。

194. 宝宝可以喝葡萄糖水吗

🐾 宝宝只有在生病或抵抗力下降时才可在医生指导下适量补充葡萄糖水。

- 🐾 **科学养护**：喝适量的果汁对宝宝的身体有利，喝过量的果汁则对身体健康十分有害，所以果汁一定不能代替白开水。一般，需要开始补水的宝宝，每天都要喝适量的白开水。尤其是夏天天气炎热容易出汗时，要给宝宝喝烧开的温白开水，不要图省事喂宝宝瓶装的矿泉水或纯净水。给宝宝喝的果汁同样也要以自己新榨的为宜，不要买超市里的成品果汁。

- ⊛ **错误做法**：有些宝宝不爱喝水，妈妈就用果汁来替代。

- 🔴 **引发后果**：果汁中含果糖，长期以果汁代替白开水，宝宝会摄入过多的糖分而形成龋齿和引起肥胖，同时也会使宝宝没有饥饿感，不喜欢进食，造成营养不良。

195. 果汁可以代替白开水吗

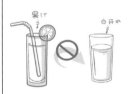

🐾 果汁一定不能代替白开水。

- 🐾 **科学养护**：从6个月到2岁的宝宝，不同阶段对于奶量都有标准的摄入要求，如此才能够保证宝宝的营养需求，乳酸饮品是绝对不能代替奶的。如果偶尔想给宝宝改善口味，建议用营养价值更高、口感同样讨喜的酸奶来代替，但是酸奶的饮用量同样要适量，通常每周控制在2次左右为宜。

- ⊛ **错误做法**：乳酸饮品酸酸甜甜的，几乎没有宝宝不爱喝，很多父母认为"乳酸饮品也是奶"，经常给宝宝喝。

- 🔴 **引发后果**：乳酸饮品是用牛奶、糖、水等调配出来的"糖水"，其蛋白质和钙含量都远远少于牛奶，营养价值较低，不能视同为奶。宝宝喝多了乳酸饮品，会减少奶的摄入量，长期这样容易缺

196. 乳酸饮品可以当奶饮用吗

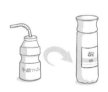

🐾 乳酸饮品是"糖水"，最好用酸奶替代。

乏营养，影响生长发育。并且乳酸饮品的含糖量非常高，可能导致宝宝龋齿和肥胖。

197. 每天多喝果汁才会更健康吗

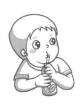

🐾 宝宝每天喝果汁不应影响奶量或主食摄入量。

科学养护： 每天给宝宝喝的果汁不应该影响每天进食的奶量或主食。6 个月以下的宝宝不能喝果汁，6 个月至 1 岁的宝宝，可少量尝试。1~6 岁的宝宝每天喝果汁的量要控制在 120~180 毫升。如果家长觉得这个量比较难把控，可以给宝宝每天只喝一个水果榨出来的果汁，以控制宝宝对糖分的摄入量。另外，建议用适量的温水稀释果汁后再喝。

错误做法： 有些家长认为果汁营养丰富，容易消化，且水分充足，就每天都喂宝宝喝。

引发后果： 果汁当中含有丰富的糖分，过量饮用会导致血糖上升，也会影响宝宝食欲，导致营养不良。

198. 紫葡萄汁是宝宝的果汁首选吗

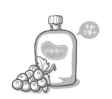

🐾 最好选择多酚含量较低的白葡萄汁。

科学养护： 同样是葡萄汁，白葡萄汁的多酚含量相对较低，也较少引起消化不完全或者肠绞痛等不适问题。另外，白葡萄汁还有提神的作用，更适合宝宝饮用。注意葡萄汁应在饭后 1 小时以上再给宝宝喝，饭前不要让宝宝喝，因为葡萄汁很容易让宝宝血糖升高，并产生饱胀感。

错误做法： 葡萄汁被科学家们誉为"植物奶"，紫葡萄汁更是具有抗氧化的功效，很多家长认为是喂宝宝喝果汁的首选。

引发后果： 多酚是公认的抗衰老的强抗氧化剂之一。紫葡萄汁中含有丰富的多酚，但对于正处于成长发育期的宝宝来说，摄入过多的多酚会抑制铁的摄取。宝宝缺铁容易导致缺铁性贫血，并降低免疫力和食欲，影响生长发育。

199. 给宝宝榨果汁一定要用时令水果吗

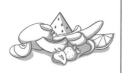

🐾 新鲜的时令水果是榨果汁的最好选择。

科学养护： 自制果汁不必刻意以宝宝的喜好或维生素含量的高低作为选择水果的标准，对宝宝而言，新鲜的时令水果才是最好的选择。另外，自制果汁最好把固体残渣也给宝宝吃一些，以摄入更多的膳食纤维。有一些水果如葡萄、橘子等有子的，要先把子处理干净再制作果汁。

错误做法： 很多妈妈在自制果汁时，会特地挑选宝宝喜欢的水果或是含维生素高的水果，而不会特地挑选时令水果。

引发后果： 反季节水果多采用激素刺激长成，或使用防腐剂超时保存。大量食用此类水果或是用来自制果汁饮用，都不利于宝宝生长发育。

200. 宝宝可以在餐后喝饮料吗

科学养护： 一般来说，含有气体的饮料，只适宜在半空腹的情况下饮用。饭后应禁止宝宝喝碳酸饮料。对于宝宝而言，大多数饮料都是有害无益的，不仅是餐后，平常也要少喝，应努力让宝宝养成喝白开水的习惯。如果确实想喝饮料，建议妈妈自己在家自制果汁，并以 1:1 对水稀释后，让宝宝适量饮用。

⊛ **错误做法**：有的宝宝刚一吃过饭，马上向妈妈要饮料，不然就闹个不休，有时妈妈嫌烦，也就只好迁就宝宝。

◉ **引发后果**：餐后马上喝饮料，尤其是碳酸饮料，不仅会稀释胃酸，还会导致胃壁黏膜血管收缩、抑制消化腺分泌，很容易引起消化不良和腹胀。碳酸饮料所含的碳酸氢钠在与胃酸发生反应时会产生大量的二氧化碳气体，当超过胃的承受能力时，会引发胃部不适。

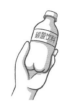

➧ 任何时候都不建议给宝宝喝碳酸饮料，尤其是饭后。

201. 可以给宝宝喝冷饮、吃冰激凌降暑吗

➧ **科学养护**：如果是身体强壮的宝宝，偶尔吃一两次冷饮问题不大，但也要注意控制量。对于体质虚寒的宝宝就更要严格控制，尽量避免。已经吃了很多冷饮并有不良症状产生的宝宝，可以用食疗的方式进行调理，如喝姜枣茶等。

⊛ **错误做法**：夏季天气炎热，喝冷饮、吃冰激凌是非常畅快的事情，有些父母会给宝宝也喝冷饮、吃冰激凌来降暑。

◉ **引发后果**：冷饮和冰激凌入口后，会骤然降低身体内的温度，长期这样吃，会让脾胃受伤，令宝宝的体质渐渐变差，导致经常生病感冒，厌食挑食，并发展出鼻炎、咽喉炎等各种慢性病。

➧ 对体质虚寒的宝宝要严格控制喝冷饮、吃冰激凌。

202. 可以给宝宝喝酒以活跃聚会气氛吗

➧ **科学养护**：要对逗宝宝喝酒的行为坚决说不。千万不要盲目逗婴儿喝酒，即使是筷子沾酒让宝宝尝也是不行的。如果遇到亲友想要逗自己的宝宝喝酒，可以找借口带宝宝离开，或者直接给亲友讲解婴儿喝酒的危害，增加他们的认识，并放弃逗宝宝喝酒的行为。

⊛ **错误做法**：因为中国特有的酒桌文化，逢年过节聚会时，为了活跃气氛，不少亲友喜欢逗宝宝喝酒。

◉ **引发后果**：宝宝的肝脏发育和代谢功能还不完善，对酒精的代谢能力较差，严重时会损伤肝功能、引发酒精中毒。而且尝试过酒精的宝宝，会大大增加其长大后酗酒的风险。

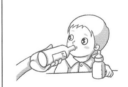

➧ 坚决不要逗宝宝喝酒。

喂食习惯

➧ **科学养护**：添加辅食太早或者太晚都不好。6 个月以内的宝宝可以不添加任何辅食，此时宝宝的消化系统功能十分简单，只要有足够的母乳类奶制品，就不需要添加辅食。在宝宝 6 个月以后，宝宝的身体快速发育，母乳的营养已不能完全满足宝宝的需求，此时，就需要用辅助食品来补充母乳喂养的不足。

203. 给宝宝添加辅食越早越好吗

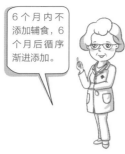

6个月内不添加辅食，6个月后循序渐进添加。

- 错误做法：家长认为给宝宝添加辅食越早越好，过早给宝宝添加辅食！
- 引发后果：6个月内的宝宝，肠胃未发育完全，过早给宝宝添加辅食会影响宝宝肠道发育！
- 特别提醒：给宝宝添加辅食要循序渐进，切忌添加过早、过多，否则会造成宝宝消化不良。每添加一种辅食，要观察下宝宝有没有过敏反应，没有再继续添加其他辅食。

204. 宝宝吃得越多对身体发育就越好吗

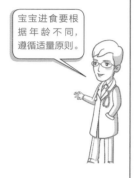

宝宝进食要根据年龄不同，遵循适量原则。

- 科学养护：最养胃的进食方式是"少食多餐"，营养均衡。在喂养过程中，要注意判断宝宝是否吃饱了，吃饱之后就不可再强制喂食。有些食物宝宝很喜欢吃，自己克制不了，爸爸妈妈还要帮助宝宝有节制地摄入。根据年龄不同，宝宝进食有着正常的适量标准。3个月内的宝宝按需哺乳，每天至少8次；4~6个月的宝宝，按体重哺乳，约150毫升/千克，7~9个月的宝宝，每天奶量不低于600毫升；10~12个月的宝宝，在奶量不低于600毫升的基础上，每天还要增加两三次辅食。
- 错误做法：很多老人认为宝宝能吃就是健康的体现，带娃时总是鼓励宝宝多吃。
- 引发后果：宝宝的胃容量不大，消化吸收功能有限，喂得太多容易造成消化不良。而且消化过程中血液和氧气都会转移到消化道，长期过度喂养导致肥胖，甚至会造成宝宝的大脑供血不足。

205. 辅食的种类越多就越好吗

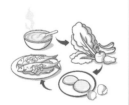

辅食需要按阶段添加，不是越多越好。

- 科学养护：辅食的添加可细化为4个阶段。6个月时只能喂黏稠状的软烂食物，如米糊；7~8个月时能够压烂咽下稍呈固状的食物，如菜粥、鱼肉、鸡胸肉；9~11个月时，已经能用舌头配合牙龈将食物压碎，这时要注意添加绿色蔬菜和含铁丰富的食物，贝类也可以开始吃了；到1~1岁半，宝宝就可以自主咀嚼了，能够接受类似香蕉般软硬度的食物了。
- 错误做法：在给宝宝添加辅食时，大多数家庭是凭自己的经验随意给宝宝选用食材，认为什么都吃一点才营养均衡。
- 引发后果：宝宝的消化系统在不同阶段有不同的特点，随意添加辅食，易导致宝宝呕吐、消化不良等，进而损伤宝宝的口腔、肠胃等消化器官。
- 特别提醒：含有咖啡因、酒精的饮料，会影响宝宝神经系统的发育；高糖、高脂肪类的食物，如巧克力、乳酸饮料等，容易腐蚀宝宝的牙齿或引起肥胖；太重口味或腌制的食物容易增加宝宝的肝肾负担。

206. 什么都给宝宝吃，长大后才不挑食吗

- 科学养护：宝宝断奶后，添加辅食应以清淡、富有营养、易于消化吸收为原则。在这个原则上食物的品种尽量多样化，提高宝宝对进

食的兴趣，并能广泛地品尝各种食物的味道。这样长大的宝宝味觉得到了良好的发育，不易挑食。但不能什么都给宝宝吃，要了解哪些食物宝宝不能吃或不能多吃，并避免过量摄入这些食物。

🔅 **错误做法：**过去的老人认为，什么都要给宝宝吃一点，这样营养均衡，而且长大以后不挑食。

🔅 **引发后果：**并不是所有食物都适合宝宝。有一些食物反而会导致宝宝将来偏食，如食用过多含糖和盐的食物，会使宝宝偏食重口味的食物；还有一些食物会对宝宝生长发育造成直接伤害，如含有色素和添加剂的加工食品会刺激大脑长期处于兴奋状态，造成脑部缺氧。

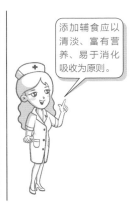

添加辅食应以清淡、富有营养、易于消化吸收为原则。

🔅 **科学养护：**1岁以内宝宝的辅食不要添加食盐、味精等调味品，即使"蘸菜汤"都可能导致宝宝食用的盐分超标。应以清淡饮食为主，让宝宝从小就培养低盐饮食习惯。1岁以后，可以考虑适当添加一些调味品，但父母千万不要以自己的标准来衡量饭菜的咸淡。如果宝宝不爱吃辅食，父母应该通过提高厨艺来让辅食更可口，而不是一味添加调料。

🔅 **错误做法：**宝宝添加辅食之后，有些父母怕宝宝不爱吃没有味道的食物，会在烹制辅食时按自己的口味放些调味品。

🔅 **引发后果：**6个月以内的宝宝每天钠的推荐摄入量仅为200毫克，完全可以从食物中摄取，无需额外补充。1岁以内的宝宝，在辅食中加盐或味精，会破坏宝宝的正常味觉，易养成高盐等不良饮食习惯，还会影响身体健康。

🔅 **特别提醒：**烹制婴儿辅食时不能加盐等调味品，少放糖，但应使用植物油，每日油的适宜用量为5~10克。

207. 辅食可以加盐和味精吗

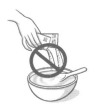

🐚 1岁以内宝宝的辅食不要添加食盐、味精等调味品。

🔅 **科学养护：**2岁以内的宝宝，还是应该以奶为主，辅食为辅。7~9个月的宝宝，每天至少要摄入600毫升的奶；10个月~1岁的宝宝，每天在保证摄入奶量600毫升的基础上，再增加两三次辅食。2岁之后的宝宝，就可以逐渐以奶粉为辅，以辅食为主了。

🔅 **错误做法：**很多爸爸妈妈认为开始添加辅食以后，就可以减少宝宝的喝奶量，想要用一餐辅食代替一餐奶。

🔅 **引发后果：**给宝宝添加辅食的重要目的，是补充奶以外的营养素，但奶仍然是主要的营养来源。2岁以内的宝宝消化器官发育尚不完全，此时就用辅食代替奶，会导致宝宝对主要营养的摄入不足，影响正常的生长发育，并且可能导致胃肠功能受到损害。

208. 添加辅食后就可以不用喂奶了吗

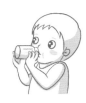

🐚 2岁以内的宝宝还是应该以奶为主。

🔅 **科学养护：**饭前半小时内不能给宝宝多喂水。饭后也不建议立即给宝宝喝水，这个时候宝宝的胃里填满食物，喝水会对胃产生一

209. 饭前或饭后喝水有助于宝宝消化吗

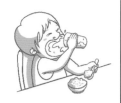

🐾 饭前半小时内不能给宝宝多喂水。

定压力，影响食物的消化和吸收。

😕 **错误做法**：有些妈妈认为饭前喝水可以清肠、帮助消化，所以会在饭前给宝宝大量喝水。

😟 **引发后果**：饭前喝水容易使胃液稀释，反而不利于食物的消化，如果喝水太多还会使宝宝出现饱腹感，使宝宝没有食欲。长期这样做，会出现宝宝不爱吃饭、消化不良等情况，导致宝宝对正常营养的摄入不足，影响生长发育。

210. 需要严格按时喂养宝宝吗

> 根据宝宝各成长阶段掌握进食间隔。

🐾 **科学养护**：6 周内的小宝宝按需喂养，不需要遵循任何时间表。6 周至 3 个月，可以开始尝试引导宝宝的作息规律起来，按照每 3 小时一个"吃→玩→睡"的循环来做安排。4～8 个月的宝宝每个循环的时间可以拉长到 4 小时，添加辅食后，每天的辅食是一两次，通常跟喂奶安排在一起，先吃辅食再喂奶。9 个月以上的宝宝，就可以根据家庭的实际情况灵活安排了。

😕 **错误做法**：一些年轻妈妈认为，严格按照时间表来安排宝宝进食能够帮助宝宝养成良好规律的生活习惯，有助于宝宝的健康成长。

😟 **引发后果**：婴幼儿消化系统及各项器官功能尚未发育成熟，在进食还没有规律以前，严格执行时间表喂养，容易忽视宝宝的实际饮食需求，导致宝宝长期处于或饿着或撑着的状态，不仅不能保证生理发育的需要，还会对进食产生一种烦躁的心理。

211. 宝宝不吃辅食需要强行喂下吗

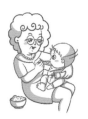

🐾 **科学养护**：观察宝宝的身体和心理情况，保持轻松愉快的进食氛围。给宝宝添加辅食也要注意科学性，首先，注意添加的顺序，从稀饭和粥开始，配一些口感较好的果汁、菜泥等，慢慢过渡到肉类、鱼类，添加速度切忌过快。其次，要把握好喂食的量，符合宝宝的食量即可。另外，对于消化不良的宝宝，可以喂蔬菜汁、水果汁，或补充益生菌改善肠胃功能，帮助消化。

😕 **错误做法**：为了保障营养，很多妈妈会添加丰富的辅食，即使宝宝不愿意吃也要强喂。

🐾 强行喂食会让宝宝产生逆反心理，容易造成长期的食欲不振。

😟 **引发后果**：宝宝不吃辅食可能有很多原因，消化或睡眠不好、缺锌、习惯了乳头不适应勺子喂食等情况都会影响食欲，强行喂食会让宝宝产生逆反心理，容易造成长期的食欲不振，并影响健康。

212. 辅食越精细就越有利于宝宝发育吗

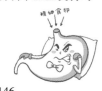

🐾 **科学养护**：辅食过分精细，宝宝吃饭时就会直接吞下，无法让咀嚼能力得到足够的锻炼，不利于牙齿的萌出和萌出后牙齿的整齐排列。随着宝宝的发育，宝宝的牙齿和消化功能都在进一步完善，此时可以逐渐增加辅食的硬度，帮助锻炼宝宝的牙齿和舌头的搅拌能力。

⊛ **错误做法**：家长认为给宝宝做的辅食越精细，宝宝越容易消化，就越有利于宝宝成长发育。

◉ **引发后果**：过于精细的食物不利于牙齿正常发育，长此以往反而会影响咀嚼能力和延迟宝宝说话的时间。

🐾 **科学养护**：4~6个月的宝宝，唾液腺开始成熟且喜欢咬东西，此时的宝宝特别需要口腔方面的刺激。家长可以采用循序渐进的方式，让宝宝从液状食物慢慢过渡到糊状食物，再到固体状食物，慢慢学习并适应如何咀嚼。尽量不要把不同质地的食材和牛奶混在一起，这会让他只用吞咽而不去咀嚼。可以用小碗、小汤匙来喂食，以帮助宝宝进行咬合动作练习。

⊛ **错误做法**：很多父母觉得宝宝胃肠功能弱，将食物弄得碎、软，有利于日常的喂养和营养的吸收。

◉ **引发后果**：宝宝咀嚼越多，口腔的发育就越协调，而且咀嚼功能与大脑中枢相互关联，能促进脑部血液循环畅通。而长期喂碎、软的食物，会让宝宝缺乏口腔刺激，不利于味觉发展和牙齿发育，容易出现偏食、厌食的情况，并影响宝宝未来语言发音的准确性。

🐾 **科学养护**：杜绝大人咀嚼食物后喂宝宝，要让宝宝自己咀嚼食物。家长还要有意识给宝宝创造咀嚼的环境。宝宝9个月以后，就可以喂食粗糙的小块食物。1岁以后，就可以吃段状的食物，还有软软的干饭等，锻炼咀嚼功能和吞咽功能。另外，平时可以准备一些薄的馒头片、面包片和水果片等，让宝宝自己咬着吃。

⊛ **错误做法**：有些老人喜欢自己把食物嚼好后，再喂给宝宝吃，认为这样的食物软烂并且好消化。

◉ **引发后果**：咀嚼过的食物，宝宝只需要囫囵吞下，不利于宝宝自主进食能力的培养。另外，即使是健康的成年人，口腔中也会携带病菌，这些病菌通过咀嚼与食物混合后，会传染给免疫力相对低下的宝宝，导致宝宝生病。

🐾 **科学养护**：不要用奶瓶给宝宝喂固体食物，而是让宝宝坐在妈妈的腿上或者准备一套宝宝餐椅，让宝宝能舒服地靠坐起来，再用勺子喂食，这样还能增强宝宝的躯干、肩部和颈部肌肉的稳定性和强度。让宝宝适应用勺子喂食可能需要一定的时间，妈妈需要多一些耐心，并温柔对待宝宝。

⊛ **错误做法**：添加辅食后，有些宝宝不肯接受勺子，妈妈便继续用奶瓶装上辅食喂养，以方便宝宝进食。

🐾 辅食一直过于精细，宝宝的消化功能得不到锻炼。

213. 碎软的食物更有利于宝宝发育吗

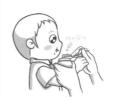

🐾 长期喂碎软食物，会让宝宝缺乏口腔刺激，不利于味觉发展和牙齿发育等。

214. 可以用咀嚼好的食物喂宝宝吗

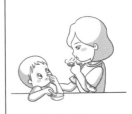

🐾 咀嚼过的食物含有细菌，也不利于宝宝充分吸收。

215. 可以用奶瓶给宝宝喂固体食物吗

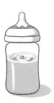

147

🤚 持续用奶瓶喂养，宝宝咀嚼能力不得到锻炼，甚至影响学习说话。

⊘ 引发后果：用勺子喂养，宝宝要通过卷舌、咀嚼再吞咽，能够锻炼牙床、嚼肌和面部肌肉，促进行为发育。持续用奶瓶喂养，宝宝还是通过吸吮的动作来吞咽，咀嚼能力得不到锻炼，会给之后吃固体食物造成障碍，也会影响以后宝宝学习说话。

216. 可以晚点让宝宝独立吃饭吗

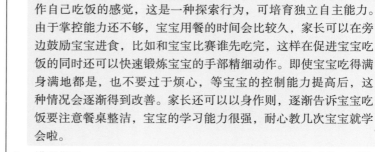

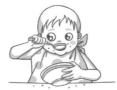

🤚 1～2岁的宝宝应该练习自己用餐具去进食。

🤚 科学养护：1~2岁的宝宝就应该练习用勺子吃饭了，用双手去操作自己吃饭的感觉，这是一种探索行为，可培育独立自主能力。由于掌控能力还不够，宝宝用餐的时间会比较久，家长可以在旁边鼓励宝宝进食，比如和宝宝比赛谁先吃完，这样在促进宝宝吃饭的同时还可以快速锻炼宝宝的手部精细动作。即使宝宝吃得满身满地都是，也不要过于烦心，等宝宝的控制能力提高后，这种情况会逐渐得到改善。家长还可以以身作则，逐渐告诉宝宝吃饭要注意餐桌整洁，宝宝的学习能力很强，耐心教几次宝宝就学会啦。

⊘ 错误做法：一些家长觉得宝宝自己吃饭容易弄得又脏又乱，而且用时也很长，干脆一直给宝宝喂饭吃。

⊘ 引发后果：长期给宝宝喂饭会让宝宝产生依赖，独立性差，影响宝宝的手眼协调能力与精细动作的发育！

🐾 特别提醒：有些宝宝一定要让家长喂饭，不喂不吃，家长需耐心沟通，慢慢尝试引起宝宝对自己动手吃饭的兴趣。宝宝吃饭时不要给看电视、玩玩具，这样会影响宝宝的注意力及食欲。

217. 应该鼓励宝宝大口吃饭吗

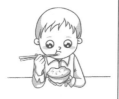

🤚 吃饭要细嚼慢咽，保持匀速正常的每口进食量。

🤚 科学养护：鼓励宝宝大口吃饭是不科学的，应当培养宝宝良好的用餐习惯。首先，吃饭要细嚼慢咽，保持匀速正常的每口进食量。其次，不要跟宝宝打闹或者逗趣，并明确告知宝宝要好好坐着吃饭。如果宝宝依旧安静不下来，家长吃完饭就收拾碗筷，并告诉宝宝如果不坐在座位上就没有饭吃，如此反复几次，宝宝一般都会安静坐下来吃饭了。再有，家长还要注意言传身教，培养宝宝细嚼慢咽的吃饭习惯。

⊘ 错误做法：有的父母总是怕宝宝饿着，为了让宝宝多吃点饭，用尽各种手段鼓励宝宝大口吃饭。

⊘ 引发后果：宝宝大口吃饭时，嘴里的食物往往没有充分咀嚼就咽了下去，这是非常不好的饮食习惯。宝宝的肠胃一般比较浅，消化功能本身就较弱，大量没有嚼烂的食物堆积在胃里，肠胃经常性负担过重，胃动力不足，不仅容易造成消化不良，还可能引发各类肠胃炎症。

218. 宝宝厌食只是因为饭菜味道不好吗

🤚 科学养护：宝宝只是偶尔厌食没有关系，如果长时间厌食，家长应该首先考虑是不是宝宝身体哪里不舒服，带他去医院检查下消化功能，是否缺铁缺锌，如果有异常就要及时接受治疗。除了疾病原因之外，如果宝宝经常处于精神紧张、注意力不集中的状态下，或者家长经常用玩具来哄诱宝宝吃饭、强迫宝宝吃饭等，都会导致宝宝厌食。对于这些情况引起的厌食，家长在生活中应该做到科学喂养，注意培养宝宝的好习惯，吃饭时不看电视、不玩玩具；三餐喂养有规律，注意每餐荤素、粗细、干稀搭配，均衡营养，定时定点吃饭；不要强迫宝宝吃饭，不要在吃饭时呵斥宝宝，给宝宝营造一个舒适安全的进餐环境，让宝宝轻松愉快地进餐。

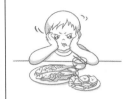

长期厌食首先考虑是不是宝宝身体出现问题了。

- 错误做法：不查找宝宝厌食的真正原因，而是给宝宝变着花样地做饭，宝宝喜欢吃什么，就给宝宝做什么，宝宝不喜欢吃就不吃。

- 引发后果：宝宝吃得不好，影响进食的种类数量，导致营养不良、身材瘦小、体质虚弱，抵抗力下降。而且很多宝宝厌食可能是因为疾病的原因，不认真查找原因，也许会耽误宝宝的治疗。

科学养护：婴幼儿时期是大脑发育最快的时期，脑皮质细胞在3岁时已基本分化完成，故此时期是宝宝智力发育的关键时期，心理学家和教育学家主张，对3岁前幼儿开展早期教育，以便更好更快地促进其身心全面发展。一般宝宝到了两三岁就喜欢模仿大人用筷子吃饭，有拿筷子的要求，这时父母就应当因势利导，让他们学习用筷子进餐。初学时，先让宝宝夹一些较大的、容易夹起的食物，即使半途掉下来，家长也不要责怪，应给予必要的鼓励。

219. 早用筷子有助于宝宝的智力发育吗

两三岁的宝宝，就应该教他们使用筷子。

- 错误做法：有些家庭迟迟不让宝宝用筷子进餐，主要因宝宝用筷子不熟练。边吃边掉饭粒，吃得太慢，于是家长老是让宝宝用小勺进餐。

- 引发后果：这种因噎废食的做法显然是不对的。筷子的使用可以提高手部、腕部、肘部、臂部甚至肩部的多个关节的精确协调配合能力，让宝宝学习使用筷子，可以作为训练手脑并用的内容之一。

【科学养护步骤】宝宝进餐训练

适用情况

一般宝宝 10~12 个月是训练自己吃饭的最好时机。

宝宝独自进餐的信号和益处

- 看到家长手上拿什么都想去抓一把
- 拒绝家长递给的以前最爱的食物
- 模仿家长吃饭的动作

学习意愿

学习进餐益处

- 宝宝自己吃饭会高度协调手、眼、嘴的动作
- 上半身多组肌肉会相互配合
- 这些协调与配合受大脑的指挥，有利于宝宝形成不挑食、不偏食的习惯
- 有利于培养宝宝求知欲和好奇心

物品准备

物品名称	数量	要求
宝宝专用餐具	1 套	达到质量标准，最好选择宝宝喜欢的图案
安全餐椅	1 个	符合安全标准
宝宝围兜	1 个	最好能遮住宝宝大腿部位

进餐训练步骤

步骤一：练习抓着吃饭

- 先让宝宝用手抓着吃食物，如面包片、磨牙饼干、切好块的水果或者是煮熟的土豆、南瓜、熟香蕉、牛油果等。
- 刚开始时，需要一次少给他一点，防止他把所有的东西一下子全塞到嘴里。

步骤二：练习用勺子吃

- 刚开始时，家长示范给宝宝如何拿着勺子吃饭，然后递给宝宝一把勺子，宝宝自己吃的同时也可以再喂给他吃。
- 当宝宝吃累了，用勺子在盘子里乱扒拉时，把盘子拿开。
- 也可以在托盘上留点儿东西，让他继续用勺子锻炼。

步骤三：准备正式餐具

- 当宝宝可以熟练抓取食物，并可以用勺子吃饭时。
- 帮宝宝准备最喜欢的食物（建议尽量选择紧凑、勺子舀起来不松散的，先不选择汤汁多的食物，以免汤汁四溅）。
- 同时为宝宝准备一套喜欢的餐具，可用各种小碟子装宝宝的食物，让宝宝提起兴趣。

【**提醒**】刚开始独立进餐的宝宝到处乱抓，餐桌一片狼藉都是正常现象，家长一定要保持耐心。

注意事项

- 不要逼宝宝吃不喜欢的东西，同一种食物可以换一种制作方法试试，也不要总是强迫宝宝多吃，宝宝能自己吃了，一定不要再喂他。

【科学养护步骤】宝宝使用筷子训练

适用情况

一般建议两三岁的宝宝开始使用筷子，此时他们的手部精细动作已经发育较好，具备握住筷子的能力，也开始模仿家长用筷子吃饭。

 有利于强化宝宝手部精细协调动作

●日本科学家研究发现，使用筷子是一种复杂、精细的运动，可涉及肩部、臂部、手腕、手掌和手指等三十多个大小关节、五十多条肌肉。

 有利于促进宝宝的视觉发育

●用筷子夹食物前，需要两眼注视同一目标，再将两眼分别所得的物像融合成一个单一具三维空间完整的像。这一过程需要两眼外肌的平衡协调，对于预防斜视和弱视都有很大帮助。

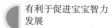 有利于促进宝宝智力发展

●使用筷子需要大脑，从大脑皮层各区分工情况来看，控制手和眼部肌肉活动的区域要比其他肌肉运动区域大得多，肌肉活动时刺激了脑细胞，有助于大脑的发育，从而起到健脑益智的作用。

准备工作

1. 物品准备

物品名称	数量	要求
宝宝专用筷子	1 双	达到质量标准，最好选择宝宝喜欢的图案
菜叶、骨头	若干	可供练习使用

2. 心理准备

家长需要告诉宝宝使用筷子的重要性，比如会用筷子的宝宝是聪明的宝宝、使用筷子说明宝宝长大了等。

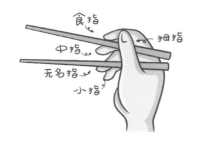

筷子训练步骤

步骤一：指导宝宝握住筷子

● 握筷前，筷尖要对齐，筷子用拇指，食指，中指轻轻拿住。

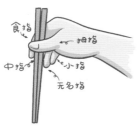

● 拇指要放在食指的指甲旁边，两根筷子间要留有一指宽的距离，筷子后方留 1 厘米长的距离。

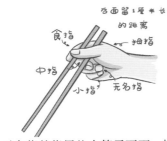

● 无名指的指甲垫在筷子下面，拇指和食指的中间夹住固定。

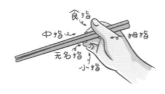

步骤二：指导宝宝使用筷子

● 两支筷子以中指和无名指承托，大拇指在筷子上按着两根筷子，两根筷子间要留有一指宽的距离。

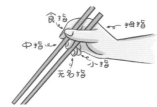

● 使用筷子夹食物时，以大拇指，食指用力夹住筷子，使其上下移动夹住食物，无名指承托的另一支筷子不必移动。

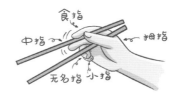

【提醒】宝宝总想按照自己的想法去握筷子，家长需要慢慢纠正。

步骤三：练习抓取物品或饭菜

● 当宝宝有模有样后，再指导宝宝尝试夹起又轻又大的食物，如蔬菜叶子。

● 等宝宝慢慢熟练以后，再让他尝试夹起稍微重点的食物，如骨头等。

其他营养素

补钙锌

220. 宝宝出生就该开始补钙了吗

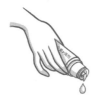

🖐 通常只需要在宝宝出生 2 周后，服用维生素 D 滴剂即可。

🖐 **科学养护：** 正常母乳喂养的宝宝不需要补钙，只需在宝宝出生 2 周后，服用维生素 D 滴剂，促进钙的吸收即可。如果不放心，可带宝宝到医院进行微量元素检查，查一下血液中钙的含量，然后听从医生的建议。7~12 个月的宝宝，饮食正常也是无需补钙的，只要保证宝宝每天有足够的母乳或者配方奶粉摄入，再加上合理的辅食，完全能够满足对钙的需求。1 岁以后的宝宝，只要每天保证足量的奶摄入，再加上合理的饮食，也是无需额外补钙的。要注意：维生素 D 可以促进钙吸收，如果缺少，钙就没有用武之地了。有一个十分完美的补充维生素 D 的方法——晒太阳，但要在早上 9–10 点或者傍晚时晒，以免宝宝皮肤被晒伤。

⊛ **错误做法：** 家长怕宝宝缺钙，在宝宝刚出生后就开始给宝宝补钙！

🔘 **引发后果：** 宝宝补钙过量可能导致：①造成高钙尿症，增加了泌尿系统形成结石的机会；②导致软骨过早钙化，前囟门过早闭合，形成小头畸形，制约了宝宝的大脑发育；③容易导致骨骼过早钙化，使骨发育受到影响，最终身高受到限制。

🖤 **特别提醒：** 纯母乳喂养的宝宝，也可通过妈妈补钙，从母乳中获得足够的钙。母乳中的钙最适合宝宝，消化吸收率高。

221. 维生素 D 是非补不可吗

如果宝宝体内没有足够的维生素 D，即使大量补钙也无法吸收。

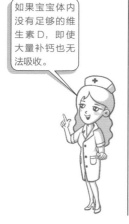

🖐 **科学养护：** 维生素 D 在我们身体中的主要功能是促进身体对钙的吸收，减少钙的排出。如果宝宝体内没有足够的维生素 D，即使大量补钙，吸收效果也不好，身体也会处于缺钙的状态。正常情况下，宝宝每天应该补充 400 国际单位（0.3 微克）的维生素 D，而不是补钙。由于母乳中维生素 D 含量较低，所以婴儿从出生后第 1~3 月开始就应酌情添加鱼肝油，这样可以促进钙磷的吸收。

⊛ **错误做法：** 以为宝宝平时吃的食物、母乳中提供的钙就够了，所以不给宝宝额外补充！

🔘 **引发后果：** 宝宝缺乏维生素 D 易患佝偻病、骨质疏松，并且抵抗力下降，易感染各种疾病，甚至易患高血压、糖尿病、癌症等。

🖤 **特别提醒：** 建议进行户外活动，因为晒太阳是最好的补充维生素 D 的方法。但不要带宝宝在日光强烈时出去，最好在早晨 9–10 点或者傍晚时，防止宝宝被晒伤。

222. 宝宝枕秃是缺钙引起的吗

🖐 **科学养护：** 出现枕秃，要留意宝宝头部是否经常与床面摩擦以及是否有其他原因。如果是因为出汗不舒服、晃动头部造成的摩擦，就要注意避免给宝宝穿、盖过多的衣物，并将过硬的床品更换为柔软、透气的床品。如果是宝宝平躺时循着声音频繁转头造成的摩擦，则只能耐心等待宝宝成长，等宝宝可以自主抬头后，就会大大减少头部的摩擦，头发就会重新长出。

🌀 **错误做法**：宝宝出生几个月之后，后脑勺常会出现头发稀少的情况，即"枕秃"，很多家长认为这是因为宝宝缺钙，需要补钙。

⚫ **引发后果**：在现代社会，宝宝接受到的母乳的质量在提高，即便母乳不足，婴儿配方奶粉和营养米粉也能提供足够的营养，很少有宝宝是因为缺钙而枕秃的。盲目补钙容易造成体内电解质紊乱，轻则导致宝宝便秘，重则影响铁、锌等矿物质的吸收，并诱发结石。

🪨 **特别提醒**：虽然缺钙多数表现为枕秃、多汗，但不能仅从这两项就断定宝宝一定缺钙。家长怀疑宝宝缺钙的，最保险的办法是带宝宝到医院检查血钙，如果真的缺钙，再按医嘱补钙。切忌盲目补钙。

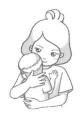

🖐 宝宝枕秃可能是多种原因引起的，不一定是缺钙。

🐾 **科学养护**：宝宝爱流汗，通常与神经系统发育不完全有关系。大脑皮层对植物神经的抑制功能相对较差，而汗腺的分泌恰恰是通过植物神经来调节的，所以，这是宝宝爱出汗的主要原因之一。另外，宝宝活泼好动、贪玩，这也是宝宝爱出汗的一大重要因素。有时，宝宝吃奶过于用力也会出汗。所以，对宝宝爱出汗这件事要认真分析，不要盲目补充营养品。

🌀 **错误做法**：不分原因，一概认为婴儿出汗是因为缺钙缺锌，给宝宝赶紧补钙补锌！

⚫ **引发后果**：盲目给宝宝补钙补锌，可能导致钙、锌元素过剩！

223. 宝宝出汗是缺钙引起的吗

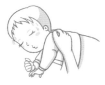

🖐 要仔细分析宝宝出汗的原因，如植物神经发育不完善，爱运动等。

🐾 **科学养护**：新生儿期的宝宝会经常出现颤抖、用力使脸通红，头左右摇动，这些现象通常是因为宝宝神经系统发育不完善所致。随着宝宝年龄的增长，神经系统慢慢完善，这种情况就会慢慢消失。但是，如果宝宝出现高烧发热，也可能发生高热惊颤时抽搐，若宝宝患有癫痫等疾病，也可能会出现频繁摇头。总之家长需要密切关注宝宝的情况，但不要擅自用药或补充营养素，否则可能会耽误宝宝的治疗。即使宝宝在健康的状态下，也不能盲目地给宝宝大量补钙，因为这样可能会导致宝宝出现钙中毒。

🌀 **错误做法**：家长认为宝宝是因为缺钙才导致经常摇头，因此立即给宝宝补充大量的钙！

⚫ **引发后果**：擅自给宝宝补充大量的钙，容易引起宝宝不良反应，给宝宝带来痛苦。

224. 宝宝频繁摇头是缺钙导致的吗

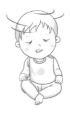

🖐 通常是正常现象，如果是高热惊厥引起，就要看医生。

🐾 **科学养护**：一般婴儿在6~8个月开始萌出第一乳牙，如果超过1周岁还未长牙，称为乳牙晚出，需要到医院进行验血检查，排除是否有佝偻病或营养不良等。如果婴儿发育正常，1岁半到2周岁左右才

225. 宝宝出牙晚是缺钙导致的吗

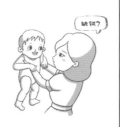

出第一乳牙的，仍可以认为属于正常生理范围。此外，补钙还有一个吸收的问题。不少家长一直在给宝宝补钙，但宝宝还是缺钙，这就是吸收的问题，最好的办法就是晒太阳。宝宝长牙晚并非是单纯缺钙造成的，即使是缺钙引起出牙晚，也不能盲目补钙，应在医生指导下进行。

🈲 **错误做法**：认为宝宝牙齿长得晚是因为缺钙，所以就盲目地给宝宝补钙！

🈲 **引发后果**：盲目地给宝宝补钙，会导致宝宝体内钙元素过量，影响宝宝正常发育。

🈲 **特别提醒**：如果家长擅自给婴儿大量服用鱼肝油、维生素 D、注射钙剂，会给宝宝带来不良反应。

🐾 宝宝出牙晚可能是多种原因导致的，不一定是缺钙。

226. 补钙越多宝宝长得就越高吗

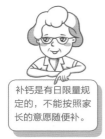

补钙是有日限量规定的，不能按照家长的意愿随便补。

🈲 **科学养护**：根据《中国居民膳食营养素参考摄入量》，6~12 个月的宝宝钙的推荐摄入量为 400 毫克 / 日，1~3 岁宝宝的摄入量为 600 毫克 / 日，4~10 岁宝宝为 800 毫克 / 日。正常情况下，宝宝是不需要食用钙剂的，母乳以及配方奶当中的钙的含量，已经可以满足宝宝身体发育需求了。如果宝宝已经开始吃饭了，适当多给宝宝吃一些蛋类、奶类、鱼类以及豆类的食物，就不用担心宝宝会缺钙。如果宝宝的身体确实出现明显的缺钙症状，也需要先经过医生的诊断并听从指导。

🈲 **错误做法**：为了让宝宝的身高能够赢在起跑线上，一些家长就用各种方法给宝宝补钙。

🈲 **引发后果**：宝宝的身高受遗传等多种因素影响。如果在不缺钙的情况下补钙，或者是缺钙又补充过量，都可能会导致长期的高钙尿症，或导致骨骼过早钙化，最终身高受到限制。

227. 每日喝骨头汤可以补钙吗

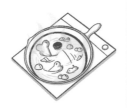

🈲 **科学养护**：给宝宝补钙的正确方式不是喝骨头汤，而是通过充足的睡眠、营养均衡的膳食、适当的运动三者结合来实现。适合补钙的食物包括奶及奶制品、大豆制品、绿叶菜、坚果、鱼虾等。奶类中的钙含量丰富，6 个月前的宝宝通过母乳或配方奶已经可以获得充足的钙，不需要额外吃其他食物补钙。停止母乳或配方奶喂养后，可以选择鲜牛奶、酸奶、奶酪等持续补钙。大豆制品富含钙且好吸收，但在众多品种中，内酯豆腐的含钙量最低，要注意挑选。绿叶菜、坚果、鱼虾可作为奶制品、大豆制品的补充，经常食用。

🈲 **错误做法**：一些父母让宝宝天天喝骨头汤，认为这样有助于补钙并长个子。

🈲 **引发后果**：骨头中含有钙，但能溶解到汤里的非常少，用于补钙的作用微乎其微，反而脂肪会更多地溶解到汤里。长期喝骨头汤的宝宝会摄入过量脂肪，容易肥胖，影响正常生长发育。

🐾 骨头汤不仅不能补钙，反而会导致脂肪摄入过量。

科学养护：液体钙剂溶解度好并不代表吸收好，不同形态的钙，最终都是以钙离子的形式被肠道吸收的。钙的吸收与钙的形式无直接关系，不同产品，在相同的条件下，其钙的吸收率基本上是一样的。用钙片或液体钙给宝宝补钙，并没有本质上的区别。

错误做法：有些品牌宣传液体钙里的补钙制剂被分解为"钙离子"，更利于宝宝吸收，因此很多父母都选购液体钙给宝宝服用。

引发后果：盲目相信广告宣传，多花了银子，还不一定达到理想效果。应在医生指导下选择钙剂。

228. 液体钙最有利于宝宝吸收吗

钙的吸收与钙的形式无直接关系，不同形式的钙无本质差别。

科学养护：清淡的口味对宝宝来说才是最为健康的。在选购婴幼儿补钙产品时，应避免选择太甜、口味过重的产品。母乳或代乳品是宝宝出生后的第一种味觉刺激，选择无味或者淡奶味的钙产品，对宝宝味蕾刺激性最小，而且宝宝也容易接受。

错误做法：有些钙片甜甜的，宝宝爱吃，家长就让宝宝吃很多。

引发后果：婴幼儿时期是宝宝味蕾和口味偏好形成的关键期，如果家长总是给宝宝喂酸甜口味的钙片，宝宝容易变得偏食，并在日后喜欢吃酸甜味的食品，进而导致出现龋齿、肥胖等问题，严重的还会诱发糖尿病、高血压等疾病。

229. 宝宝可以无限制食用糖果钙片吗

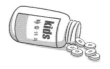

绝对不可以，一是可能会补钙过量，二是糖分摄入过量。

科学养护：宝宝活动时要采取适当的保护措施，穿上合体的运动装。如果因户外活动摔伤导致上肢出现肿胀、疼痛、活动受限等情况，就可能是发生了骨折，此时应该尽快到医院就诊，按照医嘱进行休息和治疗，不要过量补钙。另外，即使是骨折了，也可以让宝宝保持适量的运动。

错误做法：宝宝骨折后，一些家长为宝宝骨头早日愈合，就给宝宝大量喝骨头汤或吃钙片。

引发后果：骨折的断端会释放出大量的钙质，骨折部位也很容易导致全身或局部骨骼废用性脱钙。这两种脱失的钙盐形成游离钙被吸收入血液内，血钙含量升高，而血钙是由肾脏排泄，此时再摄入大量的钙，会增加肾脏的代谢负担，不利于宝宝的身体健康。

230. 宝宝骨折后要多补钙吗

骨折的断端会释放出大量的钙质，再补钙反而增加肾脏负担。

其他

科学养护：不管是"纯天然"，还是"后天提纯"，无论是药品还是保健产品，长期食用都会不同程度地对人体产生一些不良影响。因此，不要长期给宝宝服用微量元素和维生素的补充剂，家长应该更加重视宝宝日常饮食的科学性，通过最安全的方式来给宝宝补充营养。

231. "纯天然"产品就对宝宝无害吗

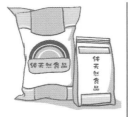

- ⊗ **错误做法**：有些家长盲目迷信"纯天然"，认为用纯天然的产品给宝宝补钙、补维生素等就是无害的。

- ◉ **引发后果**：很多商家宣传自己的产品原料是纯天然的，这些使用纯天然原料的制剂，大多是不能被人体吸收利用的，加上原料生长的自然环境可能会因为污染而含有一些重金属如砷、铅等，长期服用，起不到应有的效果，还会造成宝宝体内重金属蓄积，影响生长发育。

232. 吃维生素C越多越有利于健康吗

🐾 过量补充维生素C，会给宝宝的肝脏和肾脏带来负担。

- 🐾 **科学养护**：宝宝可以添加辅食时，通过给宝宝补充新鲜的水果蔬菜，就可以满足宝宝对多种维生素的需求，一般不需要额外补充。如果由于某些特殊的原因需要补充，也要适量，循序渐进，而不是越多越好。最好去医院咨询下医生具体的用量，不可按自己的想法来给宝宝补充，以免宝宝身体出现不适。

- ⊗ **错误做法**：家长认为多吃维生素C对身体健康有好处，于是给宝宝大量补充维生素C，来帮助预防各种疾病。

- ◉ **引发后果**：短时间内给宝宝补充过量的维生素C，可能会导致宝宝出现多尿、腹泻、皮肤发疹等；若长期补充过量的维生素C，可能形成肾结石，骨骼方面也可能会出现问题，引起骨骼疾病。

233. 宝宝有蜕皮现象要马上补充维生素吗

🐾 当宝宝出现蜕皮现象时应听从医生的指导进行积极医治。

- 🐾 **科学养护**：当宝宝出现蜕皮现象，应听从医生的指导进行积极医治，不要用手去撕没有自然脱落的表皮，也不要擅自购买药膏自己涂抹。如果是手癣，脸盆、毛巾、手帕等日常生活用品要做到一人一物，以免相互感染。如果是汗疱性脱皮，要保持宝宝手部的清洁干燥，平时注意卫生，避免外界细菌感染。如果是干燥性脱皮，通常不给予特殊的医治，让宝宝多补充水分、多吃新鲜蔬菜和水果，不要使用刺激性强的洗手液和沐浴露即可。

- ⊗ **错误做法**：许多家长一见到宝宝蜕皮，就觉得是缺少了某种维生素，会加紧给宝宝补充维生素。

- ◉ **引发后果**：蜕皮是由许多因素造成的，只有对症处理，才能起到良好的效果，如果仅仅盲目地服用多种维生素，不但解决不了蜕皮的问题，反而还可能因维生素服用过量而出现头疼、恶心、呕吐、腹泻等维生素中毒现象，对身体健康造成危害。

234. 宝宝可以吃药膳促进发育吗

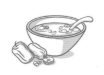

- 🐾 **科学养护**：宝宝的身体正处于成长发育时期，保证充足的睡眠、运动和平衡的营养就可以了，无需特殊进补。另外，像黄芪、党参和当归这些中药材，含有特殊的功能性成分，必须在医生指导下使用，不可盲目自行使用。如果宝宝出现生长发育延缓、反复感冒生病、过敏性体质等问题，需要专业医生调理。

- ⊗ **错误做法**：有些宝宝容易生病，或长得瘦，父母就喂食药膳，认为这样可以促进生长发育。

● **引发后果**：宝宝处于生长发育中，自身有调节能力，一般不需要额外进补。将成人的进补方式用在宝宝身上，反而给宝宝的脾胃造成了负担，影响正常营养物质的吸收。

> 将成人的进补方式用在宝宝身上会给宝宝的脾胃造成负担。

● **科学养护**：在病愈初期，首先考虑的不是营养补充，而是让肠道功能尽快恢复，吃一些比较容易消化的食物，如稀粥、牛奶等。可以少吃多餐，这样才能更好地吸收食物中的营养。一周左右后，可以适当给宝宝做一些鱼、禽肉类，一般以一周两三次为宜，避免油腻，荤素搭配，循序渐进地给宝宝补充蛋白质、维生素和铁、锌等微量元素。

235. 宝宝病愈后要大补才能促进恢复吗

● 错误做法：宝宝生病后，往往会快速消瘦，很多父母都很心疼，给刚病愈的宝宝吃大量高营养的食物来补充营养。

● **引发后果**：宝宝的脾胃尚未发育完全，加上生病后身体功能还在恢复中，吃的食物太多或太油腻，都会增加脾胃的负担，容易引起脾胃不适和消化不良，严重的会导致病情加重或反复。

> 病愈初期应该吃一些比较容易消化的食物。

【专业小讲堂】矿物质元素与宝宝的成长发育

宝宝必需的矿物质元素介绍

矿物质元素对维持机体正常的生理功能具有重要意义，包括常量元素与微量元素，其中有些元素与微量元素会经常缺乏，而有些元素基本不会缺乏，需要从食物中获得。下图显示了人体必需的矿物质元素在元素周期表中的位置。

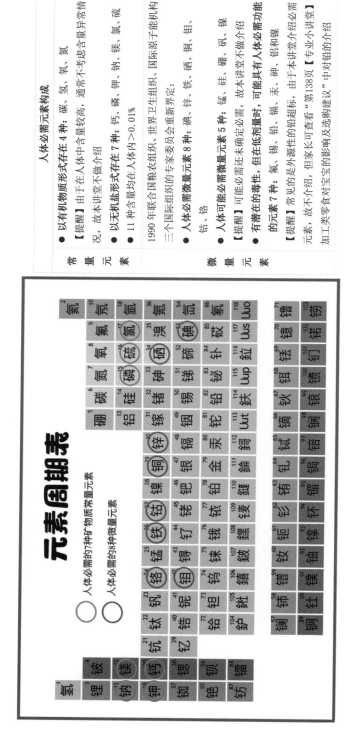

人体必需元素构成

常量元素

- 以有机物质形式存在 4 种：碳、氢、氧、氮
  【提醒】由于在人体中含量较高，通常不考虑含量异常情况，故本讲堂不做介绍。
- 以无机盐形式存在 7 种：钙、磷、钾、钠、镁、氯、硫
- 11 种含量均在人体内 >0.01%

微量元素

1990 年联合国粮农组织，世界卫生组织，国际原子能机构三个国际组织的专家委员会重新界定：

- 人体必需微量元素 8 种：碘、锌、铁、硒、铜、钼、钴、铬
- 人体可能必需微量元素 5 种：锰、硅、硼、矾、镍
  【提醒】可能必需尚未确定必需，故本讲堂不做介绍。
- 有潜在的毒性，但在低剂量时，可能具有人体必需功能的元素 7 种：氟、镉、铅、锡、锂、汞、砷、铝和镍

【提醒】常见的是外源性的铅超标，由于本讲堂介绍必需元素，故不介绍，但家长可查看 "第138页【专业小讲堂】中对铅的介绍"

宝宝必需矿物质元素的推荐摄入量

月龄	宜摄入量（毫克/日）					推荐摄入量（毫克/日）			宜摄入量（毫克/日）		
	常量元素					微量元素					
	钙（Ca）	磷（P）	钾（K）	钠（Na）	镁（Mg）	铁（Fe）	碘（I）	锌（Zn）	硒（Se）	铜（Cu）	铬（Cr）	钼（Mo）
0~6个月	300	150	500	200	30	0.3	50	1.5	15	0.4	10	–
6~12个月	400	300	700	500	70	10	50	8.0	20	0.6	15	–
12~48个月	600	450	1000	650	100	12	50	9.0	20	0.8	20	15

备注：①推荐摄入量：群体中绝大多数个体需要量的摄入水平。可以满足身体对该营养素的需要，保持健康和维持组织中有适当的储备。②适宜摄入量：在无法计算出推荐摄入量时可设定适宜摄入量。

数据来源：《中国居民膳食营养素参考摄入量》分析整理

宝宝必需矿物质元素的日常补充

宝宝可从以下日常食物中摄取必需的矿物质元素，但如果宝宝发生比较严重的元素含量异常表现，建议家长带宝宝就医查看，由医生来判断是否需要药物补充或治疗。

类型	元素	适合宝宝食用、矿物质元素含量较高的食物
常量元素	钙（Ca）	羊肉、牛奶、酸奶、奶酪、泥鳅、虾米、小虾皮、海带、牡蛎、花生、芝麻酱、豆腐、松子、甘蓝菜、菜花、白菜、油菜、芹菜、雪里蕻等
	磷（P）	与蛋白质并存的，瘦肉、蛋、奶、海带、紫菜、芝麻酱、花生、干豆类、坚果等
	钾（K）	香蕉、桂圆、芒果、海带、紫菜、菠菜、番茄等
	钠（Na）	含麸谷物制品、黄油、玉米片粥、鳕鱼片、青橄榄、燕麦片、干酪、椒盐卷饼、海藻、虾、苏打饼干、酱油、番茄酱等
	镁（Mg）	海参、榛子、西瓜子、燕麦片、苋菜、小茴香、黑芝麻、葵花子、绿茶、花茶、海蜇皮、黄豆、木耳、海米、花生粉、小米、虾皮、大豆粉等
	氯（Cl）	海带及各类海藻、橄榄、茶、肉鱼蛋禽、谷类，坚果，水果（李子、梅子、葡萄干、杏、山楂）等
	硫（S）	干豆类、鱼、牛奶、瘦肉、小麦胚芽、贝类等富含蛋白质的食物，以及洋葱、萝卜、干果、圆白菜等
微量元素	锌（Zn）	动物性：牡蛎、海参、鲱鱼、肉类、肝脏、蛋类等 植物性：稻米（糙）、小麦、小米、玉米、高粱、黄豆、大白菜、萝卜、扁豆、土豆、胡萝卜、蔓菁、萝卜缨、南瓜、甜薯干等
	铁（Fe）	猪肝、动物血、蛋黄、木耳、红枣、胡萝卜、面筋、金针菜、龙眼肉、萝卜干等
	碘（I）	海带、紫菜、鲜带鱼、蚶干、蛤干、干贝、淡菜、海参、海蜇、龙虾等
	硒（Se）	菠菜、菜花、洋葱、蘑菇、大豆、胡萝卜、芦荟、葡萄干、香蕉等
	铜（Cu）	口蘑、海米、红茶、花茶、砖茶、榛子、葵花子、芝麻酱、西瓜子、绿茶、核桃、黑胡椒等
	钼（Mo）	粗粮、动物肝脏、肉类、奶类、海藻、水果、白菜、甘蓝、豆荚等
	钴（Co）	蘑菇、甜菜、圆白菜、洋葱、萝卜、菠菜、西红柿、无花果、荞麦和谷类等
	铬（Cr）	干酪、动物肝、苹果皮、香蕉、牛肉、啤酒、面包、红糖、黄油、鸡、玉米粉、面粉、土豆、植物油和全麦等

餐具选择

236. 大人和宝宝可以共用餐具吗

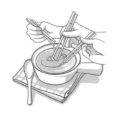

🐾 共用餐具容易相互感染，大人餐具材质也不适合宝宝。

🐾 **科学养护**：为了提高宝宝用餐的安全性和兴致，应该给宝宝置办专属的餐具。市面上的宝宝餐具品种非常丰富，家长可根据所需功能选择。底座带吸盘的碗，可吸附在桌面上，不容易被宝宝打翻，非常适合刚学吃饭的宝宝；研磨碗可以对食物进行研磨，方便外出时使用；还有感温勺子，当温度超过40℃时便会变色，可以监控食物温度，防止烫伤宝宝。

⊛ **错误做法**：大部分家庭都是带着宝宝一起吃饭的，大人一边吃一边喂宝宝，为了方便，通常餐具都是共用的。

◉ **引发后果**：大人的抵抗力比较强，宝宝的抵抗力比较弱，大人宝宝共用餐具，大人携带的细菌和病毒通过餐具感染给宝宝，容易导致宝宝生病。另外，成人的餐具，大小和材质都不太适合宝宝使用，如果让宝宝和大人用一样的餐具，会给用餐带来困难。

237. 宝宝可以使用色彩鲜艳的餐具吗

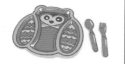

🐾 颜色越鲜艳的餐具含铅量可能就越高，越容易引起铅中毒。

🐾 **科学养护**：颜色越鲜艳的餐具，含铅量可能就越高，最好选择白色或浅色的瓷类餐具，尤其是不要买与食物接触面带花纹的餐具，也不要买金属装饰的瓷类餐具。用手摸起来触感粗糙、有明显凹凸感的餐具也最好不要买。选购餐具最好购买品牌产品，不要贪图便宜买一些不知名的小作坊的产品。

⊛ **错误做法**：有鲜艳可爱图案的餐具更受宝宝喜爱，很多家长都会选择这样的餐具，以引起宝宝吃饭的兴趣。

◉ **引发后果**：宝宝铅中毒会严重损害神经系统，造成智力、记忆力、反应能力下降，严重的可能导致终身残疾。可能表现为食量减少、腹痛、腹泻、身材矮小、反应迟钝等，也可能表现不明显，需要去医院进行血铅检测，若存在中度以上的铅中毒，需要在医生指导下进行排铅。

🐾 **特别提醒**：铅属于重金属的一种，一旦进入人体内，至少需要4年的时间才能完全代谢掉，宝宝的代谢时间更长。

238. 宝宝用铁质餐具可以补铁吗

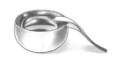

🐾 铁质餐具补铁作用非常小但却易生锈，对宝宝有害。

🐾 **科学养护**：通过饮食补铁是最天然、最安全的补铁方法。除了多给宝宝吃富含铁元素的食物，还要多吃"铁"强化食品及富含优质蛋白质的食物。所谓铁强化食品，指的是"铁"酱油，强化"铁"的豆浆、奶粉、米粉之类的食物。富含优质蛋白质的食物如瘦肉、蛋类等，可以促进铁的吸收。此外，维生素 C 也能促进铁吸收，可多吃如芹菜、柑橘、番茄等蔬果。

⊛ **错误做法**：民间有一种说法，铁质的餐具在使用的过程会析出铁离子并与食物结合，能增加人体对铁的摄入。

◉ **引发后果**：铁质餐具析出铁离子的量微乎其微，对于补铁的作用非常小，但却非常容易生锈产生氧化铁，人体吸收过多的氧化铁会对肝脏产生危害。宝宝肠胃娇弱，容易对铁锈作出反应，并出现呕吐、腹泻、食欲不振等现象，不利于健康成长。

【专业小讲堂】如何为宝宝选择餐具

餐具对宝宝的成长是不可或缺的，尤其是当宝宝到了添加辅食的阶段。而随着科学技术的发展，各种新材料的应用，让家长在为宝宝选择餐具时眼花缭乱、不知所措。本篇讲堂将给家长们提供科学的选购建议。

餐具选择的参考指标

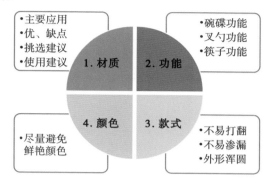

- 主要应用
- 优、缺点
- 挑选建议
- 使用建议

1. 材质

2. 功能
- 碗碟功能
- 叉勺功能
- 筷子功能

4. 颜色
- 尽量避免鲜艳颜色

3. 款式
- 不易打翻
- 不易渗漏
- 外形浑圆

餐具材质类型、优缺点、挑选建议及使用注意事项

类型	制作材料	主要应用				优点	缺点	挑选建议	使用注意事项
		碗	叉	筷	杯				
陶瓷	沙土、瓷土烧制	√	勺		√	● 表面光滑、做工精美 ● 容易清洁 ● 质量合格产品不会释放有毒物质	● 易碎形成锋利面 ● 部分陶瓷釉质和彩釉内含铅、汞等多种有害元素，危害宝宝神经和器官发育	● 选纯色无花纹且表面光滑的 ● 买带花纹的，要"釉下彩"（表面光滑，摸不出花纹感）	● 彩瓷不要进入微波炉、不要长期盛放酸性食物 ● 宝宝要在家长的陪护下使用
玻璃	多种无机矿物	√			√	● 硬度高；化学性能稳定 ● 表面光滑易清洁 ● 清洁卫生、不含有毒物质	● 易碎形成锋利面 ● 长期浸水的特定环境下水晶玻璃会产生"发霉"现象	● 选色泽光亮，折光率高的，彩色的颜色分布均匀 ● 轻敲击发出清脆金属声 ● 选图案印在餐具外壁，摸上去平滑，不易脱落 ● 有耐热标识	● 宝宝要在陪护下使用 ● 钢化的不进微波炉 ● 冷冻液体不要装得过满 ● 冷冻室中拿出的不可马上用微波炉
仿瓷	塑料树脂制作	√	勺	√	√	● 无毒无味、不易残留味道 ● 光滑、轻薄、保温、耐摔、耐腐蚀、耐高温 ● 轻巧美观	● 制作复杂，容易掺假，对宝宝身体有害 ● 不能微波炉加热，会释放出甲醛	● 选底部有"MF"+"QS"标志的，如没任何标志建议不要购买 ● 上色均匀、无变形、表面光滑	● 不要超安全温度限值，不能微波加热 ● 不用钢丝球清洗，划痕会积存污物
	【注意】树脂原料分两类：一类三聚氰胺甲醛树脂（密胺树脂），标"MF"，可用作接触食品的餐具。一类尿素甲醛树脂，标"UF"，不能用于盛放直接入口食品，只能用于非食品类物品的盛放或需剥皮的食品								

续表

类型	制作材料	主要应用				优点	缺点	挑选建议	使用注意事项
		碗	叉	筷	杯				
不锈钢	铬、其他金属	√	√	√	√	● 耐腐蚀，不生锈 ● 清洗简单 ● 遇热不会变形 ● 不会被摔碎	● 导热性好，易烫伤 ● 易打滑 ● 密度较大，较沉	● 选标识铬含量在18%~19%，镍含量在8%~10%的，如材质304奥氏体 ● 没有标识可用磁铁测试，强力吸住的为差	● 不能进微波炉、不能长期存放盐、酱油、醋等调料，或热汤及酸性食物 ● 勿用强碱性或强氧化性的药剂如小苏打、漂白粉、次氯酸钠等清洗
木质	竹子、木材	√	勺	√		● 保温效果好 ● 质量轻 ● 柔和不锋利 ● 没有化学毒性	● 易发霉 ● 不易清洗、易残留细菌引起肠道疾病 ● 带漆的有毒性	● 选加工少、用天然原料的 ● 忌选表面较光亮、有油漆的（油漆含铅较多）	● 放油炸食物时垫层吸油纸 ● 不装易染色食物 ● 不进微波炉、不放进冰箱、不靠近发霉水果
塑料	聚丙烯树脂	√	√	√	√	● 具高弹性系数 ● 温度范围广 ● 高度透明性及自由染色性	● 易析出有毒物 ● 不能抗高温 ● 钢丝球清洗后容易出划痕，易附着油垢	● 选无色透明或素色的PP或不含双酚的 ● 不要选内侧带图案的 ● 不要选有奇怪气味的	● 不盛高温和多油食物 ● 不可用钢丝球清洗，擦后易起边和棱角 ● 有刮痕或雾面，应停用
硅胶	二氧化硅	奶嘴 软勺 餐垫				● 无毒无味 ● 耐高温、减少食物温度流失，起到保温作用 ● 材质柔软、可折叠、不锋利	● 易吸附其他气味，不易散去 ● 易吸附油污，沾染灰尘，不耐脏	● 选色彩纯正、表面平滑、没有污点的 ● 选触感舒适、细腻，柔韧性和弹性好，不容易变形的 ● 有安全标识	● 用前开水浸泡 ● 用温水或沸水与白醋或可乐混合定期擦拭，以防止油渍、酱汁等起化学反应 ● 避免碰撞

餐具功能、款式和颜色的选择建议

类型	功能	购买建议
喂食勺	专门用来喂食宝宝的勺子	● 最好选用顶端比较软的，能保护牙龈 ● 有感温的，便于家长掌握温度
喂食碗	用来喂宝宝吃饭的碗	● 注意材质是否安全、容易清洗及能否方便加热
调羹	宝宝自己拿来舀食物的勺子	● 形状要便于宝宝拿握
餐叉	可让低月龄宝宝自己拿着	● 叉子头一定要非常柔软，不会伤害到宝宝
饭碗	－	● 最好有手柄设计，方便宝宝拿握，可以训练宝宝自己吃饭 ● 有底座带吸盘，可吸附在桌面上，不容易被宝宝打翻
盘子	－	● 有底座带吸盘的，可吸附在桌面上，不容易被宝宝打翻 ● 有感温的，便于妈妈掌握温度，不至于让宝宝烫伤
其他设计		● 设计应方便实用、外形浑圆、防刮伤；防渗漏，能体现宝宝的特点，小巧别致，便于外出携带
避免事项		● 尽量避免选择成人餐具，其体积、重量不适合宝宝，混合使用更容易造成相互感染 ● 尽量避免容易破碎的餐具，会划伤宝宝 ● 尽量避免彩色餐具，涂层可能含有铅、镉等重金属

第三篇 疾病养护

本篇主要包括药品选择、喂药方式、常见疾病及免疫力提高几部分内容。其中，常见疾病部分主要针对发病率极高但常令家长手足无措的疾病进行介绍，如黄疸、湿疹痱子、腹泻、发烧、咳嗽及意外伤口；免疫力提高部分将从病前干预的角度出发，着重对如何提高宝宝的身体素质进行分析介绍。

疾病养护同样存在诸多误区和容易被忽视的问题，本篇从医学专业角度出发，逐一对误区带来的严重后果及如何对疾病进行科学养护进行一一讲解，同时结合每个部分的操作难点问题，如宝宝喂药护理，湿疹、痱子护理及伤口护理等步骤进行图文结合的医学指导；同时，专业小讲堂部分将对药品的选择与使用进行说明、对宝宝腹泻的原因进行探索，使家长能够及时规避选药误区、纠正喂药方式，正确认识和处理常见疾病。

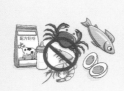 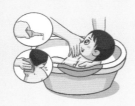 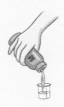

药品选择

239. 可以给新生宝宝喂黄连水或黄芩水排毒吗

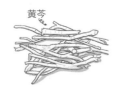

黄芩

🔹 这两种药物性凉，易致腹泻，还可能危害肝肾。

🔹 **科学养护**：在医学上是没有"胎毒"这种说法的，新手父母也不要随便尝试"民间土方、老人家的说法"。新生儿如果有异样，首先应该及时就医，根据医嘱进行养护。如很多宝宝遭遇过的新生儿黄疸，如果是生理性黄疸，不需要特殊治疗，也不会对宝宝产生伤害；如果是病理性黄疸，是不能够自己在家养护的，需要入院治疗。

🔹 **错误做法**：传统的育儿经验中有一个说法，就是给新生宝宝喂黄连水或黄芩水可以去胎毒，并能预防新生儿黄疸。

🔹 **引发后果**：给新生儿喂黄连水或黄芩水没有任何必要和益处，还会危害宝宝的健康。新生儿的器官尚未发育完善，非常娇弱，这两种药物性凉，服用后易导致腹泻。

240. 需要为宝宝备很多常用药吗

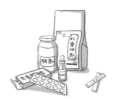

🔹 仅需备：①公共推荐的口服药和外用药。②宝宝生病服用剩下的药。

🔹 **科学养护**：不需要盲目备很多常用药物在家里。可以存放在家里的常备药包括两类。一类是公共推荐的口服药和外用药。口服药如退烧药，其用法普及，且副作用相对较小；外用药如退热贴、创可贴、酒精等。另一类是宝宝生病服用剩下的药，如果是慢性病的治疗用药可适当留用。急性病的治疗用药，已开封不方便储存的药不需要留下。对家中常备药，家长一定要搞清楚药品信息，用药前也要认真看说明书。

🔹 **错误做法**：宝宝的成长过程中，生病总是在所难免，很多家长都会准备一个小药箱，备上很多常用药物。

🔹 **引发后果**：宝宝每次生病的症状是不一样的，直接使用家中常备药是非常危险的，家长可能根本不知道这些药的真正作用是什么，如主要成分、使用年龄、使用方法、副作用等，随意给宝宝喂药轻则无效，重则加重病情，甚至用错药还会危及宝宝的生命。

🔹 **特别提醒**：家长不能凭借表面情况就随意判定宝宝生病，并直接用药。比如，认为宝宝出现鼻塞和呼噜声就是感冒。当鼻子分泌物累积过多、慢慢黏住时，完全也有可能造成这种情况，每天给宝宝清洁好鼻内分泌物即可。

241. 可以通过分享处方药为宝宝治病吗

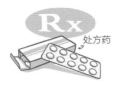

Rx 处方药

🔹 **科学养护**：处方药应该在专业医生的指导下，谨遵医嘱使用。看上去症状相同的病情却可能是由不同的原因引起的，即使同一个宝宝得了和先前完全相同的病，在给宝宝使用相同的处方药之前，也要请医生检查，告知医生手头现有的药品，让他来作判断，不能因一时方便而擅自分享处方药方并自行购买服用。

🔹 **错误做法**：有些妈妈觉得宝宝的病情看上去症状相同，于是与其他妈妈分享处方药，以方便给宝宝治病。

● **引发后果：**处方药是需要凭借医生处方、在医生指导下才能使用的药，自行购买服用很可能变"毒药"。尤其是宝宝处于发育阶段，乱用药的伤害比成人更大，很容易引起过敏反应，轻则全身出皮疹，重则会出现过敏性休克，直接危及宝宝的生命。

> 🐾 处方药应该在专业医生的指导下，谨遵医嘱使用。

242. 宝宝 3 岁以后吃成人药就没问题了吗

🐾 **科学养护：**宝宝 3 岁以后吃成人药是很危险的，特别要慎重，不要凭感觉自行给宝宝增减用药量后服用成人药，尤其不要擅自使用抗生素以及处方药。医学上认为，年满 12 周岁，体重超过 32 千克的宝宝可以吃成人感冒药，12 岁及以下的宝宝需要用药时，家长应选择宝宝专用剂型，如果没有，要咨询医生或药剂师药物具体的用量及用法后，再给宝宝服用。

✖ **错误做法：**由于看病不方便等原因，有的家长会自行给宝宝用药，认为给 3 岁以上的宝宝减量服用大人的药是没有问题的。

> 需要慎重，年满 12 周岁，体重超过 32 千克的宝宝才可吃成人感冒药。

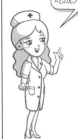

● **引发后果：**宝宝的各个器官仍然处于生长发育阶段，肝脏的解毒功能、肾脏的排泄功能都较成人弱，大人用的药即使减量了宝宝也不一定能用。宝宝对药物的敏感性高于成人，不良反应发生率也较高，服用成人药物极容易产生副作用，严重时还会损害肝、肾等内脏器官。

🐾 **特别提醒：**很多成人常用药是明确不能用于宝宝的，家长在给宝宝用药时一定要仔细阅读药物说明书，弄清楚药物的成分。

243. 给宝宝服用中药更安全吗

🐾 **科学养护：**看起来没有副作用，其实难以预料副作用的中药，反而不如那些标注详细清楚的西药吃起来更明白放心。宝宝生病，一定要及时就医，谨遵医嘱，还要仔细阅读药物说明书，了解清楚药物的成分，并严格按照要求的剂量、间隔时间给宝宝服用。

✖ **错误做法：**在很多妈妈的眼中，中药是没有副作用的，会选择给宝宝服用中药治病。

● **引发后果：**中药并没有想象中的安全。西药会将可能存在的不良反应标注在说明中，中药一般是直接应用到临床的，并不是没有副作用，而是不知道到底会出现哪些不良反应。很多中成药有肝毒性，宝宝本身肝脏发育尚不完善，如果服用这些中药，会受到严重的伤害。

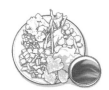

> 🐾 很多中成药有肝毒性，不可给宝宝随意服用。

244. 宝宝生病，食疗就可以了吗

🐾 **科学养护：**切勿盲目轻信朋友或熟人推荐的民间食疗方，当心贻误宝宝病情。宝宝生病首先要到医院确诊，如果想用民间食疗方，也应先征求医生的意见，由专业的医生来判断是否能用在宝宝身上，并确保食材、分量使用规范，没有毒副作用。

✖ **错误做法：**有些家长认为药物有副作用，所以在宝宝有一些小病小恙时，不就医不用药，而是使用一些民间流传的食疗方式。

🐾 民间偏方没有通过广泛认证，疗效与副作用不明确。

⊗ 引发后果：每个宝宝的体质和患病情况不同，生病的原因也不同，民间偏方是没有通过广泛认证的治疗方法，疗效与存在的副作用不明确，盲目给宝宝试用民间食疗方，对于疾病治疗未必会有帮助，并且极有可能影响宝宝的身体健康，并延误、加重病情。

245. 宝宝服用益生菌是多多益善吗

🐾 科学养护：家长要更正"宝宝抵抗力弱了用益生菌、便秘了用益生菌、最近胃口不好用益生菌"这类在日常生活中滥用益生菌的观点，把益生菌作为药物来谨慎对待。目前的医学观点是，益生菌适合用在炎症性肠病、抗菌药相关性腹泻和病毒感染性胃肠炎这几个方面。益生菌制剂的服用方式具有一定的特殊性，用过烫的开水冲泡会将益生菌烫死，冷水则化不开制剂，所以需要使用37℃左右的温开水来冲调。冲调好后要及时给宝宝喝下，否则容易因外在因素导致益生菌失效。

🐾 益生菌适用于炎症性肠病、抗菌药相关性腹泻和病毒感染性胃肠炎。

⊗ 错误做法：益生菌被当作万能肠道疾病药物，众多的家长认为，给宝宝使用益生菌可以有病治病，没病强身，多多益善。

⊗ 引发后果：益生菌作为药物，只对特定适用的疾病有效。给宝宝滥用益生菌，不仅不能起到强身健体的效果，还会促使肠道功能逐步减退，进而丧失了自身繁殖益生菌的能力，并产生依赖性。

246. 宝宝可以喝凉茶降火吗

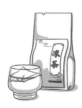

🐾 科学养护：宝宝本身就比成人容易发热，只要体温没有超过正常范围，没有不适感，一般都不需要刻意"降火"。凉茶不是不能喝，而是不能经常喝。另外，如果宝宝有上火的疑似症状，得先弄清楚病因。便秘和口气大的主要原因往往是不良饮食习惯，膳食纤维或水分摄入不足，使肠道蠕动慢，且胃肠负担过大引发功能紊乱、消化不良，这种情况需要做的是多吃富含膳食纤维的食物、及时补充水分。宝宝出现口舌生疮时，还需要考虑是否有细菌感染、病毒感染，应结合医生的指导，对因治疗。

🐾 凉茶不能长时间喝，也不能当成治病药物来喝。

⊗ 错误做法：夏天天气炎热，宝宝容易出现便秘、口气大、口舌生疮等各种"上火"状况，凉茶是很多妈妈最方便快捷的下火方法。

⊗ 引发后果：凉茶一般都含有中药成分，性味偏凉。幼儿脏腑娇嫩，多喝寒凉类的饮料会损伤肠胃，引起腹泻、免疫力降低。凉茶饮料为了追求口感会提升糖分的配比量，给宝宝喝凉茶饮料会增加宝宝对糖分的摄入，容易肥胖，并导致食欲下降。

247. 有眼屎就需要给宝宝喝凉茶下火吗

🐾 科学养护：新生宝宝眼屎多，特别是仅一侧眼睛有，并不是眼睛上火或发炎所致，而是因鼻泪管通畅不良所致。按摩眼内眦下部鼻泪管开口处会有一定效果，同时做好眼部的清洁工作。如果无效，建议咨询眼科医生。需注意，不管是宝宝出现眼屎、便秘还是口臭等所谓"上火"的症状，都应对症治疗，不能随意给宝宝喝凉茶下火。

😠 **错误做法：**宝宝有眼屎时，家里老人都说是上火了，要喝凉茶来下火。

😟 **引发后果：**凉茶虽然有一定的下火作用，但对宝宝脾胃不利。宝宝与成人相比，本来就脾胃虚弱，受不得寒凉，要是喝一般大人常喝的凉茶，由于太过苦寒易伤脾胃，反而容易湿滞上火。若是给宝宝常喝凉性过重的凉茶，对体质还可能造成终生影响，成年后也难以调理。

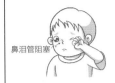

鼻泪管阻塞

🐾 新生宝宝眼屎多，常因鼻泪管通畅不良所致。

🐾 **科学养护：**有的家长过于关注宝宝的饮食，总觉得宝宝吃得不多。其实只要宝宝饮食正常，就不需要吃消食、开胃药。宝宝胃口不好要用科学的方法来缓解，若发现宝宝偏食严重，爸妈首先要检讨自己的饮食习惯，即使是不喜欢吃但营养丰富的食物，家长也要硬着头皮吃给宝宝看，而且要表现出"好吃"的样子。另外，不要常买零食给宝宝吃，也别边吃饭边看电视，帮宝宝养成有序作息、少量多餐的良好饮食习惯。

😠 **错误做法：**宝宝胃口不好时，有一些家长会习惯给宝宝吃开胃消食药。

😟 **引发后果：**长期服用开胃药物，会加重胃肠道负担，减弱正常消化吸收功能，甚至造成肠道菌群失调，引起腹痛、大便次数增多等不良反应。还有的宝宝食欲不好是因为器质性疾病所致，如甲状腺功能低下等，这种情况下只吃开胃的药不仅没有作用，还会延误病情。

248. 宝宝的食欲不好就要吃开胃药吗

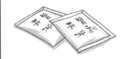

🐾 长期服用开胃药物，会加重胃肠道负担，甚至造成肠道菌群失调等。

🐾 **科学养护：**宝宝还小，家长在照顾的过程中一定要注意做好预防各种疾病的工作，要给宝宝增加全方面的营养，这样抵抗力才会加强。如发现以下四种病情，家长一定听从医生安排，不要抗拒给宝宝输液。①严重的呼吸道感染；②严重的皮肤过敏；③严重腹泻；④哮喘。特别是哮喘，如果发病时不及时采取输液等措施，就很有可能出现窒息。

😠 **错误做法：**之前网络上有很多观点认为输液对人体有很大的伤害，让不少家长抗拒输液。

😟 **引发后果：**对于输液这件事，万不可矫枉过正。有些宝宝的疾病是一定要通过输液来治疗的，如过度腹泻、严重脱水后的营养补充等。如果一味拒绝输液，说不定错过了宝宝最佳治疗时机。

🐾 **科学养护：**进口药不一定就比国产药好，关键是要及时正确治疗、安全合理用药。在选择国产药还是进口药时，主要考虑三个问题：疗效、副作用和价格。要根据具体病情，综合考虑后选择药物，并遵循就诊医生的建议。

249. 什么情况下要给宝宝输液治疗

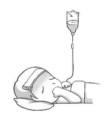

🐾 对特殊的疾病千万不要拒绝给宝宝输液。

250. 给宝宝用进口药一定好过国产药吗

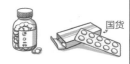

🐾 不看国家，看疗效、副作用和价格。

⊛ **错误做法**：在很多父母的观点里，进口药的疗效一定好过国产药，即使价格贵出几倍也要坚持给宝宝用进口药。

🔴 **引发后果**：许多进口药是基于当地的种族特点来研发的，由于种族、药物敏感性和体格方面的差异，有些进口药对中国宝宝未必有效。有些用起来确实有效的进口药价格昂贵，长期使用负担巨大，甚至导致中断治疗。这两种情况都有可能贻误宝宝的病情。

251. 给宝宝注射"丙种球蛋白"能预防感冒吗

🐾 丙种球蛋白半个月左右就会被代谢掉，并不能长期预防感冒。

🐾 **科学养护**：不要盲目给宝宝注射"丙种球蛋白"。如果想从根本上减少宝宝患病的概率，还是要增强宝宝的体质。除了按照我国计划免疫的要求接种各种疫苗外，更要注意宝宝的均衡营养，养成良好的生活习惯，多参加锻炼，逐步增强宝宝对疾病的抵抗力。

⊛ **错误做法**：一些家长听信社会上的传言，给体弱的宝宝注射丙种球蛋白，认为这样可以增强体质，并预防感冒等多种疾病。

🔴 **引发后果**：注射丙种球蛋白是一种临时应急的措施，半个月左右就会被代谢掉，并不能起到长期预防感冒的效果，还会干扰宝宝正常免疫功能的发育。

252. 进口疫苗一定比国产疫苗好吗

🐾 进口疫苗跟国产疫苗都是通过了我们国家的安全认证的。

🐾 **科学养护**：进口疫苗跟国产疫苗都是通过我们国家的安全认证的，在安全性方面其实一样，区别可能就在于价格相差较大。这是因为进口疫苗跟国产疫苗采用的毒株跟培养工艺不同，生产出的疫苗中抗体数量的多少、防疫时间长短不一样。家长可以根据自家的经济状况来决定打进口的还是国产的，很多家长打进口的也只是图个心安，对于经济条件不是十分优越的家庭，打国产疫苗也能起到一样的效果。

⊛ **错误做法**：坚持打进口疫苗，即使贵很多也不愿意打国产的疫苗。

🔴 **引发后果**：这种情况除了多花钱之外，一般不会引起其他后果。

253. 可以不打自费的二类疫苗吗

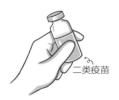

🐾 二类疫苗可让宝宝受到更加全面的保护。

🐾 **科学养护**：二类疫苗跟一类疫苗的区别在于，一类疫苗由国家付钱，二类需要自己付钱，像流感、腮腺炎、水痘、甲肝等这些疫苗就属于二类疫苗。二类疫苗所针对的疾病在生活中是比较常见的，所以给宝宝打二类疫苗其实很有必要，这样宝宝可以得到更加全面的保护，在传染病流行时，能够更多一层保障。除了一些特殊情况，比如宝宝会对某个疫苗过敏，大多数情况下，疫苗是对宝宝有利的。

⊛ **错误做法**：认为自费疫苗可打可不打，不给宝宝打自费的二类疫苗。

🔴 **引发后果**：以后宝宝可能会由于没有得到足够多的保护而生病！

喂药方式

🐾 **科学养护**：不能给正在哭闹的宝宝灌药。父母心平气和是宝宝最好的镇静剂，切忌在喂药时发脾气。如果宝宝哭闹不止，父母应停止喂药，等宝宝情绪稳定时再进行尝试。对大一点的宝宝，应以肯定的要求和鼓励为主要方式进行喂药。

✖ **错误做法**：宝宝生病了却哭闹着不肯吃药，很多父母为了宝宝的病好得快就上手强行灌药。

🔴 **引发后果**：强行给哭闹的宝宝灌药是一种危险行为。宝宝哭闹时喉部是打开的，灌入口腔的药物和水可能会引起宝宝呛咳或顺着气管进入肺内，导致肺炎、气管炎，严重的会引起窒息死亡。并且用这种生硬的做法，很容易使宝宝产生恐惧心理，越来越抵抗吃药。

254. 宝宝哭闹也要强行灌药吗

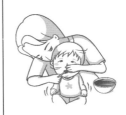

🐾 强行灌药可能会引起宝宝呛咳或顺着气管进入肺内。

🐾 **科学养护**：对于婴儿，轻轻地拨一下下颏，等嘴张开后用小勺或者滴管喂食药液，再轻轻地把他的嘴闭上，这样药就慢慢地咽下去了。给药时保持喂奶姿势，从口腔一侧送入，待完全咽下后再喂下一次，未咽下前不要平卧，以免发生呛咳溢出。大一点的宝宝，可用药杯或汤勺喂药，将小勺放在宝宝口中，紧压住下牙齿让药液顺口角慢慢流入口中，直到药物全部咽下再将勺取出，然后再次喂入，直至完毕。

✖ **错误做法**：为了快捷有效地喂药，有些妈妈会用小勺盛药喂进嘴里，压住舌头，顺势把药倒进嘴里，或是拎着宝宝的耳朵、捏住宝宝的鼻子强行灌药。

🔴 **引发后果**：这几种喂药的方式都是趁宝宝注意力不在这里，突然地将药喂进宝宝嘴里，很容易使药物呛入呼吸道，轻则引起咳嗽或支气管炎、吸入性肺炎等，重则会堵塞呼吸道引起窒息。

🐾 **特别提醒**：不要用普通汤匙或茶匙来量药水喂宝宝，这样不但容易把药液洒出来，药量也不准。现在，很多药盒里都会配有带刻度的滴管或量杯。使用滴管时，要将管口放在宝宝口腔颊黏膜和牙床之间，按照他的吞咽速度慢慢滴入。

255. 压舌头、拎耳朵、捏鼻子能让宝宝顺利吃药吗

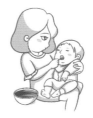

🐾 轻则引起咳嗽或支气管炎、吸入性肺炎等，重则会堵塞呼吸道引起窒息。

🐾 **科学养护**：一般药物的正确服用方法是用约 200 毫升的温开水（25~40℃为宜）送服，饮水量相当于喝 1 杯水，这样最能保证药效和用药安全。并且服用解热镇痛药、抗生素、抗结核病药这三类药物时要喝更多的水，以免造成肾损伤。果汁、牛奶和豆浆等在服药期间都要慎用，通常在服用药物前后一两个小时都要尽量避免。

✖ **错误做法**：很多口服药都有苦味或刺激性味道，有些家长用果汁来代替水给宝宝服药，让宝宝更容易接受药的味道。

256. 可以用果汁送服药物吗

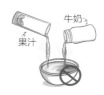

牛奶
果汁

果汁含维生素 C 和果酸，容易导致药物提前分解和溶化,影响药效。

引发后果：果汁饮料大多含有维生素 C 和果酸，而酸性的物质容易导致药物提前分解和溶化，不利于药物的吸收，影响药效。有的药物在酸性环境中会增加副作用，对宝宝的身体会产生不利影响。

257. 能让宝宝干吞药片吗

科学养护：3 岁以下的宝宝不宜吃药片，应首选液体制剂、冲剂等。喂药后，应保持婴儿坐位、半卧位或者侧卧位 5 分钟左右，避免药物被吐出而呛入气管。对于 3 岁以上的宝宝来说，可以吃药片，但药片不能太大，如果太大应掰成小块或碾碎，宝宝吃完药后还需喝少量水。

干吞药片，药物容易黏附于食道壁，不仅影响疗效，还会刺激食道等。

错误做法：宝宝在和水吃药片时往往会只把水咽下去了，药片还留在嘴里。反复几次后，有些父母可能会让宝宝直接把药片吞下去，

引发后果：干吞药片，药物容易黏附于食道壁，不仅影响疗效，还会刺激食道，引起宝宝咳嗽或炎症，严重的会损伤食道壁，并且有可能引起宝宝误吸，将药片吸入气管，造成气管堵塞甚至窒息。

258. "药食同食"会更安全吗

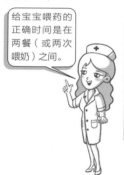

给宝宝喂药的正确时间是在两餐（或两次喂奶）之间。

科学养护：给宝宝喂药的正确时间是在两餐（或两次喂奶）之间，有利于药物吸收，并注意避开一些与药物相克的食物。一些常见的情况包括：吃药时不能吃生萝卜、辛辣生冷的食物；感冒药不能与甜食同吃；吃钙片的宝宝不能同时吃菠菜。

错误做法：有一种中医观点是"药食同源"，于是有些父母认为将药与食物同食更安全。

引发后果："药食同源"不等于"药食同食"。药与食物不仅不能同食，还要注意避忌，如果在服药的同时吃了与这种药物相克的食物，不仅不能发挥药效，还可能引起宝宝不适。

【科学养护步骤】宝宝喂药护理

喂药，是令很多家长头痛的问题，一些家长情急之下会捏着宝宝的鼻子强行灌药，这很可能因呛入气管引起窒息而造成严重后果。所以，本篇将针对不同形态的药物，推荐不同的喂药方法及技巧。

器具准备

器具	数量	要求	适用年龄
小勺	1 支	家用或喂药专用都可以	1 岁左右
滴管喂药器	1 套	达到质量标准，充分消毒	6 个月 ~1 岁
针筒喂药器	1 套	达到质量标准，充分消毒	各阶段
药水量杯	1 个	喂药专用	各阶段
水杯	1 个	倒入 20~25℃的温水	各阶段

喂药步骤

（一）药水

方式 1：用小勺喂

步骤一：按照药盒上的用药说明将药倒入药品量杯中。

步骤二：将量杯中的药分数次倒入小勺中。

步骤三：将宝宝抱在怀里，用大毛巾隔在宝宝的下巴下方以免弄湿衣服，然后托起头部呈半卧位，用右手拇、食二指轻轻按压小儿双侧颊部，迫使病儿张嘴。

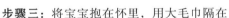

步骤四：将小勺压在宝宝的下唇和舌头上，在宝宝换气已经开始吸气时（上腭往上时）迅速把药送进宝宝舌根下（可减

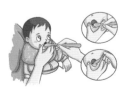

少舌头触碰苦味），再将小勺拿出。

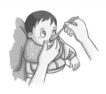

步骤五：将剩余的药用同样的方法倒入宝宝口中。

步骤六：将宝宝竖起来，拍拍后背，然后立即给宝宝或者在中间喂药时给宝宝饮用温水，缓解药物的苦味。

方式 2：用滴管喂药器喂

步骤一：同方法 1 步骤一。

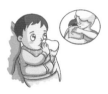

步骤二：将药物按照滴管说明分次装入滴管注射器中。

步骤三：同方法 1 步骤三。

步骤四：将药物滴入宝宝的舌头和腮之间，不要把药物滴入宝宝喉咙附近，否则会造成宝宝咳呛。轻轻捏宝宝的脸颊，将药顺下去，也可轻轻往宝宝脸上吹气，让宝宝进行条件反射吞咽。

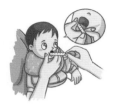

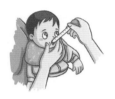

步骤五：将剩余的药用同样的方法滴入宝宝口中。

步骤六：将宝宝竖起来，拍拍后背，然后立即给宝宝或者在中间喂药时给宝宝饮用温水，缓解药物的苦味。

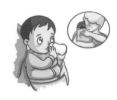

方式 3：用针筒喂药器喂

步骤一：同方法 1 步骤一。

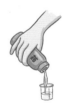

步骤二：将药物按照说明分次装入针筒注射器中。

步骤三：同方法 1 步骤三。

步骤四：把喂药部位轻轻放进宝宝嘴里，用推送把手或挤或按把药液送到宝宝嘴里。

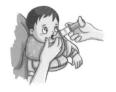

步骤五：将剩余的药用同样的方法挤入宝宝口中。

步骤六：将宝宝竖起来，拍拍后背，然后立即给宝宝或者在中间喂药时给宝宝饮用温水，缓解药物的苦味。

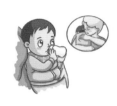

【提醒】需要经常变换喂药的空间，如果固定在一个场所喂药，宝宝会对这个场所产生抗拒，增加喂药的难度。如果宝宝反抗，很容易将药物吐出来，所以最好小口喂。

（二）药片或药粉

先将药粉或药片置于小容器内，然后加少量温水，充分碾碎、搅拌均匀。

调配好的药水喂养方式同前。

注意事项

● 要严格掌握剂量。

● 喂药期间如宝宝出现呛咳，要立即停服，并抱起宝宝轻拍背部。

● 观察宝宝服药后的情况，如皮肤是否有红疹、病情有无缓解或是否出现其他不适症状等。

● 除非必要，尽量不要在药物中加入糖等调味剂。

【专业小讲堂】常见的宝宝药品的选择与使用

宝宝用药存在的问题

药物选择		药物使用	
存在问题	**引发后果**	**存在问题**	**引发后果**
私用处方药	延误病情或产生药物毒素、给肾脏造成负担	生病马上用药	可能损害宝宝免疫力
熟人推荐药物		用药时间不准（未区分饭前、饭后）	药效不足、延误病情或对肠胃刺激
使用成人药物	影响宝宝代谢、耐受性	剂量不准（如自行增减）	剂量多可能产生毒害作用，少则药效不足
优选进口药	浪费或可能疗效不佳	未遵医嘱或说明书	用药剂量或时间不对
优选贵药	浪费或可能疗效不佳	用热水、牛奶、果汁冲服；或加糖、蜂蜜服用	某些成分会破坏药物结构，影响药效，也不利于药物吸收
随意（经常）喂中药	可能引起过敏、中毒		
中西药混吃	某些药物成分过量		
拒绝或滥用抗生素、激素、退烧药、止泻药、输液治疗	拒绝可能延误病情，滥用会破坏免疫力、增加毒素	强行灌药	引起宝宝恐惧，药物可能进入气管
随意换药	延误病情，产生耐药性	自行停药（认为好转或痊愈）	病情反复，可能产生耐药性
滥用偏方	延误病情，产生毒素		
随意服用钙、锌等制剂	摄入营养元素过量		
代购、海淘	质量无法保证		

药物存储	
存在问题	**引发后果**
怕冷、怕热（大多数药物）、怕光（如维生素、抗菌素）、怕潮湿（如粉末状药物）、怕微生物（如糖浆类药物）、怕虫（膏、丹、丸、散等中药）等药物未按标准保存	药品可能会失效使宝宝病情延误某些药物可能产生毒素、宝宝服用后会加重肾脏等负担，严重的会引发感染
保存时密封性不好	
保存时药盒撕掉	忘记使用说明
混合保存	药物失效或药物成分混合

总体用药原则

1. 世界卫生组织推荐的药品选择和使用原则

"能外用不口服、能口服不注射、可肌肉注射不静脉注射"，但仍然需要根据宝宝病情遵医嘱用药。

2. 药品保存原则

● 严格按照药品说明书要求的温度、湿度及密封性保存。

● 尽量保留外包装，且一药一包装保存。

3. 用药剂量的使用原则

宝宝用药的剂量一般可按照小儿的年龄、体重、体表面积三种方法计算。其中按年龄计算比较简单（肥胖或瘦弱患儿除外），即不同年龄儿童的用药是成人剂量的：1 个月为 1/14、6 个月为 1/7、1 岁为 1/5、2 岁为 1/4。

家庭常用药的选择和使用建议

参考了多篇核心期刊文章、相关书籍，总结了实际使用情况后，将家庭常用的宝宝药品（非处方药）的选择（不含疾病症状，具体还需见药品使用说明或遵医嘱）精炼于表中，具体内容如下：

分类		推荐药品	主要功效或用法	注意事项
上呼吸道感染（感冒）类	风寒	感冒清热颗粒	缓解发烧、头痛、鼻塞、流鼻涕、咳嗽等症状	须遵医嘱用
		参苏理肺丸	用于体虚，发热，鼻塞，咳嗽痰多，胸膈满闷，呕逆等	严格按说明书用
	风热	小儿感冒冲剂	疏风散热、清热解毒	严格按说明书用
		板蓝根冲剂	用于温热发热、发斑、风热感冒、咽喉肿烂等	须遵医嘱用
	鼻塞严重	生理性海水鼻腔喷雾	湿润以及清理鼻腔内的分泌物	严格按说明书用
		盐酸羟甲唑啉喷雾剂	用于急慢性鼻炎、鼻窦炎	2 岁以内禁用
	祛痰止咳	麻黄止咳丸	用于感冒风寒，无汗鼻塞，咳嗽痰喘	严格按说明书用
		八宝惊风散	用于小儿惊风，发热咳嗽，呕吐痰涎	严格按说明书用
		复方甘草合剂	治疗痰多的咳嗽	不能单用止咳药
		止咳糖浆	覆盖于咽黏膜表面而减轻炎症对黏膜的刺激	服后尽量少喝水
消化系统类型	腹泻	口服补液盐	适用于腹泻引起的轻中度脱水，如患儿腹泻次数较多，则可给予相应剂量预防或治疗脱水	严格按说明书用
		蒙脱石散（思密达）	一种吸附剂，可以有效缩短腹泻时间，保护肠道黏膜	严格按说明书用
		双歧杆菌	一种活菌制剂，可调整肠道菌群，常用于肠道菌群失调引起的腹泻	严格按说明书用
		抗菌药物	细菌感染引起的腹泻	须遵医嘱用
消化系统类型	便秘	开塞露（甘油）	润滑并刺激肠壁，软化大便，从而改善便秘	不宜长期使用
	腹胀	西甲硅油	主治因气体在腹部聚集而引起的胃肠道不适，有预防和缓解宝宝胀气、缓解肠绞痛、防止打嗝的作用	不推荐长期使用
退热止痛类		退热贴	贴于额头、太阳穴、腋窝或大腿根等部位	严格按说明书用
		乙酰氨基酚（又名扑热息痛）	适用于 3 个月以上的宝宝	体温＞ 38.5℃，物理降温后仍然不退时才可用
		布洛芬（又名美林）	适用于 6 个月以上的宝宝，较扑热息痛，美林起效时间更长，但控温效果更为持久，一般可达 4~6 小时	

续表

分类	推荐药品	主要功效或用法	注意事项
外用类	碘伏	首选用于皮肤消毒杀菌，其刺激性比酒精小	严格按说明书用
	炉甘石洗剂	急性瘙痒，如蚊虫叮咬、长痱子、水痘等导致瘙痒时可用炉甘石洗剂涂抹于皮肤	不能用于湿疹止痒，会加重病情
抗过敏药	开瑞坦	用于缓解过敏性鼻炎有关的症状，如喷嚏、流涕等	2 岁以下需遵医嘱

常见疾病

黄疸

259. 新生儿黄疸会自行消退吗

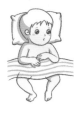

生理性黄疸多在出生后 2~3 天出现，4~6 天达到高峰，7~10 天自行消退。

科学养护： 生理性黄疸多在出生后 2~3 天出现，4~6 天达到高峰，7~10 天消退，其间宝宝精神好，吃奶和排泄正常，这样的情况多不用治疗。如果宝宝在出生 24 小时内就出现黄疸，症状比较重，还伴随吐奶、发烧、抽搐、嗜睡等表现，而且进展快、持续时间长，很有可能是病理性黄疸，需要及时就医。如果检查发现是病理性黄疸，需遵医嘱积极治疗。

错误做法： 俗话说，十个宝宝九个黄，很多人也说新生儿黄疸会自然消退，可以置之不理。

引发后果： 生理性黄疸在宝宝出生 2 周内就会消退，多不需要进行干预。但如果是病理性黄疸则不会自行消退，宝宝体内的胆红素水平会不断升高，达到一定程度后会引起胆红素脑病，可能会造成智力低下、永久性听力损伤、运动障碍等严重的神经系统后遗症。

260. 用金银花给宝宝洗澡能消退黄疸吗

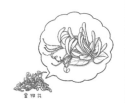

金银花等中草药副作用不明确，不建议使用。

科学养护： 中草药因为较少进行临床验证，所以副作用不明确，而不是完全没有副作用。而婴幼儿的脏器功能尚未发育完善，很容易因为随意服用、使用中草药不当而受到难以逆转的损伤。宝宝在发育正常、精神状态良好的情况下，只要保证正常的饮食即可，不需吃什么"补药"。生病时，也最好请专业的医生进行诊断和开药，切勿自行买药给宝宝吃。

错误做法： 在老一辈中，流行着用金银花煮水给宝宝洗澡可以去黄疸的说法。

引发后果： 婴儿黄疸需要先区分生理性还是病理性，才能根据疾病轻重程度和日龄对症治疗，关键是查找原因。很多中草药的副作用是不明确的，婴儿皮肤比较娇嫩，盲目使用中草药给宝宝洗澡，草药的成分很容易通过皮肤进入血液，有可能发生不能预计的不良反应。

261. 黄疸严重的宝宝需要停止哺乳吗

科学养护： 母乳能够提供宝宝生命最初所需的所有营养和免疫活性物质，这是再高级的配方奶也无法替代的，因此，当明确为母乳性黄疸后，并不提倡停止母乳喂养，可以选择少量多餐喂养。只有在血胆红素达到 16 毫克 / 分升以上时，才需要暂停母乳三天供医生观察情况。在停母乳期间，可以定时吸奶，确保宝宝恢复母乳后，乳量还能保持充足。

错误做法： 有一种说法是吃母乳的宝宝更容易黄疸，一换奶粉立马就好了。

- 引发后果：如果随意停掉母乳，宝宝的营养无法得到保障，妈妈也容易因乳房刺激不足变得奶水稀少，无法继续母乳喂养。

- 特别提醒：母乳性黄疸的病因迄今尚未完全清楚，分为早发性和晚发性两类。早发性发生时间与生理性黄疸相近，主要与母乳喂养不当，摄入不足有关，预防这类黄疸主要是建议早开奶，勤喂奶，宝宝多吃多拉就行了。晚发性多与新生儿胆红素代谢的肠肝循环增加有关，常发生于生后 1~2 周，可持续至 8~12 周，这类黄疸很少对宝宝的健康有影响，一般都恢复良好。

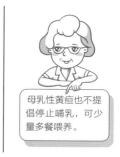

母乳性黄疸也不提倡停止哺乳，可少量多餐喂养。

湿疹痱子

- 科学养护：关于湿疹复发的问题，爸爸妈妈也不用太过担心，在长湿疹期间根据医生的指导做好恰当的治疗和养护就行了。随着年龄的增长，宝宝的体质会发生变化，不会那么容易受刺激和过敏，湿疹慢慢自己会消失。绝大多数的婴儿湿疹会在宝宝上小学前自己消失，只有少部分会延续到青春期以及成年。

- 错误做法：很多爸爸妈妈看见宝宝长湿疹都很着急，希望通过治疗，用一个月或两个月，最好是几天就能治好，再也不复发。

- 引发后果：湿疹作为一种原因复杂的，慢性和反复发作的疾病，缓解期和复发期会交替出现，尽管可以很好地控制，却没有任何一种治疗方法能够绝对根治。爸爸妈妈为了根治湿疹盲目养护和用药，反而可能会加重宝宝的病情。

262. 湿疹可以断根治疗吗

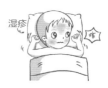

湿疹

- 湿疹作为一种慢性和反复发作疾病，缓解期和复发期会交替出现。

- 科学养护：夏季如果宝宝得了湿疹，每天应洗一次澡；秋冬季节洗澡频率可视环境适当减少。洗澡水温不能过热，尤其是不能用过烫的水洗患处，洗澡的时间控制在十分钟左右。洗完澡后，要及时用柔软的毛巾擦拭干，保持宝宝皮肤干爽，并涂抹医生推荐的保湿护肤品，这样有利于保持皮肤的水分，可以改善宝宝瘙痒的症状。还要勤换衣物，衣物以宽松、纯棉、柔软为佳，避免摩擦宝宝本来就痒的皮肤。在给宝宝洗衣物、被套时，要和大人的分开。还要给宝宝勤剪指甲，勤洗手，避免因指甲过长抓伤皮肤，引起炎症感染。

- 错误做法：有的家长认为湿疹是因为皮肤过湿引起的，不能沾水，否则会使病情加重。

- 引发后果：长湿疹的宝宝不洗澡，会让身体表面的污垢得不到清理，尤其是湿疹被抓破的情况下，皮肤表面大量的渗液、鳞屑或厚痂会导致宝宝抵抗力持续下降，感染其他病症。

- 特别提醒：宝宝所居住的环境也要保持清洁，避免干燥、室内温度过高等问题，还要注意不要让宝宝过多晒太阳，这些都容易加重宝宝湿疹症状，影响康复。

263. 洗澡会使湿疹加重吗

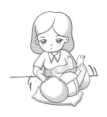

- 洗完澡后要及时给宝宝擦干，并涂抹医生推荐的保湿护肤品。

264. 湿疹宝宝的皮肤需要多透气吗

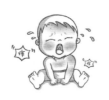

👋 裸露的湿疹皮肤如果得不到保湿，症状会越来越严重。

👍 **科学养护**：给长了湿疹的宝宝大量地涂抹润肤霜或润肤乳，能大大减轻症状。通常洗完澡后，要在 5 分钟内给宝宝擦足量的护肤品，必要时可以湿敷来改善皮肤屏障功能。对于轻度湿疹，可使用低敏的护肤霜保持皮肤湿润；对于中重度的湿疹，除了保湿还要配合使用弱效的外用激素，若皮肤有破口合并细菌或真菌感染，应联合用抗细菌或抗真菌感染的药膏。

❌ **错误做法**：有部分家长会想当然地认为"湿疹"是由"湿"引起的，要多给宝宝的皮肤透气才好得快，有时候会故意把身体上长湿疹的地方裸露着。

🔴 **引发后果**：干燥的皮肤长期处在潮湿的环境中，才是小儿湿疹的重要原因，多透气并不能缓解湿疹。相反，如果湿疹宝宝的皮肤得不到有效保湿，症状会一直得不到好转，甚至越来越严重，并且病情持续反复。

265. 要穿少一点才会促进湿疹好转吗

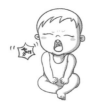

👋 宝宝穿对衣服才有利于湿疹好转。

👍 **科学养护**：与其让宝宝少穿衣服，不如让宝宝穿对衣服。宝宝的衣物应按照温度适度增减，选择薄而透气的，最好是棉质的衣服，避免毛质、化纤材料的衣服。一些毛质衣服，比如羊毛，纤维表面是有倒刺的，会刺激宝宝的皮肤；化纤的衣服则是不吸汗不透气的，不利于散热。与宝宝接触多的家庭成员也要按照这个原则选择衣服。

❌ **错误做法**：有部分家长认为湿疹是宝宝穿太多衣服造成的，长湿疹的宝宝很怕热，必须给宝宝少穿一点才好得快。

🔴 **引发后果**：湿疹不是热出来的，只是宝宝皮肤又薄又嫩、对外界的环境很敏感，在热时湿疹会显得更严重一些。不仅不能冻着宝宝，还要注意给宝宝保暖，冻生病了会比湿疹对宝宝的健康影响更大。

266. 湿疹宝宝能接种疫苗吗

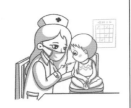

👋 只要湿疹不是特别严重，重要的疫苗还是要及时接种。

👍 **科学养护**：只要湿疹不是特别严重，重要的疫苗还是要及时接种。具体应当详细咨询儿科医生、医疗专家。只要医生判断此时宝宝是适合注射疫苗的，就要及时给宝宝接种疫苗。在日常生活中，给湿疹宝宝做好养护即可。

❌ **错误做法**：有些家长认为接种疫苗后湿疹会加重，拒绝给长湿疹的宝宝接种疫苗。

🔴 **引发后果**：湿疹本身是容易反复的，等湿疹完全好了再接种疫苗是不现实的，并且接种疫苗后湿疹加重的概率并不高，即使加重了也比较容易控制。而疫苗的接种是非常重要的，重要的疫苗如果不接种，一旦出现相应的感染，有些是灾难性的，会影响宝宝一辈子。

🐾 **科学养护：** 夏天太热时，男宝宝的头发可以适当剃短，但至少要保留 1~2 厘米的长度。女宝宝的头发可适当剪短，或扎起小辫子。应避免在太阳最猛时带宝宝到户外玩耍，也要注意防晒，外出时给宝宝戴上浅色的小遮阳帽，使用防紫外线的遮阳伞等。宝宝出汗时，要及时擦干，保持皮肤干爽。此外，还要勤给宝宝洗头。

🈲 **错误做法：** 天气炎热时，为了凉快和不长痱子，有的家长就给宝宝剃光头。

🈲 **引发后果：** 没有头发的保护，宝宝稚嫩的头皮直接裸露在外，皮肤直接和阳光接触，水分更容易被蒸发掉，也就更容易中暑。并且裸露的头皮也容易受到细菌的侵害，引来蚊虫的叮咬。此外，宝宝的头部发生碰撞时，没有头发就少了缓冲，头部更容易受伤。

267. 需要剃光头来防止生痱子吗

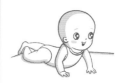

🐾 没有头发保护，头皮水分更容易蒸发，更容易中暑。

🐾 **科学养护：** 宝宝起痱子后，家长要勤给宝宝洗澡，洗完澡后，需要用棉布轻轻蘸干净，不要擦拭，避免摩擦到长痱子的皮肤。不要给宝宝擦爽身粉等粉类的爽身用品，可以适当擦一些润肤品。如果室内有空调，在擦干身体之后还要包裹好宝宝，不能让宝宝光着身子进入空调屋内，否则很容易因为温差太大导致宝宝感冒。

🈲 **错误做法：** 大多数宝宝在夏天都是扑爽身粉来预防和消除痱子的。

🈲 **引发后果：** 爽身粉只是起了让皮肤"平整、干爽"的作用，并不能治疗痱子。爽身粉还会堵塞毛孔，更不利于排汗，反而会加重痱子的症状。如果通过口鼻被宝宝吸入，还会对呼吸道造成伤害。另外，爽身粉中的成分"滑石粉"，是 3 类致癌物，长期使用可能致癌。

268. 爽身粉能消除痱子吗

🐾 爽身粉只能让皮肤"平整、干爽"，并不能治疗痱子。

🐾 **科学养护：** 宝宝起了痱子，家长应勤给宝宝洗澡。但洗冷水澡会使宝宝的痱子增多，过热的水也会刺激皮肤，同样会使痱子增多。夏天给宝宝洗澡时一定要使用温水，也就是略微高于人体皮肤温度的水。洗澡时不要使用刺激性大的碱性肥皂，也不要在大汗淋漓时马上冲洗，要先用毛巾擦干汗水，并收一收汗，再用温水冲洗。

🈲 **错误做法：** 有的家长为了让宝宝降温、祛痱子，会在夏天给宝宝洗冷水澡。

🈲 **引发后果：** 宝宝夏天起痱子的主要原因之一，是一些家长怕宝宝感冒，把宝宝捂得太严实，汗液蒸发不畅所致。如果给宝宝洗冷水澡，会使皮肤毛细血管骤然收缩，汗腺孔闭塞，汗液排泄不畅，反而致使长痱子的情况加重。

269. 洗冷水澡能治疗痱子吗

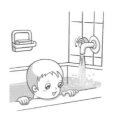

🐾 洗冷水澡会使宝宝的痱子增多。

【科学养护步骤】宝宝湿疹和痱子护理

痱子和湿疹的鉴别

痱子	湿疹
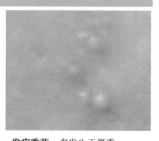	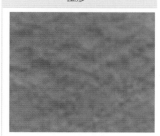

痱子
- •发病季节：多发生于夏季
- •发病环境：多发生于炎热环境
- •瘙痒程度：基本无自觉不适
- •皮肤状态：皮损为鼓起的小水疱、丘疹或皮疱疹
- •发病部位：好发于面部、额头或皮肤褶皱内，形成淡红色丘疹，有时可能形成水疱或小脓疱
- •可预防性：通常可预防

湿疹
- •发病季节：无明显季节性
- •发病环境：无环境差别
- •瘙痒程度：剧烈瘙痒
- •皮疹状态：成片的红斑脱屑性痒疹，有水泡渗出（倾向）
- •发疹部位：可发生于任何部位，多发生在面颊部、前额、眉弓、耳后等部位
- •可预防性：不好预防，易反复发作

痱子的护理

痱子分为白痱子、红痱子和脓痱子。除了脓痱子需要抗生素治疗以外，白痱子和红痱子只要生活上加强护理和涂抹简单外用药物即可。

步骤一：注意通风、降温

- ◎ 注意给宝宝的居住环境通风，避免过热，遇到气温过高（30℃以上）时，可适当使用空调降低室内温度或使用电风扇保持空气流通。

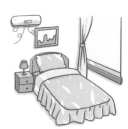

步骤二：注意皮肤清洁、干燥

- ◎ 勤给宝宝洗澡，洗澡时可在水中适当加些十滴水、花露水，有防痱效果。
- ◎ 宝宝大汗淋漓时，要及时擦干，勤换衣服，保持皮肤清洁干燥，以免由于身体过湿，

造成汗毛孔堵塞而使病情加重。

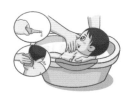

步骤三：避免穿多

- ◎ 不要穿得过多，避免大量出汗，要穿宽松、透气性、吸湿性均好的棉质衣服，如背心、无袖的衣服等。

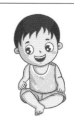

步骤四：避免多抱

- ◎ 在炎热的夏天，不要一直怀抱着宝宝，尽量让宝宝单独在凉席上玩，以免长时间

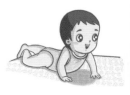

在大人怀中散热不畅，捂出痱子。

步骤五：饮食清淡

- 多给宝宝饮水，尤其是凉开水，常喝绿豆汤及其他清凉饮料，平时吃清淡易消化的食物，少吃油腻和刺激性食物。

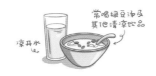

步骤六：保持心情愉快

- 保持宝宝精神愉快，不要招惹宝宝大哭。

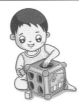

步骤七：严重者涂抹药膏

- 较为严重的痱子，遵医嘱使用外用药物，如炉甘石洗剂（夏季）、鞣酸软膏、芦荟等。

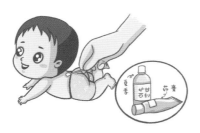

湿疹的护理

步骤一：忌食过敏性食物

- 要让宝宝避免接触过敏原，得湿疹后最好及时就医。常见易引起小儿湿疹的食物有虾、蟹、海鱼、蛋黄、牛奶等。

步骤二：穿棉质衣服

- 穿棉质衣服，避免穿合成纤维或毛质衣服。

步骤三：做好防护

- 如果宝宝抓挠得厉害时，给宝宝套上手套，这样即使挠破也不会留疤痕。

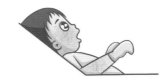

步骤四：凉水擦洗

- 香皂或洗发露会加重湿疹症状。结痂时用浸凉水的毛巾按摩可以减轻瘙痒，也能消除皮肤热感。

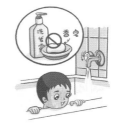
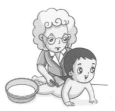

步骤五：严重者涂抹药膏

- 湿疹较为严重的宝宝遵医嘱使用**外用药物，**如鱼肝油软膏（冬季）、炉甘石洗剂（夏季）、鞣酸软膏、艾洛松等。

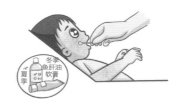

腹泻

270. 宝宝大便偏稀就是拉肚了吗

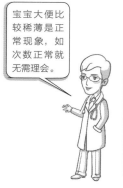

宝宝大便比较稀薄是正常现象，如次数正常就无需理会。

科学养护：如果宝宝只是大便偏稀，但次数正常，也没有哭闹等异常现象，家长可以不用过多担心，注意宝宝不要着凉、调整宝宝饮食，通过这些方法宝宝的大便情况可能会得到改善。但如果宝宝的大便很稀，像水样、糊状、黏液状，或者脓血便，这可能提示宝宝发生了腹泻，家长应及时带宝宝就医。这种情况下，除了大便外，还可能会出现精神萎靡、反应迟钝、尿少而浓、哭而无泪和眼窝凹陷等表现，这些多提示病情较重，需要赶紧去医院治疗。

错误做法：家长认为宝宝的大便偏稀是因为吃的东西不易消化，脾胃功能失调而导致的腹泻，要赶紧给宝宝吃止泻药！

引发后果：盲目止泻，可能会引起宝宝出现药物副作用。

271. 宝宝拉完肚里的脏东西腹泻就好了吗

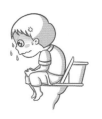

生理性腹泻不会造成严重后果，如有出疹、高烧等症状，则要去医院检查。

科学养护：如果宝宝腹泻次数在8次以下，且状态良好，可能是生理性腹泻，可再观察一阵。若宝宝腹泻超过8次，但没有其他症状，可带着大便去医院化验，暂时不要带宝宝去医院，以防交叉感染。如果大便次数超过8次以上，还有出疹、高烧等症状，最好带宝宝去医院检查。当宝宝出现口唇干燥、面色发灰、尿量减少及皮肤失去弹性等症状，应立即去医院。

错误做法：有些老人的说法是，宝宝拉稀是小问题，是肚子里有脏东西，拉完就没事了。

引发后果：母乳喂养的宝宝很容易拉稀，次数较多且大便稀薄，这属于生理性腹泻，不会造成严重后果。但如果宝宝的腹泻伴随着腹部的疼痛等严重情况时，不及时治疗，可能导致宝宝脱水，甚至危及生命安全。

272. 宝宝腹泻可以用抗生素止泻吗

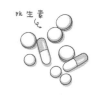

一定要在医生指导下服用抗生素。

科学养护：家长应遵医嘱为宝宝用药，不能擅自用药，能不服用抗生素就不要服用，不要把抗生素当成灵丹妙药。对于一些因为天气变化或喂养不当引起的非感染性腹泻，最好用肠黏膜保护剂等，不要用抗生素。当然，如果宝宝确实被诊断为感染性腹泻，如菌痢，就应当根据医生的指导服用抗生素。

错误做法：有的家长一见到宝宝腹泻，就马上给宝宝服用抗生素。

引发后果：多数婴幼儿腹泻是由消化不良所致，此时用抗生素不但治不好腹泻，还会杀死肠道中的正常菌群，引起菌群紊乱，加重腹泻，使用过量还会引发一些副作用，如药物性耳聋、严重过敏等。

特别提醒：注意抗生素不能与双歧杆菌、乳酸菌素片等活菌制剂同时应用，以免抗生素杀灭病菌的同时也杀灭了这些有益的活菌，两者一定要隔开时间吃。感染性腹泻还应注意隔离，防止交叉感染；注意观察入量及出量（大便、小便及呕吐）情况，注意臀部养护，预防尿布疹和臀部感染。

🐾 **科学养护**：腹泻急性期不但不能禁食，还应适当补充水和营养丰富、容易消化的食物，如鸡蛋面糊、豆浆、细面条等。腹泻最初一两天要少食多餐，待病情好转后逐渐过渡到正常饮食。腹泻时常伴有不同程度的脱水，应鼓励宝宝喝些淡盐开水、米汤等，以补充损失的水分和矿物质。只要宝宝能吃、精神好，即使腹泻次数多一些，也会逐渐好起来的。

⊛ **错误做法**：不少家长限制腹泻宝宝进食或干脆禁食，认为这样可以清空肠道，并减轻肠道负担，能缓解腹泻。

◉ **引发后果**：宝宝腹泻时会影响肠道营养的吸收并容易引起脱水和电解质紊乱，禁食会进一步导致摄入的能量不足，引发低血糖，还减少了对营养物质的吸收，引起营养素缺乏，延缓肠道病变的修复。宝宝一直处于饥饿状态，还会增加肠壁消化液的分泌，加重腹泻。

◐ **特别提醒**：宝宝腹泻，家长还要注意给宝宝补锌，这能缩短宝宝腹泻的病程、减轻腹泻的严重程度和降低脱水的危险。一般连续补锌 10~14 天，可以完全补充腹泻期间丢失的锌，并且降低以后两三个月内宝宝再患腹泻的风险。

273. 宝宝拉稀就要禁水禁食吗

🐾 腹泻急性期不但不能禁食，还应适当补充水和食物。

🐾 **科学养护**：宝宝腹泻时，最好及时进行治疗，还应该注意合理的饮食。宝宝拉肚子要多喝水，但最好是喝淡盐水，少量加盐，给宝宝适当补充电解液。如果腹泻严重，可以在医生指导下给宝宝喝止泻药。除了喝生理盐水外，家长还应该给宝宝正常饮食，保证宝宝的营养供给，防止营养不良。

⊛ **错误做法**：宝宝腹泻了，体内水分流失多，家长认为应该及时补充水分，以免宝宝体内缺水，于是给宝宝喝很多水！

◉ **引发后果**：宝宝腹泻需要补水，但不可一次性大量饮水，否则可能会加重腹泻。应当在医生的指导下补充生理盐水，并少量多次饮用。

274. 宝宝腹泻应该多喝水吗

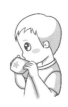

🐾 需要视情况补水，否则会加重腹泻病情。

🐾 **科学养护**：腹泻容易导致"红屁股"。红屁股的皮肤很怕干，要经常保持滋润才行，保湿是红屁股皮肤养护的基础，做好保湿可以事半功倍。已经红屁股的宝宝，要在排泄后及时清洁屁屁，并根据医生的指导使用相应的药膏轻轻给宝宝涂抹上。没有红屁股的宝宝，可以涂抹适量的护臀膏进行预防。

⊛ **错误做法**：宝宝红屁股是因为长期处于闷热潮湿的环境中造成的，因此有些妈妈认为要保持屁屁的干燥才好得快。

275. 红屁股保持干燥才能好得快吗

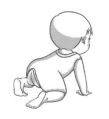

🐾需要滋润，过度干燥更容易造成红屁股。

276. 宝宝红屁股需要停止哺乳吗

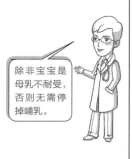

除非宝宝是母乳不耐受，否则无需停掉哺乳。

🔘 **引发后果：**宝宝出现红屁股时，要注意保持屁屁的干爽，但干爽不等于干燥。过度干燥会破坏宝宝皮肤的自然保护层，当宝宝再次排泄尿便时，对皮肤形成的刺激会更大，宝宝就更容易形成红屁股。

🐰 **特别提醒：**护臀膏是预防而不是治疗红屁股的，给已经出现红屁股的宝宝用护臀膏是错误的用法，不仅不能治疗红屁股，还会导致皮肤不透气，并产生新的问题。

👍 **科学养护：**除非宝宝是真的母乳不耐受（这样的病例很罕见，应经过医院的正规排查和诊断），否则别轻易给宝宝停掉母乳。宝宝有了红屁股，除了保持患处干爽和勤换尿布不湿，家长也要注意预防宝宝腹泻，避免吃不干净的东西或是着凉。宝宝腹泻多，尿便中滋生的细菌也多，屁股也总是淹着，红屁股会更容易出现。

❌ **错误做法：**老一辈人有一种说法，宝宝得了红屁股断母乳就会好。

🔘 **引发后果：**红屁股多发生在 1 岁以内婴儿身上，通常是排出的尿便没有及时清理，对臀部皮肤刺激所致，与母乳并没有直接关系。母乳是宝宝最好的食物来源，轻易停掉不仅不能治好红屁股，反而会导致宝宝营养不良，影响生长发育。

【专业小讲堂】探索宝宝腹泻的原因

宝宝腹泻的原因

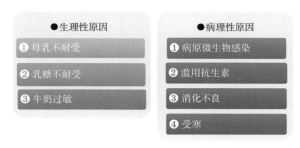

宝宝腹泻的生理性原因

❶ 母乳性腹泻

高发因素：母乳

多发群体：少数 6 个月以内的宝宝

腹泻表现：

病程	表现
轻型	大便次数约 10 次 / 天，偶有呕吐，精神、面色正常，尿次及量不少
重型	大便次数 10~20 次 / 天，大便呈稀 " 蛋花汤 " 样，患儿阵哭，尿少或无尿，出现脱水症状，患儿精神萎靡，昏睡或昏迷不醒
迁延型	病程 >1 个月，病情时轻时重，重时吐、泻频繁。因病程拖延，以慢性营养不良表现为主，伴有各部位继发感染等

原因

可能是**母亲具备诱发因素或母乳具备过敏性高发因素**

①母亲**前列腺素 E2 水平含量高**→过敏原促进**小肠平滑肌运动**，增加**水和电解质的分泌**

②母亲**有过敏史、家族过敏性疾病史**→宝宝肠道对食物抗原会产生耐受性，少数具有遗传易感性的宝宝，其进入肠道的食物抗原**会诱发各种异常的免疫反应**

③**母乳脂肪含量过高**→新生儿**缺乏胰脂肪酶及胆盐**，正常情况下，新生儿仅能消化脂肪的 50%~70%

④母亲**摄食海鲜、鸡蛋、花生**等易导致过敏的食物

⑥母亲**有吸烟史**等

导致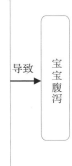

❷ 乳糖不耐受性腹泻

高发因素：乳糖（来源于母乳或配方奶粉以及其他辅食中的乳糖）；秋、冬季节

多发群体： 少数为 6 个月以内的宝宝，多数为 7~8 岁儿童

腹泻表现： 腹泻 10 余次 / 每日，大部分患儿肠道气体多，常带出少量粪便在尿布上。大便多为黄色或青绿色稀糊便，或呈蛋花汤样，泡沫多，有奶块，少数患儿有溢奶或呕吐。还会伴有腹胀和不同程度的不安、易哭闹，排便或经治疗后腹泻好转。肠绞痛少见，常发生在病程中，但也可发生在腹泻前。

原因：

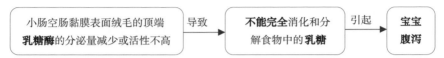

a. **乳糖酶与乳糖的关系：** 乳糖主要在小肠内经乳糖酶水解后转化成葡萄糖和半乳糖，之后被吸收利用。

b. 部分乳糖被结肠菌群酵解成乳酸、氢气、甲烷和二氧化碳。乳酸刺激肠壁，增加肠蠕动而出现腹泻，乳酸的增加还使粪便的 pH 值降低。二氧化碳在肠道内产生胀气和增加肠蠕动，使宝宝表现不安，偶尔还可能诱发肠痉挛、出现肠绞痛。未被分解的乳糖大部分滞留于宝宝的肠腔内，促进肠蠕动，导致水样腹泻。

❸ 牛奶过敏性腹泻

高发因素： 牛奶蛋白质（多来源于蛋白质含量高的食物）

发病频次： 流行病学显示，此种情况引起的腹泻患儿占整体的 3%~7%

原因：

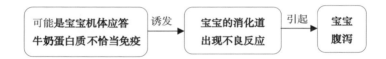

宝宝腹泻的病理性原因（以下按照严重性排列）

❶ 病原微生物感染引起的腹泻

高发因素： 病原微生物感染

不同病原微生物的来源及腹泻粪便的主要特征

类型	种类	所占比例	病原体来源	粪便主要体征
病毒	轮状病毒	35.22%	粪便，接触传播	粪便呈黄绿色或蛋花样，可持续 1 周
	诺如病毒	–	食物、水，接触传播	突现恶心、呕吐、腹部疼痛，水样腹泻，常持续一两天
	腺病毒	5.65%	不洁的环境	水样腹泻

续表

类型	种类	所占比例	病原体来源	粪便主要体征
细菌	大肠埃希氏菌	30.43%	食物、水，接触传播	绿色、黏糊状大便
	沙门菌属	21.30%	食物、水，接触传播	绿色、黏糊状大便
	志贺菌属	7.39%	食物、水，接触传播	脓血便

数据来源：对 230 例阳性腹泻的宝宝粪便标本做了病原微生物分布状况检测，其中"所占比例 = 样本中每个类型的病原微生物引起腹泻的宝宝人数 / 样本总人数"（不包含诺如病毒，但因为其重要，故放于此）。

原因： 宝宝的抵抗力较成人差，病原微生物极易侵入肠道，以轮状病毒（最为常见、病情常较严重）为例，其作用机理见下图。

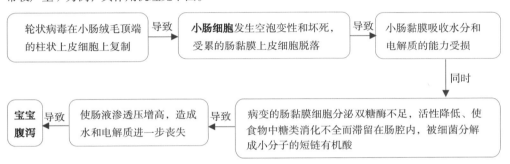

❷ **滥用抗生素导致肠道菌群失调引起的腹泻**
高发因素： 滥用抗生素
多发群体： 滥用抗生素的宝宝
腹泻表现： 排便 3~10 次 / 日，大便像蛋花样、还有一些黏液；部分患儿有腹胀、腹痛；严重者可能出现脓血便、恶心、呕吐、发热、脱水、电解质失衡等。
原因： 由于各种原因长期大量对宝宝使用广谱抗生素，尤其是在抗生素联合应用的情况下：①抗生素会直接刺激肠道，甚至会刺激植物神经，导致肠蠕动速度变快，双糖酶活性下降，影响肠道对水、电解质、葡萄糖的吸收，从而引起腹泻；②抗生素会破坏肠道菌群的生态平衡而使肠道内一种厌氧菌——难辨梭状芽孢杆菌，繁殖过盛和产生毒素，从而引起腹泻。
❸ **着凉或消化不良诱发胃肠感冒而引起的腹泻**
高发因素： 饮食不合理，加上秋、冬季节因素
多发群体： 肠胃功能差、保暖不好的宝宝较多发
腹泻表现：

着凉引起的腹泻表现	消化不良引起的腹泻表现	肠胃感冒引起的腹泻表现
水样大便；有明显的疼痛感	大便有食物残渣，臭味儿较重	发热、食欲降低、恶心、呕吐、腹泻

原因：

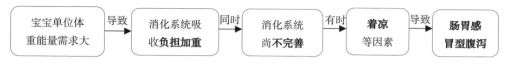

①宝宝生长快，每天每千克体重所需能量是成人的两三倍。

②能量来源于消化系统对营养物质的吸收，因此消化系统的负担相对较重。

③宝宝神经系统发育尚不完善，各器官和组织处在生长发育阶段，胃肠道及消化腺功能尚不完善。

④天气寒凉等外界因素会加剧以上原因的诱发，从而引起宝宝消化功能紊乱（生理性原因）。

⑤胃肠型感冒又称柯萨奇病毒性肠炎，主要是由一种叫"柯萨奇"的病毒引起的，同时伴有细菌性混合感染，诱因主要是来自外部刺激等因素，天气冷暖变化时发生较多。

宝宝腹泻的简单防治措施

腹泻引发原因		腹泻防治措施
●生理性腹泻	❶ 母乳性	● 哺乳前 3 个月减少鸡蛋、牛奶摄入，可减少抗原抗体复合物的传递 ● 轻症可继续哺乳，逐渐适应母乳中前列腺素，乳糖酶亦会逐渐成熟，酶活性增加，逐步能分解、消化、吸收乳糖，随增加辅食逐渐好转
	❷ 乳糖不耐受	● 如大便次数不多且不影响发育，无需治疗 ● 若腹泻次数多，体重增加缓慢则需饮食调整，先用无乳糖配方乳，腹泻停止后据患儿情况，逐渐增加母乳次数，再与无乳糖配方乳混合喂养 ● 如急性期伴脱水时则应就医
	❸ 牛奶过敏	● 宝宝和妈妈回避含牛奶蛋白成分的食物，给予深度水解蛋白配方粉，如豆奶制品 ● 有腹泻、便血、湿疹等症状的需要就医
●病理性腹泻	❶ 轮状病毒	● 勤洗手、勤通风、注意宝宝卫生；也可注射疫苗 ● 应该及时进行粪便检测确诊，遵医嘱补水、服用双歧杆菌和蒙脱石散
	❶ 细菌感染	● 轻症需减少奶量，适量服用米汤、生理盐水等； ● 为预防脱水可口服补液盐；严重需遵医嘱静脉注射补充体液 ● 严重时需要遵医嘱用抗生素治疗
	❷ 滥用抗生素	● 一定要遵医嘱服用抗生素 ● 轻症暂时停止服用抗生素会慢慢恢复；重症可服用双歧杆菌和蒙脱石散
	❸❹ 消化不良或受寒	● 注意保暖及饮食量和次数 ● 轻症多饮水、注意保暖、休息、同时减少饮食量 ● 重症需要及时就医，遵医嘱服用宝宝专用的胃肠型感冒药物

发烧

🐾 **科学养护**：温水擦浴法才是宝宝最安全的物理降温法。宝宝发热时，用温湿毛巾擦拭全身，尤其是大血管走行的位置，如腋下、腹股沟等部位。这样可以使宝宝身体的热量通过传导发散，使体温下降，宝宝也会感到舒服一些。

🕸 **错误做法**：用酒精或白酒擦在身体的各个部位，会把体内热气置换出来。有些家长认为，在宝宝发烧时外用白酒来退热比吃药更安全。

🔴 **引发后果**：宝宝的皮肤柔嫩，吸收作用相对较强，擦浴时用的白酒或酒精浓度较高，在用量过大、擦浴方法不规范、擦浴时间过长等情况下，酒精会经皮肤被吸收入血液，引起宝宝急性酒精中毒。酒精还是一种过敏原，酒精擦浴可能会对某些宝宝造成严重的过敏反应。

🐞 **特别提醒**：一般建议在宝宝超过38.5℃时吃退热药，该界限适合大多数宝宝。但在临床上，医生常建议有高热惊厥病史的宝宝在发热初期同时口服抗惊厥药和退热药，以避免抽搐发作。

277. 用酒精或白酒退烧才最安全吗

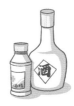

🐾 过量酒精会经皮肤被吸收入血液，引起中毒。

🐾 **科学养护**：宝宝发烧需要散热，不仅不能捂汗，在温度过高时，还要把多余的衣物脱掉，在散热完毕后要马上穿上衣物，并把打湿的内衣换掉。为了加快散热，妈妈要想办法让宝宝多喝水，喝水能让宝宝补充身体丧失的水分并促使体温降低。宝宝的房间还要注意开窗通风，保持空气流通，呼吸新鲜的空气对退烧很有帮助。

🕸 **错误做法**：民间有个土方子：感冒后用被子捂着发汗，这样就会退热。

🔴 **引发后果**：对成人来说，这样做有时候确实有效，但对宝宝是不适合的。宝宝四肢供血不足，神经系统发育尚未完善，植物神经很容易发生紊乱，如果被包裹过严，不仅无法散热，还会导致脱水、代谢性酸中毒，严重的还会引起脑缺氧。

278. 可以用捂汗的方式退热吗

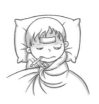

🐾 捂汗可能导致脱水、代谢性酸中毒等。

🐾 **科学养护**：宝宝发烧时，如果精神状态还比较好，可以采用物理方式降温，这时候洗个温水澡的效果要远胜于泡澡和敷冰袋。水温要控制在36~37℃，这样有助于体内热度的发散。如果宝宝精神状态已经非常差，即使没有到38.5℃，也要及时就医，按照医嘱服药或注射治疗。

🕸 **错误做法**：宝宝一旦感冒发烧，很多父母会手忙脚乱地采取泡澡、敷冰袋等快速退烧方式给宝宝降温。

🔴 **引发后果**：宝宝发烧时对冷热的刺激都很敏感，血管和肌肉处于收缩状态。这时候泡澡，全身毛细血管扩张，脑部供血受到影响，

279. 泡澡或冰袋降温是最快捷的降温方式吗

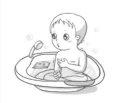

🐾 泡澡会使全身毛细血管扩张，进而缺氧并导致虚脱；冰袋则会引起宝宝寒颤。

容易出现急性脑缺血、缺氧并导致虚脱，甚至休克。使用冰袋则会引起宝宝寒颤，并且局部退烧不仅不能作用全身，还会促使温度升高。

280. 高热的宝宝如何就诊

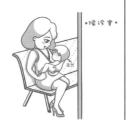

🐾 看病过程中如果宝宝继续高烧，要及时和就诊医生联系。

🐾 **科学养护：** 在宝宝高热 > 38.5℃时，或因发烧出现头晕、头痛、四肢酸软、易疲倦、情绪烦躁或低落时，建议给宝宝服用退热药。每 30~60 分钟要再测一次体温，如果体温持续不下降，需要去医院看病。在宝宝高热情况下，建议挂急诊，在看病过程中如果宝宝继续高烧或出现不良反应时，要及时和就诊医生联系，医生一般会灵活处理。6 个月以下的小龄宝宝，如果突然发烧要马上送医院，不能自行用药。大一点的宝宝，可以先喂退烧药，退烧药通常会在半小时后产生效果，如果服药后体温降不下来，需要及时就医

⊗ **错误做法：** 在宝宝持续高热的情况下，带着宝宝在人多拥挤的门诊排队挂号，而不是挂急诊。

🐾 **引发后果：** 门诊排队挂号往往需要耗费较长的时间，而宝宝高热如果得不到及时处理，可能引起脱水，严重的还会出现高热惊厥。

🐾 **特别提醒：** 就诊时，如果家长能清楚描述宝宝的症状，更有利于医生准确判断病情，如宝宝是从什么时候开始发烧的，多少度？中间有没有服用过药物，剂量是多少？使用了哪些降温措施，效果如何？

281. 发烧时可以只喝白粥调理肠胃吗

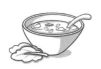

🐾 可以选择南瓜小米粥、肉末青菜粥、鸡蛋蔬菜面等。

🐾 **科学养护：** 宝宝感冒发烧时应以清淡饮食为主，但不能只喝白粥，需挑选营养密度高的食材，以保证营养需求，如南瓜小米粥、肉末青菜粥、鸡蛋蔬菜面、素馅小包子等。同时需要补充水分，多喝白开水。如果没有腹泻症状，还可以选择一些汤汁类的食物以及富含糖分和水分的水果食用。

⊗ **错误做法：** 宝宝感冒发烧时，医生一般会建议清淡饮食，所以很多妈妈都会选择喂白粥。

🐾 **引发后果：** 白粥由精白米熬制而成，营养密度低。感冒期间宝宝胃口差，再加上天天喝白米粥，进食量会减少，导致每日营养供给不足，反而不利于痊愈。

【科学养护步骤】宝宝发烧护理

正常温度范围

 额温
正常值
34.8～37.4℃

 耳温
正常值
35.8～37.5℃

 口温
正常值
36.3～37.2℃

 腋温
正常值
36.0～37.0℃

 肛温
正常值
36.5～37.7℃

正确测定体温

水银体温计
• 最传统、最精确
• 价格便宜
• 容易破碎

腋下电子温度计
• 价格相对亲民
• 测量时间稍久
• 相对精确

耳温计
• 准确、时间短
• 价格稍贵
• 宝宝不配合

额温枪
• 无需接触
• 价格适中
• 误差略大

水银体温计	腋下电子温度计	耳温计	额温枪
1. 将温度计度数甩到35℃以下。 2. 腋下擦干，将水银端放在宝宝腋下顶端后夹紧。 3. 确保体温计和宝宝皮肤密切，接触约5分钟后取出。 4. 读取时视线要与温度计内液柱上表面相平。一手拿住其尾部（远离水银端），使眼睛与它保持同水平，然后慢慢转动它，从正面看到很粗的水银柱（中间银色那根线），这时就可读数。 5. 读数后擦干保存。	1. 去掉保护套，点击开关按钮。 2. 显示L后，将温度头抵住宝宝腋下。 3. 5～30秒后拿出读取数值。 4. 可反复测量3次取中间值。 5. 擦干保存。	1. 用酒精擦拭温头，静置5分钟，打开开关按钮。 2. 将宝宝耳廓往后下方（<1岁）或下方（≥1岁）斜拉固定住，耳道呈直线形。 3. 耳温计对准耳鼓膜，插入测温头封住耳道测量。 4. 听到哔声结束测量，读取数据。 5. 擦干保存。	1. 擦干额头汗液（如有）。 2. 量时，将温度计指向额头正中并保持垂直，避免衣物或毛发遮挡，距离3～5厘米。 【提醒】额头也可替换为手腕或脖子。 3. 反复测量3次取中间值。

宝宝发烧阶段及特征

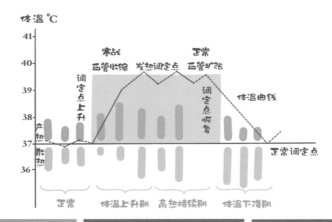

体温上升（寒战）期	高热持续期	体温下降（退热）期
☐ 全身发抖、手脚冰凉、面色苍白、皮肤干燥	☐ 全身皮肤发烫、面色潮红、皮肤灼热、口唇干燥、口渴、食欲不振	☐ 大量流汗、口渴、食欲不振、全身疼痛和倦怠无力持续
☐ 体温37.7～38.7℃，于数十分钟内迅速升高	☐ 呼吸心跳加快、全身疼痛、倦怠无力、甚至惊厥	☐ 呼吸心跳恢复正常
☐ 本期越明显，高热期温度越高	☐ 体温37.7～41.7℃，体温居高不下	☐ 体温开始下降

发烧护理

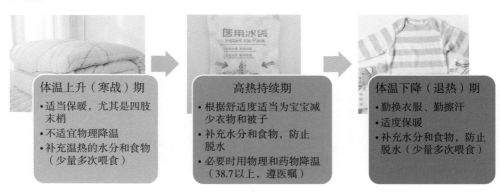

体温上升（寒战）期
- 适当保暖，尤其是四肢末梢
- 不适宜物理降温
- 补充温热的水分和食物（少量多次喂食）

高热持续期
- 根据舒适度适当为宝宝减少衣物和被子
- 补充水分和食物，防止脱水
- 必要时用物理和药物降温（38.7以上，遵医嘱）

体温下降（退热）期
- 勤换衣服、勤擦汗
- 适度保暖
- 补充水分和食物，防止脱水（少量多次喂食）

注意事项

宝宝需要去医院就诊的情况

序号	内容
情况 1	3 个月以内的婴儿，温度高于 38℃，或者父母缺乏医学知识
情况 2	宝宝出现昏睡、不想吃饭、剧烈疼痛等不正常反应时需要立刻就医
情况 3	2 岁以内的宝宝持续发烧 24 小时，2 岁及以上宝宝持续发烧 72 小时
情况 4	任何年龄的宝宝如果体温超过 40℃

【专业小讲堂】探索宝宝发烧的原因

家长需要明白：发烧只是一种症状，并不是具体的疾病，说明身体散热不佳或正在对抗外来的细菌或病毒而产生防御机制。

那么，到底是什么疾病导致宝宝散热不佳，又是什么疾病引起宝宝对抗细菌和病毒？不同疾病引起的发烧状况都一样吗？除了发烧还有哪些主要的疾病特征呢？我们选取了比较常见的发烧疾病因素进行讲解，同时向我们也介绍了不同疾病的预防措施。

宝宝发烧的起因、表现及预防措施（按发病年龄排列）

原因	多发群体	疾病作用机理	是否传染	表现	预防措施
新生儿脐炎	新生儿	脐部被金黄色葡萄球菌，大肠杆菌等侵染	✗	新生儿脐部有黏液，脓性分泌物，并带有臭味或脐窝周围皮肤发红，轻症体温及食欲均正常；重症则有发热，吃奶少等表现	出生时脐部应无菌处理，保持干净，干燥；若脐部潮湿或伤口延迟不愈，要做脐局部消炎
细菌性脑膜炎	1个月~5岁	细菌感染到脑膜	✓	恶心，呕吐，软弱，嗜睡，高烧40℃，颈部僵硬，严重头痛；食欲不振，意识不清，倦怠，思睡，对光敏感，皮疹	疫苗接种；公共场合注意预防传染等
出牙	约6个月	牙齿穿出口腔黏膜	✗	可能低烧，一般不超过38℃；持续三四天；	增强营养，提高免疫力，保持口腔卫生
轮状病毒肠炎	6~24个月	由轮状病毒所致的急性消化道传染病	✓	腹泻，多数伴发烧，37.9~39.5℃，30%~50%的患儿早期出现呼吸道症状；其他伴发症状有腹胀，腹鸣，腹痛和恶心，呕吐等	接种疫苗；注意宝宝个人卫生，提高免疫力等
麻疹	6个月~5岁	由麻疹病毒引起的急性呼吸道传染病	✓	早期：中度发烧38~39℃，咳嗽，流涕以及打喷嚏；中期：发烧一两天后出皮疹，发作时可能会使宝宝出现食欲不振，腹泻等	接种疫苗；注意宝宝个人卫生，提高免疫力等
喉炎	0~1岁	喉部黏膜的病菌感染或用声不当所引起的炎症	✓	声音嘶哑，干咳，咳嗽的发出"空-空-空"的声音，随后出现吸气不畅等；多数可有不同程度发热，但热势少见，大多数为轻中度发热	感冒流行季节少去公共场所；注意天气变化，及时增减衣服
积食发热	1~1.5岁	小儿乳食过量，损伤脾胃，使乳食停滞于中焦所形成的胃肠疾患	✗	突起发热（37.3~38℃），手脚心发热，后背和腹部较热，舌苔较厚，舌苔白腻，口中有异味，呼出的气味较热，个别高烧则有呕逆，检查扁桃体可能会有发红现象；精神正常，胃口不佳，大便干或无大便，大便酸臭，腹胀致起，轻拍时有咿咿呼响声	避免宝宝着凉，尤其是要注意胃部保暖；不要强迫给宝宝进食；饮食清淡，易消化，品种适当丰富，不单一；适当补充水分，水果等

续表

原因	多发群体	疾病作用机理	是否传染	表现	预防措施
鹅口疮	0～2岁	口腔霉菌感染	✓	● 感染轻微时，白斑不易发现，白斑多出现乳白色（不易擦掉），周围无炎症，形似奶块 ● 严重时会而烦躁，胃口不佳，哭闹	● 产妇有阴道炎要及时治疗 ● 哺乳期喂奶前应清洗乳头和乳头 ● 餐具、被褥和玩具要勤洗晒等
肺炎	0～3岁	病原体感染或吸入羊水、过敏反应等所引起的肺部炎症	✓	● 常见拒奶，呛奶，呕吐及呼吸困难，早期体温为38~39℃，亦可高达40℃ ● 可伴有精神萎靡，烦躁不安，腹泻等全身症状	● 感冒流行季节少去公共场所 ● 注意天气变化，及时增减衣服
手足口病	0～5岁	常见的纬利萨奇病毒以及肠道病毒感染	✓	● 早期：中度发烧38~39℃，伴有嘴角、臀部和口腔内频繁，舌内侧会出现红色斑点，会渐发为疱疹，溃破后形成溃疡场等 ● 发病一两天后，手脚、唇舌等	● 帮助宝宝形成好的个人卫生习惯 ● 及时给宝宝物品消毒 ● 增强营养，提高宝宝免疫力
川崎病	1～1.5岁	原因目前仍不详，推测与遗传、感染、遗传、免疫有关	✗	● 有患儿持续多日高烧39~40℃以上 ● 眼红，有草莓舌，唇裂，手脚四肢热	● 目前尚无综合预防措施，但仍可增强营养，定期检查等，还要注意宝宝发烧的体征
风疹	1～5岁	感染风疹病毒而引起的急性呼吸道传染病	✓	● 早期：咳嗽，喷嚏、流涕、沙哑、腹痛 ● 发烧1天左右出现皮疹	● 接种疫苗 ● 注意宝宝个人卫生，提高免疫力
便秘	2～4岁	大便无法排出，造成毒素堆积，从而引起内火发热	✗	● 部分患儿无法排便，出现腹痛、腹痛 ● 也有部分患儿会出现呕吐并伴发烧	● 适当食用水果、蔬菜等，适当饮水 ● 进行排便训练
脓疱疹	2～7岁	皮肤受伤后被金黄色葡萄球菌粘附、侵入并孕育感染	✓	● 好发于颜面、口周、鼻、耳郭及四肢暴露部位，在红斑基础上发生薄壁水疱，迅速转变为脓疱，周围有明显红晕 ● 重症患者可并发淋巴结炎，体温高达39~40℃	● 注意宝宝卫生，保持皮肤清洁 ● 患儿应适当隔离，患者接触过的衣服、毛巾、用具等，应予消毒
水痘	2～10岁	初次感染水痘、带状疱疹病毒	✓	● 全身症状和皮肤黏膜上分批出现斑疹、丘疹、水疱和痂疹 ● 低烧或中度发烧、发冷、脸部潮红，食欲不振，小便较少	● 及时接种水痘疫苗 ● 注意宝宝个人卫生，提高免疫力
疫苗接种	适龄儿童	是人为、轻微的感染过程	✗	● 体质差的会反应强烈，发烧通常在接种后24小时内出现，较轻，腋下体温一般≤38℃，肛、耳温≤38.5℃	● 不需要特殊处理，只要多喝水或奶，48小时内体温就会恢复正常；必要时就医
蚊虫叮咬	各年龄段	抵抗力差的宝宝容易被致病病菌等感染	✗	● 叮咬处红肿、瘙痒，出现恶心症状，头晕 ● 部分患儿出现发烧症状	● 增强营养，提高免疫力 ● 蚊虫多的地带穿长袖长袜，行时喷涂驱蚊虫喷雾

疾病	年龄段	原因	是否发烧	发烧症状	护理建议
中暑	各年龄段	体内产热＞散热，二者失衡	✗	• 中重度中暑，可能会出现头晕、恶心、手脚不协调，发烧症状	• 增强免疫力，注意防暑降温
感冒	各年龄段	由多种病毒引起的呼吸道传染疾病	✓	• 风寒感冒：鼻塞声重，打喷嚏，流清鼻涕，厌食等，怕寒无汗，一般不发热，即使有发热也比较轻 • 风热感冒：流黄黏稠鼻涕，发热明显，甚至有高热，出汗，咽喉痛，咳嗽，疫黄稠，舌苔呈薄黄色	• 及时增减衣物，保护体温稳定 • 增强营养，尤其是加强蛋白类食物的合理摄入，提高免疫力
急性胃肠炎	各年龄段	饮食不洁食物等引起的消化道炎症感染	✗✓	• 多数稀便，水样便等，中度发烧38~39℃，不爱玩，厌食，磨人，哭闹 • 少数39℃以上，容易出现萎靡，嗜睡，抽搐、惊厥	• 注意宝宝的饮食用品的清洁 • 与有传染性腹泻患者进行隔离
泌尿道感染	各年龄段	由细菌直接侵入尿路而引起的炎症	✗	• 发热，吃奶差，苍白，呕吐，腹泻，腹胀，尿急，尿频，尿痛等 • 多数可有生长发育停滞，体重增长缓慢；部分可有抽风，嗜睡或黄疸	• 适当食用水果、蔬菜等，保持干爽 • 勤换尿不湿，适当饮水
病毒性心肌炎	各年龄段	常见于病毒、细菌、真菌、寄生虫等微生物感染	✓	• 可出现气急，面色苍白，心跳加快，脉搏微弱，不能平卧等 • 病毒导致心肌受损时可能出现发烧	• 保持良好的卫生环境，加强营养，降低病毒感染风险 • 宝宝经常哭闹
病毒性脑炎	幼儿少发	病毒导致颅内感染	✓	• 炎症累及到脑实质，症状重；急性起病 • 发烧持续5~14天，反复惊厥发作，不同程度意识障碍	• 疫苗接种 • 防蚊虫叮咬，提高宝宝免疫力等

只有清楚是了宝宝发烧的具体原因，才能找到对应的治疗办法。对于具体病引起的发烧，应该从治疗具体疾病入手（若有此类问题，建议到专科儿童医院就诊进行治疗，以免延误病情）。但除此以外，对于比较常见的发烧护理，具体可见"第191页【科学养护步骤】宝宝发烧护理"。

咳嗽

282. 咳嗽需要输液吗

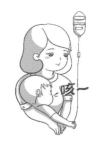

是否需要输液必须遵从医嘱。

科学养护：对于不严重、不影响日常生活的咳嗽，不需要特别治疗。对于需要治疗的咳嗽，应根据医嘱吃药，特殊和严重情况才输液。家长需谨记，科学认识药物治疗很重要，静脉注射风险大，能吃药治愈的疾病尽量不要打针输液，避免给宝宝滥用抗生素。除了滥用抗生素会对宝宝的健康产生不利影响外，输液这种方式本身也存在很大风险。如输液时使用的药液浓度过稀或过浓，会在进入人体后破坏体内的电解质平衡；输液速度过快或输入过多药液，还可能引发高血压、心脏衰竭和肺水肿。

错误做法：不少家长在宝宝咳嗽感冒时，为了快点痊愈，会要求医院采用吃药、输液多管齐下的治疗。

引发后果：就感冒咳嗽来讲，90% 是病毒感染而不是细菌感染，抗生素对病毒感染没有任何作用。不严重的情况下口服药物就可以了。宝宝体内的各种器官发育还不成熟，滥用抗生素容易导致肝和肾功能的损害，还会导致抵抗力下降，增加对药物的过敏反应。

283. 咳嗽需要吃止咳药吗

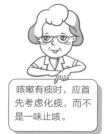

咳嗽有痰时，应首先考虑化痰，而不是一味止咳。

科学养护：宝宝咳嗽如果不是特别严重，没有影响到睡眠和进食等日常生活，就不用过于担心，也不建议止咳。严重一些的咳嗽也不用吃止咳药，而是要帮宝宝化痰。第一步需要湿化痰液，使其容易排出，可以让宝宝在充满蒸汽的浴室多待一会儿，或者可以使用专业的雾化吸入器吸入生理盐水的蒸汽来稀释痰液；第二步，家长可以通过拍背的方式来刺激宝宝有效地咳嗽，促使痰液排出去。

错误做法：很多家长一听到宝宝咳嗽，第一反应就是先止咳，给宝宝吃止咳药。

引发后果：咳嗽是一个有益的动作，通过咳嗽能把呼吸道内的痰液排出体外。强行止咳，痰液会长期滞留在呼吸道中，引发严重的细菌感染。

特别提醒：当宝宝出现咳嗽症状时，保证液体的摄入和保持室内空气湿润也非常重要。6 个月以下的宝宝，可以增加母乳或奶粉的摄入；6 个月以上已经添加辅食的宝宝，则要多喝白开水。室内湿度最好控制在 40%~50%，湿度过高会增加滋生病原微生物的风险；加湿器的过滤器也要每天进行清洁，否则则有可能滋生霉菌，引发宝宝其他的呼吸道问题。

284. 可以拍背排痰吗

科学养护：当听到宝宝呼吸声感觉有痰时，应先自行判断或请医生协助了解痰的位置，如果痰的位置在鼻腔和喉咙，则不必要给予拍痰，需要帮宝宝清除鼻腔或喉咙分泌物。如果痰的位置在气管及肺脏，则需要给予规则拍痰。需要注意的是，在拍痰过程中要随时注意宝宝的脸色和呼吸，用力不要太猛，等宝宝呼吸平稳后再拍。

- ⊗ **错误做法**：小宝宝是不会咳痰的，有些妈妈在宝宝感冒时一听到有痰声就赶紧帮着拍背排痰。
- ◉ **引发后果**：呼吸系统包括了鼻腔、喉咙、气管及支气管，还有肺脏，产生痰的位置可以在上述任何一处。如果痰的位置在鼻腔和喉咙，拍背排痰是没有用的，拍背用力过猛还会使宝宝呼吸不畅，或者反而把含有细菌的痰咽下去，引起二重感染。
- ◓ **特别提醒**：拍痰是有效又安全的排痰方式，但并非任何时候都适用。在吃饭前后的 1 小时内都不要拍，拍痰的时间要足够长，次数也要足够多；一次大约拍 10 分钟，一天拍 4~6 次，持续三四天，就能见到效果。

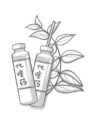

> 🔖 在拍痰过程中要随时注意宝宝的脸色和呼吸，用力不要太猛。

- 🔖 **科学养护**：1 岁之前的宝宝不推荐自行使用化痰药，1 岁之后，只有在宝宝痰多不易咳出的情况下，才推荐使用化痰药物。宝宝咳嗽时有"呼噜呼噜"的声音，咳嗽之后有明显吞咽动作，并有恶心干呕（有时会吐出黏液）的情况，就说明宝宝的痰已经稀释，多半被咽下，不用再吃化痰药。
- ⊗ **错误做法**：宝宝咳嗽有痰时，很多家长给宝宝吃化痰药一直吃到没有痰为止，认为这样才是痊愈。
- ◉ **引发后果**：化痰药并不能让痰消失，而是让痰液稀释，黏稠度降低，让其更容易咳出来或咽下去。医学研究表明，普通感冒的宝宝使用化痰药物弊大于利，因为每一种药物都会带来一定的副作用。
- ◓ **特别提醒**：宝宝的病症通常需要一定时间才能好转，如普通的咳嗽，根据不同情况可能需要 3~15 天才能好，已经到医院看病开药的父母不要一发现宝宝咳嗽就急忙换药或换医生。一旦更换，等于又给宝宝增加负担，宝宝身体又得重新适应新的药物或治疗方式。

285. 化痰药需吃到没痰为止吗

> 🔖 1 岁之前不推荐自用化痰药，1 岁之后，只有痰多不易咳出时使用。

伤口

- 🔖 **科学养护**：2 岁以下宝宝不建议使用创可贴。2 岁以上的宝宝，如果仅是轻微的表皮擦伤，也大可不必使用创可贴。创可贴主要用于一些小而浅的伤口，在使用前，要清理好伤口并保持干爽，在使用过程中如果被水浸湿应及时更换。在更换时要注意观察创面，一旦出现伤口红肿化脓就必须停止使用，并及时就医。另外，使用创可贴的松紧也要适度，太松起不到保护和止血作用，太紧会使伤口不透气，发生厌氧菌感染，而且缠得太紧还容易使受伤部

286. 可以用创可贴给伤口止血吗

位的血液循环受阻，发生缺血性坏死。对胶布过敏的宝宝，也不能使用创可贴，或者使用专门防过敏的胶布。

⊛ **错误做法：** 很多家长在宝宝受伤时，第一选择往往就是使用创可贴来止血、护创。

◉ **引发后果：** 并不是所有的伤口都适合用创可贴，伤口中有异物、伤口已发生感染、被动物抓伤或咬伤、被铁钉扎伤等情况，不宜用创可贴，而应去医院处理，以免贻误病情。

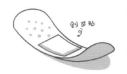

🐾 2 岁以下的宝宝不建议用创可贴。

◈ **特别提醒：** 一片创可贴的使用时间不能过长，不可超过 24 小时，要经常更换。

287. 可以用紫药水给伤口止血吗

🐾 **科学养护：** 对于皮肤擦伤，可以用碘伏涂抹伤口消毒来预防伤口感染。如果伤处有裂口或者出血，要按压伤口止血。如果伤口有泥沙，要先用水冲洗干净，也可以用生理盐水清洗，千万不能用力揉搓；之后用干净的纱布多叠几层，用力压住出血的伤口来止血；再用消毒液或者双氧水直接消毒伤口。如果伤口小，可以在涂抹碘伏之后，让伤口自然暴露在空气中，等待愈合。若伤口较大或处理后仍有血渗出，则需用纱布简单包扎并注意勤换纱布。

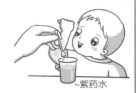

🐾 紫药水一般用于局部无破损的皮肤。

⊛ **错误做法：** 很多妈妈在看到宝宝摔倒擦伤时的第一反应，就是拿紫药水帮宝宝止血。

◉ **引发后果：** 紫药水是由龙胆紫加水调配而成的溶液，主要是通过让酶失去活性起到杀菌作用，但只能杀灭部分细菌，一般用于局部无破损的皮肤。用紫药水直接涂抹在宝宝开放性的伤口上，起不到止血的作用，对深部的感染也不适用。

◈ **特别提醒：** 如果是被铁钉、刀片等锐器扎伤或划伤，尤其是铁钉和刀片上有生锈时，除了清洗伤口外，还需要注射破伤风针剂。

288. 宝宝的头向后仰可止鼻血吗

🐾 **科学养护：** 当宝宝鼻出血时，家长可以用自己的拇指和食指紧捏住宝宝两侧的鼻翼 10~20 分钟，并让宝宝坐下，头稍向前下倾，以便把嘴里的血吐出来。冰敷鼻子也有助于止血。冰敷鼻部可以帮助血管收缩，快速止血。但需要注意的是，这样的做法可能会使某些过敏宝宝打喷嚏而流鼻水，反而会刺激血管出血，爸妈要灵活掌握。

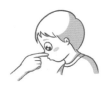

🐾 家长可以用自己的拇指和食指紧捏住宝宝两侧鼻翼 10~20 分钟。

⊛ **错误做法：** 每当有宝宝突然流鼻血，身边的家长、老师通常会让宝宝立刻把头仰起来，认为这样可以止血。

◉ **引发后果：** 当宝宝抬高头时，鼻血倒流至咽喉部，咽喉部向下分为食管与气道，若血液通过食管流入胃里，会刺激胃肠道产生不适感；若不慎流入气道，会引发呛咳。

🐾 **特别提醒：** 血停住以后，可以在宝宝的鼻内涂抹维生素 E 软膏，促进伤口愈合。流鼻血期间不宜吃过烫的食物或热性的饮料，可以吃一些温凉、富含蛋白质、维生素及铁剂的食物，如蜂蜜水、米汁、牛奶、果汁等，或吃半流质的食物，如粥、面条等，避免辛辣刺激及硬的食物。

🐾 **科学养护：** 在宝宝烫伤后，家长要立刻把宝宝带离热源，并使用流动的冷水冲洗烫伤的部位，最少持续 10 分钟。紧急处理之后再用无菌的纱布包扎起来，不可让伤口靠近高温或是暴晒，并就医。烫伤处如果出现水泡，最好等到水泡自己变小消失，不要主动弄破。如果水泡很大需要弄破的，要带宝宝去医院处理和消毒。

✴ **错误做法：** 有人认为烫伤后用冷水冲会起水泡，不及时给宝宝处理。

◉ **引发后果：** 用冷水冲洗的作用是给伤处降温和减轻疼痛，冷水冲洗后起泡不是由于冷水造成的，而是由于烫伤本身，二度烫伤即使不冲洗也会起泡，而且更严重。宝宝烫伤时，如果不赶紧给伤处降温，伤害将会持续并加重，宝宝也会因为疼痛得不到抒解而持续哭闹。

🐾 **特别提醒：** 如果烫伤后没有伤口的，在用冷水冲洗后，还可以用冷水浸泡，但水温并不是越低效果就越好，一般来说，水温不要低于 5℃，否则温差太大皮肤会受不了。

🐾 **科学养护：** 宝宝烫伤后应立即冲凉水降温，不要随意在烫伤处抹任何东西，如果烫伤部位有衣物覆盖的，要立即往上浇冷水，待局部温度下降后，再轻轻脱去或用剪刀纵向剪开，如果有水泡则尽量注意不要弄破水泡，避免创面感染。之后用一块无菌纱布或者干净的棉布覆盖伤口，保证伤口清洁，避免感染。做完紧急处理后立即就医。

✴ **错误做法：** 很多父母将在烫伤处涂抹牙膏、酱油等民间流行的说法作为烫伤处理的常识。

◉ **引发后果：** 在烫伤的创面涂抹牙膏，不仅会影响烧伤处热量的散发，造成烫伤更严重，还会增加清理伤口的难度。擦酱油也会污染创面，增加感染的机会。此外，即便宝宝日后成功愈合，这种做法也会使疤痕更加显著。

🐾 **特别提醒：** 对于宝宝而言，对烫伤的预防才是重中之重。平时做家务事时，眼不要离开宝宝，有急事也不要把宝宝单独关在室内。做饭时不要让宝宝进厨房玩耍。热汤要放在宝宝够不着的地方。餐桌最好不要铺桌布，以免宝宝拉扯桌布打翻热汤。饮水机、热水瓶要做防护，或放置在宝宝够不着的地方。

289. 宝宝烫伤后用冷水冲会起泡吗

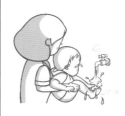

🐾 要立刻把烫伤后的宝宝带离热源，用流动冷水冲洗烫伤部位。

290. 可以用牙膏和酱油涂抹烫伤的伤口吗

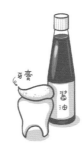

🐾 用牙膏和酱油消炎会增加感染的风险。

291. 用红花油揉搓热敷可以帮助消肿吗

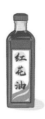

👆 发生红肿 24 小时用红花油会导致越用越肿，越用越痛。

🐾 **科学养护：** 使用红花油一定要在发生损伤 24 小时之后，同时对于皮肤破溃或者过敏的宝宝也不宜使用。摔伤扭伤后，拿热毛巾敷在疼痛的部位也是不对的，因为毛细血管出血了，热敷会使血管进一步扩张，血肿得更厉害，愈合就慢了，如果是骨折，更不能热敷了。

⊛ **错误做法：** 宝宝磕碰摔了，身体某部分肿了，要给宝宝消肿，有些家长就赶紧用红花油给宝宝揉搓热敷！

◉ **引发后果：** 立即用红花油揉搓热敷会加重创伤的出血和水肿，导致越用越肿，越用越痛。因为创伤后 72 小时内都会有渗液或出血，如果使用这些活血的药物，会加重出血，热敷也是同样的结果！

🐾 **特别提醒：** 冷敷可以控制毛细血管出血量。如果觉得疼痛难忍可以用冰块冷敷。48 小时内冷敷，48 小时后热敷，同时最好去医院请专业医生进行治疗。

292. 宝宝卡了鱼刺，喝水吃饭团有效吗

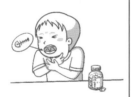

👆 可选用维生素 C 片帮助软化鱼刺。

🐾 **科学养护：** 当宝宝被鱼刺卡到时，家长应及时带宝宝去医院，而不是选择自己在家去除鱼刺，以免处理不当，造成二次损害，加重宝宝的病情，增加治疗难度。如果暂时没有就医条件，家长可以通过助宝宝做呕吐的动作，促使宝宝将鱼刺吐出来，还可以给宝宝含服维生素 C 片，帮助软化鱼刺。总之，不建议家长采取喝水吃饭团的方法来帮助宝宝解决被鱼刺卡住的问题，以免造成不必要的伤害。

⊛ **错误做法：** 宝宝卡了鱼刺，家长马上给宝宝喝水吃饭团，想通过此方法把刺咽下去。

◉ **引发后果：** 可能会将鱼刺推向食管等更深的部位，增加危险性，会造成食管二次损伤，增加治疗难度。

【科学养护步骤】宝宝伤口处理

宝宝常见的伤口类型及表现

擦伤	扎伤或异物嵌入	割伤	抓伤	撕裂伤
●皮肤表层擦伤、轻度出血	●木屑、玻璃碎片等留在皮肤中	●刀口、剪子、玻璃片等锋利器具造成的损伤	●皮肤有划痕，可能有细菌进入	●伤口出血且有一定深度

烫伤	淤伤	砸或挤伤	动物咬伤	蚊虫叮伤
●被开水烫伤、可能破皮	●皮下出血引起皮肤变色，在皮肤表层形成肿块	●被石头等坚硬物体砸伤或被门缝挤伤	●被猫、狗等动物抓咬伤	●被蚊子或小虫咬伤

伤口护理方法

类型	药品准备	护理方法
擦伤	●生理盐水 ●纱布 ●碘伏 ●防化脓药物 ●创可贴	**1. 冲洗伤口** 立即用自来水或者生理盐水清洗伤口上的泥沙，千万不能用力揉搓 **2. 出血先止血** 用干净的纱布多叠几层，轻轻压住出血的伤口止血 **3. 对伤口消毒** 用碘伏消毒伤口。在消毒伤口时可能会有些疼痛，这时要安抚宝宝的情绪，同时用纱布擦干净伤口，防止伤口化脓 **4. 涂预防化脓的药物** 为宝宝涂上防止化脓的药物，把纱布多叠几层敷在伤口上保护伤口，再缠上绷带固定纱布。如果是一般的小伤口，贴上创可贴即可

1　　　2　　　3

续表

类型	药品准备	护理方法
扎伤（异物嵌入）	● 纱布 ● 碘伏	**1. 止血** 如果伤口出血较多，应首先止血，可先用指压止血法，压住伤口血管上端（近心端），或用干净的纱布、绷带等包扎伤口血管上端 **2. 清洗伤口** 当流血状况缓解后，应对伤口进行清洗，可先用清水冲洗伤口，然后用碘伏进行消毒，消毒后注意保持伤口部位干燥 **3. 取出异物** 如果宝宝被树枝或碎石、碎玻璃砸伤，应注意伤口里是否有残留异物，一定要将异物取出。如果在现场无法操作，应及时送医 **4. 包扎** 伤口清理好以后，可用干净纱布、绷带包扎伤口。包扎时应注意保持伤口边缘整齐合拢，这样愈合后的伤口才不会留下明显的疤痕

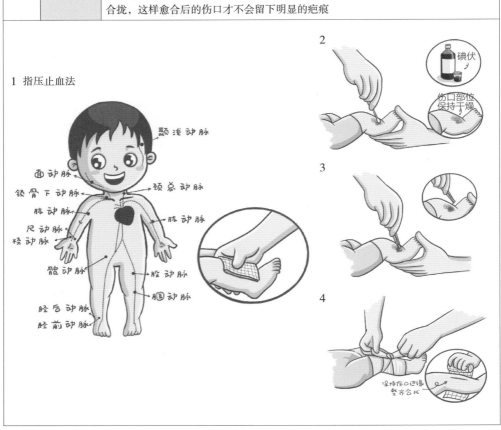

1 指压止血法

续表

类型	药品准备	护理方法
割伤	● 纱布 ● 碘伏 ● 绳子	**1. 止血** 当伤口流血不止时，妈妈用压迫法止血。即用手指或手掌直接压住伤口，依靠压力阻止流血或用干净纱布压迫伤口止血 如果手指出现割伤，流血较多，可压紧手指两侧动脉施压 3~15 分钟，一般便可止血 **2. 清洗、包扎** 如果伤口割伤较浅或流血停止后，可用碘酒涂抹伤口周围皮肤，用干净的纱布包扎好，每天可用酒精棉进行伤口消毒 【提醒】如果割伤后实在止不住流血，可用绳子在流血处上部（近心端）扎紧，阻止血流（时间不宜超过 15 分钟），并立即去医院就医

1	2

| 抓伤 | ● 碘伏 | **1. 清洗伤口**
用流动的水清洗伤口
2. 消毒
如果问题不大，适当消毒即可，不久就会自然痊愈
【提醒】如果伤得比较重、同时出现发烧，或者被小动物抓伤，应赶紧就医治疗 |

1	2

续表

类型	药品准备	护理方法
砸或挤伤（手指为例）	● 酒精 ● 创可贴 ● 冰袋	**1. 检查伤势** 分散宝宝注意力使其尽快安静下来。曲动宝宝手指，看是否能弯曲，是否伤到骨头 **2. 冷或冰敷伤口** 不要揉按伤处，可能加重伤情，用冷水或冰块敷伤处，观察肌肉中是不是有淤血滞留，持续两三天 **3. 热敷伤口** 3 天后可换成热敷来促进淤血吸收，如有出血性伤口，要用凉开水清洁，之后酒精消毒后，贴上创可贴

1　　　　　　2　　　　　　3

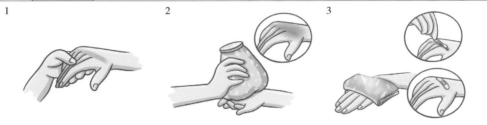

类型	药品准备	护理方法
蚊虫叮伤	● 牙膏 ● 食醋 ● 柠檬汁 ● 香皂等	**1. 冷敷** 用冰块或凉水冷敷伤口，促进皮肤血管收缩，令蚊虫分泌的毒素不能扩散 **2. 涂抹** 被跳蚤、毛虫、蚂蚁叮咬后，可涂牙膏、食醋、柠檬汁、捣碎的大葱叶、大蒜、洋葱等；被蚊子叮咬后，可用肥皂或香皂蘸水，或者儿童花露水在被叮咬处涂擦，稍等片刻 **3. 尽量不要抓挠** 如果把蚊虫叮咬的部位挠破，毒素就会扩散到周边机体组织，可能引发脓疱疮

1　　　　　　　　　　　　2-1

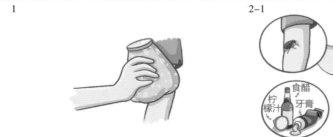

2-2　　　　　　　　　　　3

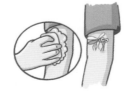
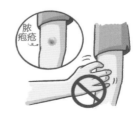

续表

类型	药品准备	护理方法
烫伤	● 冰块 ● 纱布	**1. 冲洗** 以流动的冷水冲洗伤口 15~30 分钟，以快速降低皮肤表面热度，也可以冷敷 **2. 脱去衣物** 充分泡湿后，再小心除去衣物，必要时可以用剪刀剪开衣服，或暂时保留粘连部分，尽量避免将水泡弄破 **3. 冷水泡** 在冷水（不低于 5℃）中持续浸泡 15~30 分钟，可减轻疼痛及稳定情绪 **4. 覆盖伤口** 用清洁干净的纱布等覆盖受伤部位。不要在受伤部位涂抹米酒、酱油、牙膏、浆糊、草药等，容易引起伤口感染

1

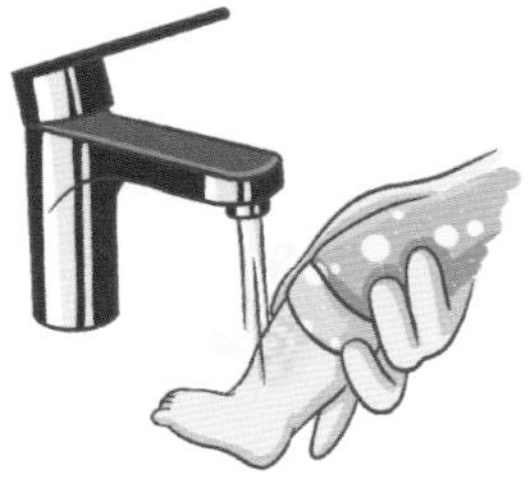

2

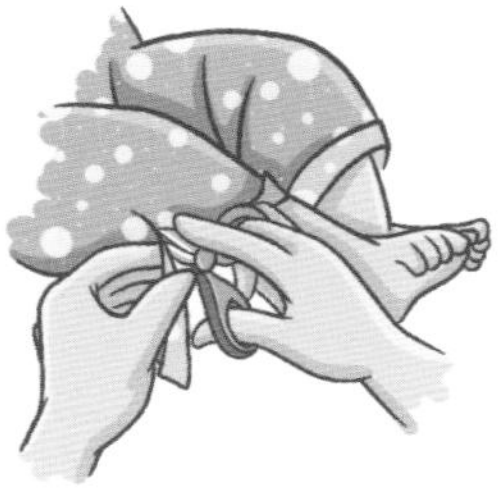

3

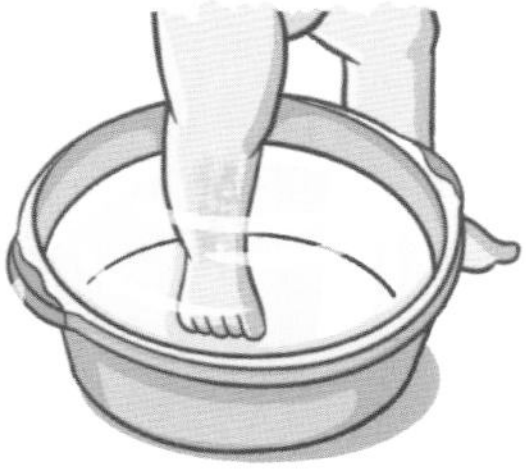

4

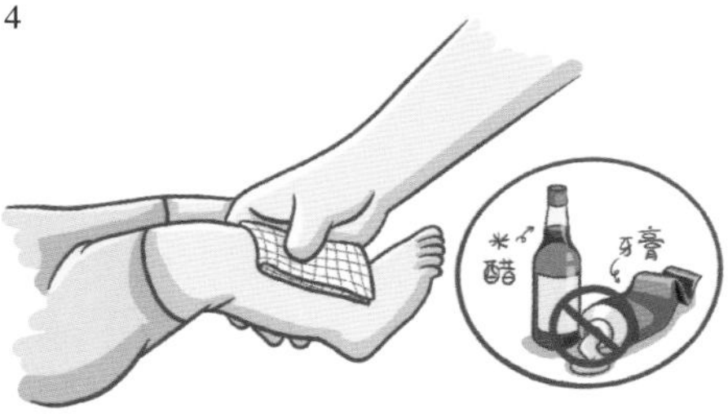

其他问题

293. 宝宝掉下床后可以立刻抱起吗

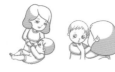

宝宝掉下床后，不要马上把宝宝抱起来。

科学养护： 宝宝掉下床后，不要马上把宝宝抱起来，一定要静观10秒钟。看看有没有出血或四肢、头部、颈部等有没有运动障碍才能抱起来哄，否则搂抱宝宝容易加重损伤。妈妈抱起宝宝时，注意动作一定要轻柔。一边安抚宝宝，一边做第二次检查。如果发现无明显外伤，等宝宝停止哭闹后，拿一个小玩具给他，观察他是否能用力，手指是否灵活。把宝宝放平，摸摸捏捏他的腿，看是否一捏就哭，如果是，先考虑扭伤或者骨折，请不要犹豫立刻去医院，疑似受伤的地方请固定住。

错误做法： 宝宝从床上掉下来，家长心疼宝宝，立马把宝宝抱起来！

引发后果： 立马把宝宝抱起来，如果宝宝摔伤了，容易使宝宝疼痛，也容易加重损伤！如果宝宝扭伤或者骨折，表面看不出来，家长抱时很有可能会加重宝宝的伤情！

特别提醒： 如果宝宝一切正常，安抚后很精神，可以放下50%的心，48小时内观察是否有呕吐，食欲不振或者精神萎靡状态。如果有，去医院拍片进一步检查是否有脑部损伤。

294. 宝宝有脐疝可以用硬物顶回去吗

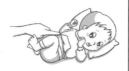

用硬物顶回去容易使宝宝有接触性皮肤炎。

科学养护： 不能用硬物将脐疝顶回去。一般来说，脐疝不会痛也不危险，若疝气脐裂孔小于1厘米，即使不做任何处理也会自行闭合，大部分脐疝在3岁以前都会自行消失，父母不用过于担心。个别宝宝疝气裂孔太小，脐疝回不去，疼痛哭闹，应立即就医。宝宝脐疝，要特别注意穿着，最好给宝宝准备全棉质地的内衣，以避免衣服与肚脐发生摩擦而擦伤脐部皮肤。

错误做法： 对于有脐疝的宝宝，老一辈的人会建议拿硬币贴在宝宝的肚脐上，再用胶布粘贴，据说可以防止肚脐凸出。

引发后果： 用硬物并不能改善脐疝，反而容易使宝宝发生接触性皮肤炎，特别是夏天，这样做有可能使宝宝因为皮肤不透气而出现痒疹等过敏现象。

特别提醒： 如果疝气很大，超过2厘米以上，而且到了4岁还没有开始缩小，或是疝气鼓起处有红肿、变黑等发炎现象，应及时就诊。

295. 可自行帮宝宝把耳朵里的异物取出吗

科学养护： 宝宝如果把异物弄进耳朵里，家长不要慌张，同时也要注意安抚宝宝的情绪，让宝宝稳定下来，不要乱蹦乱跳，以免异物更加深入。家长应该把进入异物的一侧耳朵朝下，看一看能否把异物倒出来，异物如果是凹凸不平或柔软的东西，可以轻轻地用镊子夹出来。只能轻轻地试一次，如果拿不出来，就应该到医院处理，医院里有专业的医生和专业的器具，可以给宝宝提供更加安全而有效的治疗措施。

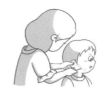

- ⊛ **错误做法**：宝宝耳朵里进入异物，家长赶紧自己动手，想给宝宝取出来。

- ◉ **引发后果**：家长自行贸然取异物，有时反而会使异物深入耳中，甚至会伤到鼓膜！

- ● **特别提醒**：家长在将宝宝送往医院期间，注意抱宝宝时要将进入异物的一侧耳朵朝下。

🥢 首先安抚宝宝情绪，然后将进入异物的一侧耳朵朝下看能否倒出。

296. 宝宝有汗就需要使用汗巾或更换衣服吗

🥢 **科学养护**：给宝宝使用吸汗巾要根据实际情况，最好在宝宝准备疯玩或者有些轻微冒汗时，适当给宝宝减少衣物。如果冬天减掉衣服太冷时，可以提前给宝宝解开衣扣垫上汗巾，待汗巾打湿后及时更换。如果宝宝已经出了很多汗，不要立刻减少太多衣服，可以松开衣扣，把身上的汗擦干后再垫上汗巾，让宝宝休息一会儿再换衣服。

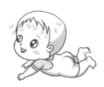

- ⊛ **错误做法**：经常见到一些妈妈每隔 2 分钟就摸摸宝宝是不是出汗了，一出汗就给宝宝换汗巾或衣服。

- ◉ **引发后果**：一出汗就给宝宝换汗巾或衣服，虽然能保持宝宝背部的干爽，但这样的做法会干扰宝宝的专注力，并且不利于宝宝对温度的自我调节和适应能力的发展。容易演变成天气一变化，或是出汗没有及时擦干，宝宝就容易生病的糟糕情况。

🥢 这种做法会干扰宝宝的专注力，也不利于宝宝对温度的自我调节等能力的发展。

- ● **特别提醒**：运动时需要及时补水，宝宝在大量出汗后，可以在饮食中适当添加含锌量高的食物给宝宝。另外，给宝宝选汗巾要选纯棉纱布，透气性好的。冬天可以用稍厚一些的，春秋用薄款。夏天宝宝的衣物要方便更换和清洗，尽量不使用吸汗巾，可以直接换衣服。

免疫力提高

🥢 **科学养护**：不要将调节免疫系统的药物作为保健品给宝宝服用，尤其是需要预防上呼吸道病症或是已经在治疗的宝宝，服用这类药物会严重影响药效。此外，一旦发现有免疫力过强的症状，如高烧、炎症反应剧烈等，要立即停止使用免疫增强剂，可以使用抑制炎症过度反应的药物，严重者建议就医。

297. 宝宝免疫力越强越好吗

免疫力要正好才合适，不能太低，但也不能过高。

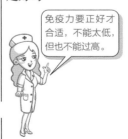

- ⊛ **错误做法**：在一般的观念中，宝宝的免疫力越强，抵抗病菌的能力就越强，生长发育就越好。

- ◉ **引发后果**：免疫力是机体抵抗外来侵袭、维护体内环境稳定性的能力。人体是一个平衡的系统，免疫力要正好才合适，不能太低，但也不能过高。宝宝的免疫力过高，可能导致免疫系统紊乱，身体出现各种过敏反应，如哮喘、风湿性疾病等。

298. 蛋白粉和牛初乳有助于宝宝提升免疫力吗

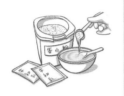

🐰 可能会造成蛋白质补充过量，加重宝宝肝肾的负担。

科学养护：免疫系统是一个由许多环节共同发挥作用的综合系统，影响因素复杂，不是吃某种药物、保健品或补品就能改善的。不同宝宝有不同的体质，有的宝宝天生免疫力就强，有的宝宝则可以通过后天运用科学的、综合的方法来提升免疫力，如坚持母乳喂养、按时接种疫苗、常做户外运动、不滥用抗生素药物、保持饮食营养均衡、养成规律的生活习惯等。

错误做法：有些宝宝爱生病，爸爸妈妈为了提高宝宝的免疫力，不惜花很多钱买蛋白粉、牛初乳这类据说能提升免疫力的产品。

引发后果：牛初乳具有的免疫力蛋白以免疫球蛋白 G 为主，而宝宝所需的不仅是免疫球蛋白 G，还需要免疫球蛋白 A、B 等；而蛋白粉主要起到补充蛋白质的单一作用。提升免疫系统需要补充多重营养成分，只靠补充这两者并不能提高免疫力。蛋白质补充过量反而会加重宝宝肝肾的负担，并造成钙的流失。

299. 宝宝经常感冒发烧，要服用保健品吗

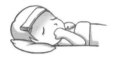

🐰 宝宝经常感冒发热，应从饮食、运动、卫生习惯等多方面调节，而不是盲目服用药物或保健品。

科学养护：宝宝经常感冒发热，大部分情况下与宝宝发育不完善和养护不当有关，再加上抵抗力弱，常会受到病毒和细菌的侵袭。建议养成规律的作息习惯、规律的饮食、大便习惯，均衡营养，感冒后要清淡饮食，多休息，感冒痊愈后可以适当锻炼身体，增强体质，还可以打流感疫苗来预防感冒。多给宝宝喝水可以促进宝宝的新陈代谢，提高抵抗力。

错误做法：家长认为宝宝经常感冒发热，是因为体质不好造成的，给宝宝吃些增强体质的药物或者保健品。

引发后果：有些药物或者保健品成分不明确，有可能影响宝宝的正常发育，或者增加宝宝的肝肾负担。

300. 宝宝爱出汗是因为体虚吗

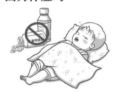

🐰 宝宝爱出汗大多是正常现象，但如果伴有其他不适症状，则需尽快就医。

科学养护：宝宝的新陈代谢旺盛，再加上体温调节功能发育不完全，所以多数情况下爱出汗是正常生理现象。但有些情况下爱出汗，则可能是由于某些疾病引起，比如小儿低血糖、活动性肺结核等，这种情况下宝宝除了出汗外，还会伴有其他不适症状，家长应注意观察，发现其他不适时及时带宝宝去医院就诊。

错误做法：认为宝宝爱出汗是因为"体虚"，需要进补，于是给宝宝添加各种营养品或保健品。

引发后果：盲目进补会造成宝宝营养不均衡，导致宝宝营养过剩、肥胖。有些保健品成分不明，盲目服用不利于宝宝健康成长。